刘保和

抓主症用方传承录

主编　曹丽静

审定　刘保和

中国中医药出版社
·北京·

图书在版编目（CIP）数据

刘保和抓主症用方传承录 / 曹丽静主编 . —北京：中国中医药出版社，
2019.8（2023.7 重印）

ISBN 978 – 7 – 5132 – 5497 – 7

Ⅰ . ①刘… Ⅱ . ①曹… Ⅲ . ①中医临床—经验—中国—现代
Ⅳ . ① R249.7

中国版本图书馆 CIP 数据核字（2019）第 046172 号

中国中医药出版社出版

北京经济技术开发区科创十三街 31 号院二区 8 号楼
邮政编码　100176
传真　010-64405721
保定市中画美凯印刷有限公司印刷
各地新华书店经销

开本 710×1000　1/16　印张 21　字数 301 千字
2019 年 8 月第 1 版　2023 年 7 月第 3 次印刷
书号　ISBN 978 – 7 – 5132 – 5497 – 7

定价　98.00 元
网址　www.cptcm.com

社 长 热 线　010-64405510
购 书 热 线　010-89535836
维 权 打 假　010-64405753

微信服务号　zgzyycbs
微商城网址　https://kdt.im/LIdUGr
官 方 微 博　http://e.weibo.com/cptcm
天猫旗舰店网址　https://zgzyycbs.tmall.com

如有印装质量问题请与本社出版部联系（010-64405510）

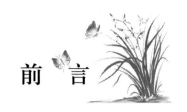

前　言

　　刘保和教授，1962年本科毕业于河北中医学院，1980年全国首届中医研究生毕业于北京中医药大学，获硕士学位，师从我国著名中医学家印会河教授。从事中医临床工作已56年。河北省名中医和第五、六批全国老中医药专家学术经验继承指导老师，河北省第三、四批"全国优秀中医临床人才研修项目"学员指导老师。

　　2013年中国中医药出版社出版的《刘保和〈西溪书屋夜话录〉讲用与发挥》一书受到了广大读者的一致好评，至今已第5次印刷。在该书中，刘师提出"'抓主症'体现了中医治病求本的宗旨，是方剂疗效可以重复的前提和诀窍"，并载有大量抓主症用方剂的范例。我们为了集中体现刘师"抓主症"的学术思想，传播"抓主症"的经验，现在又编写了《刘保和抓主症用方传承录》。本书是师生的集体创作，不仅反映了中医师承教育的成果，同时也证明"抓主症"确实保证了中医方剂疗效的可重复性，对于提高中医辨证论治水平有积极意义。

　　本书书名内含3个关键词，一是"抓主症"，二是"用方"，三是"传承"。这3个关键词恰好与"'抓主症'体现了中医治病求本的宗旨，是方剂疗效可以重复的前提和诀窍"相互对应，因此我们就可以从相互关联的角度介绍本书的主要内容。

第一，关于"抓主症"。既然"'抓主症'体现了中医治病求本的宗旨"，当然就要阐明什么是"抓主症"，以及为什么说只有抓主症才能体现中医治病求本的宗旨。抓主症本来就是《内经》固有的理论，只是被人们忽视和曲解了。《内经》认为，"主症"是体现疾病原发病因和原发病位的症状，反映了疾病的本质。在临床中，医生只有把主症挖掘出来，并针对它加以治疗，才能达到治愈疾病的目的。因此，必须申明，主症并非患者最感痛苦的症状；而且既然是"主"症，就不能多，最多不能超过3个。本书介绍的大量抓主症经验，都体现了上述观点。

第二，关于"用方"。由于抓主症"是方剂疗效可以重复的前提"，这就阐明了抓主症与"用方"的关系。每一首有效方剂所主的证候，称为"方证"，每一个方证都应有其相对应的主症，根据这些主症用方，就能取得肯定疗效并且经得起重复。本书列出了大量医案，完全能证明这一点，具有很强的说服力。

第三，关于"传承"。既然抓主症是中医治病的"诀窍"，就必然涉及老师是否传授的问题。中医师承教育的所谓"传承"，应当包括"传"与"承"两方面。老师教什么？学生学什么？从临床方面说，归根结底就是辨证要点，其实就是抓主症的经验。这是所有中医人都明白的道理。但是事实上并非如此，由于这个"诀窍"体现了中医辨证论治水平，非常珍贵，一般是不愿意告知别人的，因此也称作"秘诀"。其实，你既然想当一名称职的老师，就应当毫不保留地把这些诀窍传授给学生，否则就不要当这个老师。刘师常说"能否把主症告知学生，是老师是否真诚的试金石""能否把主症交代出来，是中医临床书籍和论文有否价值的标志"。如果老师不把抓主症的诀窍教给你，你就不要跟他学；如果这本书、这篇论文洋洋大篇，理论旁征博引，医案疗效惊人，但最终也没有把主症告知读者，那就应当把它抛到一边，再也不要看。与此截然不同，读者详阅本书，就可以发现刘师践行了为师的承诺，丝毫没有保守，把抓主症的宝贵经验完全奉献给学生和读者，尽到了自己应尽的责任。

正是基于这个原则，本书分为上、下两篇。上篇"老师传授"，是刘师关于抓主症的论文和讲座资料。下篇"学生继承"，是每位学生运用刘师抓主症理论和经验，在临床中治疗疾病的验案。如此不仅体现了"传"与"承"的关系，而且达到了编著本书的基本目的，即证明了中医抓主症用方剂疗效的可重复性。与此相应，在上篇，编者为每篇文章加了按语，阐述刘师的学术思想，尤其突出了在中医理论方面与众不同的观点，希望能有助于中医学的创新发展；在下篇，学生自己将医案加了按语，说明对老师抓主症理论和经验的理解及方剂运用的体会，有助于读者的学习。

以上本书主要内容，始终贯穿着这样的理念：中医学是科学，而且是伟大的科学；中医学较西医学有其独特的优势；中医学能在本学科固有的内在规律推动下独自发展；学好、用好中医学，必须有中医思维，因此要"回到《内经》的原点，学中医思维，走明医之路"。

正是基于上述理念，刘师不仅在临床方面主张用方剂要抓主症，而且在理论方面对中医学一系列概念进行梳理和厘清，并以此为基础，对癌症加以研究，单纯使用中药，但绝非中药西用，对一部分患者取得了比西医疗法更好的效果。目前随着研究的深入，疗效还在继续提高。刘师在治癌理论上的创新，完全是中医思维，足以证明中医学有独自向前发展的强大动力，而不必依附于西医。对此，本书仅略加谈论，更多内容将有专著全面论述。

中医药学是一个伟大的宝库，应当保护好、传承好、发展好。我们在工作中体会到，中医师承教育可以培养出真中医、铁杆中医，是对中医学最好的保护；真正以中医思维学习中医、应用中医，就能把中医学传承好、发展好。我们要继续努力，在中医师承教育方面做出更好成绩，与广大同道一起，促进中医学创新发展，为世界人民的健康和福祉贡献中国智慧。

最后还要说明的是，本书是师生共同创作的成果，但因水平所限，谬误之处在所难免，尚请读者不吝指正。

曹丽静

2018 年 10 月

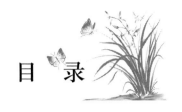

目　录

上篇　老师传授

下篇 学生继承（按姓氏笔画排序）

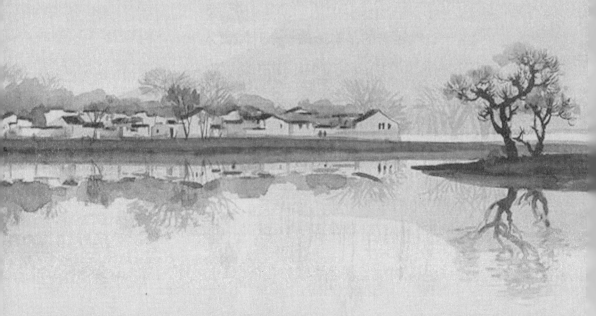

上 篇

老师传授

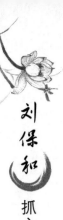

谈祖国医学的气机升降学说

祖国医学认为，升降出入是物质运动的基本形式。物质的运动也就是"气"的运动。"气"是构成万物的元素，"气"分阴阳，所以"气"的运动就是阴阳的运动。气的运动称作"气机"，言"气"的升降出入，亦即阴阳的升降出入。为了叙述得方便，常简称为"气机升降"或"阴阳升降"。

对于统一体维持动态平衡来说，具有重要意义的是阴升阳降、阴出阳入的气运动形式。这种运动形式又表现为阴阳的"周转运动"，也就是枢轴与轮周的协调运转。本文围绕这一认识，通过气机升降学说在人体生理、病理、诊断、治疗方面的应用，说明脏腑气机升降的形式也是阴升阳降、阴出阳入，与自然界的规律是一致的。气机逆乱的原因是邪气郁阻与正气虚衰，并以脏腑气机逆乱的证候表现出来。因此，只有通过祛邪与扶正的方法，顺应气机升降的规律，从回旋脏腑气机入手，才能达到治愈疾病的目的，说明阴升阳降、阴出阳入的气运动形式是有其重要临床意义的。

一、气运动的基本形式——升降出入

"阴阳者，天地之道也。"[1]阴阳的对立统一，阴阳的运动变化，是宇宙间万事万物变化的根本原因。凡是有形的器物，都有阴阳升降出入的运动形式，所以说"升降出入，无器不有"[2]。探讨物质运动变化的规律，必须从这一运动形式入手。以下从两方面加以说明。

1. 阴升阳降、阴出阳入的气运动形式，使物质构成统一的整体

就阴阳的自然特性而言，阳气轻清，主升主出，故在上在外；阴气重浊，主降主入，故在下在内。然而，就物质的统一体而言，其内部又要维持相对的平衡，所以，阴阳之间必须相互维系、相互依存、相互资助、相互转化，这就要通过阴阳的运动，在阳的一方面则当降当入，在阴的一方面则当升当出。"升已而降，降者谓天；降已而升，升者谓地。天气下降，气流于地，地气上升，气腾于天，故高下相召，升降相因，而变作矣。"[2]天为阳，地为阴，阴阳高下相召，相互吸引，阴升阳降，阴出阳入，阴阳各趋对方而运动，是物质维持相对平衡，构成统一整体和发展变化的前提条件。

人体也是如此。人体要生长发育，必须要有一个动态平衡的内环境，所谓"清阳出上窍，浊阴出下窍，清阳发腠理，浊阴走五脏，清阳实四肢，浊阴归六腑"[1]，都是人体维持动态平衡的具体表现。凡此清阳之气与浊阴之气，都是脏腑气机升降出入的产物。清阳之气的上升与外达，实际是阴之升与阴之出，浊阴之气的下降与内入，实际是阳之降与阳之入。可见正是脏腑气机的阴升阳降、阴出阳入维持了人体的动态平衡，从而"阴平阳秘，精神乃治"，否则就要"阴阳离决，精气乃绝"[3]。

那么，阴升阳降、阴出阳入的原因是什么呢？

《内经》认为，是由于阴中有阳、阳中有阴的缘故。王冰在注《素问·天元纪大论》"天有阴阳，地亦有阴阳"时说："天有阴故能下降，地有阳故能上腾，是以各有阴阳也。阴阳交泰，故化变由之成也。"

可见，阴气上升，而非自升，必得阳气乃升；阳气下降，而非虚降，必含阴气以降。阴气在化生阳气的过程中而上升，阳气在化生阴气的过程中而下降。地之阳，即天下降之阳；天之阴，即地上升之阴。以阳助阴升，故不曰阳升，而曰阴升；以阴助阳降，故不曰阴降，而曰阳降。

《内经》把阴助阳降，叫作"寒气生浊"[1]，阳助阴升，叫作"热气生清"[1]。浊气下降，即天阳之气下降，清气上升，即地阴之气上升。所以"地气上为云"[1]，乃由于阳热之气的蒸腾，"天气下为雨"[1]，乃由于阴寒之气的凝结。在于人体，清气当升而反下降，则生飧泄；浊气当降而反上逆，则生䐜胀。

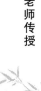

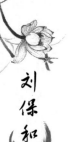

外为阳，内为阴，阴阳上下的依存以升降的方式，而阴阳内外的联系则以出入的方式。这可以从《内经》所说"在阳者主内，在阴者主出"[4]得以理解。外与上、内与下阴阳的属性一致，故阴出阳入与阴升阳降之理相同。

升降出入是阴阳一气的运动。升降，是里气与里气相回旋；出入，是里气与外气相交接。物质内部气机升降出入的进行，不仅使自身，而且与外界环境构成统一的整体。

升降出入运动之在于人体，其意义更是显而易见。人体通过"入"的运动，摄入水谷、空气和其他必需物质，再通过"出"的运动，把精微物质输布全身，并将人体不需要的物质排出体外。升降运动则与出入运动相结合，循环往复，共同进行升清降浊、吐故纳新。人体脏腑经络、气血津液、营卫阴阳，均赖气机升降出入而相互联系，维持正常的生理功能，与周围环境不断进行新陈代谢。

所以《内经》明确指出："非出入则无以生长壮老已，非升降则无以生长化收藏。"[2]升降出入运动的停止，就意味着生命活动的终结。

2. 气机升降是枢轴与轮周协调运转的周转运动

恩格斯在《反杜林论》中说："一切存在的基本形式是时间和空间。"任何具体物质都有空间和时间的限制。《内经》所谓"化有小大"[2]，即指空间，"期有近远"[2]，即指时间；而"器散则分之，生化息矣"[2]，则指任何具体物质的本身都要经历从发生到发展、到灭亡的全过程。最后，由于运动的停止，散而成为其他物质，在新的空间和时间范围内，开始新的升降出入运动。气聚成器，器散化气，"气合而有形"[5]，"器散则分之"，形气转化无有终止，宇宙运动也永不止息。唯每次转化都必伴随时间、空间的改变，故绝非单纯的循环。

探讨物质发生、发展、变化的规律，必须对时间和空间进行量度。因此，必须通过具体的物质世界和物质的具体运动形式。通过气运动形式以揭示人体生理、病理的变化规律，就是探讨气机升降出入的实践意义。

古人以天地赅言整个宇宙的物质，通过对天地运动的观察，认为气机升降是一种"周转运动"。

人居大地,面南而立,观宇宙星辰自东而南而西而北运转不息,周天三百六十度,分左东、上(前)南、右西、下(后)北,为一环周,并有中央居中,则标示空间的位置。在一年中,随着天地的运转,又有春、夏、秋、冬四季,则标示时间的变化。天地之气在时间和空间中的运动,就形成了各种气候现象,所以"东方生风""南方生热""西方生燥""北方生寒""中央生湿"[6]。至于"风生木""热生火""燥生金""寒生水""湿生土"[6],则说明方位、季节、气候与五行之气的运动有其内在联系。五行之气的运动,《内经》称为"五运"[6],通过对五运的研究,可以进一步揭示自然界气候变化的规律。

上为阳,下为阴,"春气西行,夏气北行,秋气东行,冬气南行"[8],在上的夏气由南而西而北地下降,在下的冬气由北而东而南地上升,即阳气从右而降,阴气从左而升,"上者右行,下者左行,左右周天,余而复会也"[8]。可见左升右降实际是一种周而复始的旋转状态,故气机升降可以视作"周转运动"。

周学海明确提出了四运为旋转的轮周的看法,他说:"四时之气,春生夏长秋收冬藏,其行也,如轮之转旋至圆者也。"[9]

周转运动有其轮周,也有枢轴,什么是枢轴呢?

《内经》说:"风寒在下,燥热在上,湿气在中。"[5]

张景岳注释说:"寒居北,风居东,自北而东,故曰风寒在下,下者左行也;热居南,燥居西,自南而西,故曰燥热在上,上者右行也;地者土也,土之化湿,故曰湿气在中也。"[10]在这里,指明湿土居于上下升降之中是很重要的。

《内经》把居于上下升降之中者称为"天枢":"上下之位,气交之分,人之居也。故曰天枢之上,天气主之;天枢之下,地气主之;气交之分,人气从之,万物由之。"[2]

张景岳注"天枢"之义说:"枢,枢机也。居阴阳升降之中,是为天枢,故天枢之义,当从中字为解。""枢则司升降而主乎中者也。"[11]

湿土既然居中,故为四运升降之枢。

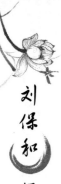
枢，即枢轴之义。尤在泾说："中者四运之轴而阴阳之机也。"[12]枢轴居中，司升降，同时，又必须以轮周为寄托。

《内经》说："脾者土也，治中央，常以四时长四脏，各十八日寄治，不得独主于时也。"[13]经文虽然谈脾，但脾与土本为一气，故湿土居中，虽为周转之枢轴，亦必寄旺于四季。

一方面，天地阴阳的升降靠枢轴的运转；另一方面，枢轴又以轮周为寄托，轮周运行不畅，枢轴亦必滞而不行。在自然界，虽然土能生万物，亦必赖火之降以温煦，水之升以濡润，风木助其生发，燥金助其敛成，如此方能化物于中，复为气机升降的能源。

总之，枢轴居内为阴，轮周居外为阳，也不过是阴阳一气，同样是相辅相成。而且，阴阳中又分阴阳。轴分阴阳，有阴土、阳土；轮分阴阳，有水木、火金。阳土降，则火金降，然火金不降，阳土亦滞而不降；阴土升，则水木升，而水木不升，阴土亦滞而不升。必轴轮协调运动，气机始能不息。

气机的升降出入，既不可太过，也不可不及。自然界气候的"至而至者和"，"至而不至"为"来气不及"，"未至而至"为"来气有余"[2]。"至而不至"不仅是当至的时间的推迟，而且是当至的空间的延缓。"未至而至"恰恰与此相反。不论太过或不及，最终都导致气机的逆乱，所以"应则顺，否则逆，逆则变生，变则病"[2]。

人与自然相应，人体的气机升降也是如此，不论正常与异常，都有时间和空间的量度，从而为医生提供医疗的根据，具有重要的临床意义。

二、人体脏腑的气机升降

自然界气运动基本形式已如上述，那么，在人体又是怎样对应的呢？

人体组织器官是以脏腑为中心的，以下就以脏腑的气机升降为重点加以说明。

脏为阴，腑为阳。脏开窍于目、舌、口、鼻、耳（及二阴），外合筋、脉、肉、皮、骨，故主升主出；腑自口摄入食物，自上而下，经胃、小肠，精微物质由脾输至全身，废物由膀胱、大肠排出体外，故主降主入。然而，由于阴中有阳，阳中有阴，气机升降的特点各异，而有不同的生理功能。

1. 阴阳的平衡，根本在心肾的相交

"水火者，阴阳之征兆也。"[7]心属南方热火，肾属北方寒水。

心为阳中之阳，心火下降，以暖肾水，则肾水得以蒸腾，滋养周身脏腑组织。且心主神明，又主血脉，心火降而不亢，则神明守舍，血脉亦周流有序。水火之升降，实为人体整个气机的根本，水升火降，则阴平阳秘，生机益然。心火下降，必赖心中阴血的携带，心阴即肾水蒸腾之阴。

肾为阴中之阴，肾阳含心下降之阳，肾水得肾阳的蒸腾，精气输布全身，为生殖及生长发育的源泉。肾者主水，必赖肾中阴阳的和调，遂有气化作用以司开阖，为水液清升浊降的根本。

2. 气血的冲和，有赖于肝肺的协调

"阴阳者，血气之男女也；左右者，阴阳之道路也。"[1]肝属东方风木，居左；肺属西方燥金，居右。

肺为阳中之阴，与心为偶。心火下降由肺金之敛抑，亦阳随阴降之意。肺与肾一上一下，上则主气，下则纳气；上为水之源，下为水之主，气水相贯，周转运化，全赖肺肾之相须。唯肺主一身之气的肃降，以其为阳中之阴，阴则主升主出，故又主气机的外达，而司卫气、津液的宣发。然毕竟以降为主，以宣为辅，宣为其降。肺气降则心火得降，胃气得降，肝气亦不横逆。

肝为阴中之阳，具木气冲和之象，故喜条达舒畅。肝与肾为偶，虽受肾水之滋柔，而肾水上升又由肝木之汲引，可见阳助阴升。肝藏血，气机调达，血运始畅，周身组织得以濡养。木能克土，也能疏土，脾气充盛，尤赖肝气舒畅，始能统摄血液。肝气得升，心火得血恋养，自能下降而不上炎，血脉运行调畅。唯肝毕竟属阴中之阳脏，应升而不可过升，过升则诸气亢逆，少火皆成壮火，此故有肺金肃降以制约，

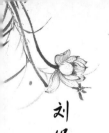

则金木斡旋有节。可见，气血冲和，道路通畅，实赖肝升肺降的协调运转。

3. 四旁的轮转，关键在脾胃的斡旋

"阴在内，阳之守也"[1]"阴者，藏精而起亟也"[3]。脾胃共属中央湿土，居四脏之中，而具枢轴作用。

"饮入于胃，游溢精气，上输于脾"[15]，胃主纳谷，并主腐熟，在腐熟过程中，必须下传小肠，经小肠泌别清浊，始能把精微之气输送于脾，可见，胃气乃行其下降之令。"脾气散精，上归于肺"[15]，则表明脾主消化、吸收，并将饮食精微之气输送于肺，可见脾气之升。脾为阴土，胃为阳土，脾气上升，则清气上升；胃气下降，则浊气下降。清升浊降，气血得以生化转输，为气机升降之能源；废物亦能顺利排出，而不窒碍气机的运转，于是一身阴阳和顺协调。

黄坤载极为重视脾胃的枢轴作用。他说："脾升则肾肝亦升，故水木不郁；胃降则心肺亦降，故金火不滞……中气者，和济水火之机，升降金木之枢。"[16]

脾胃不仅是上下升降的枢轴，也是表里出入的枢轴。脾为胃"行气于三阴"，亦为胃"行气于三阳"[13]，故脾气主出；胃受纳水谷并腐熟之，将精微之气内输于脾，故胃气主入。张景岳说："人身不过表里，表里不过阴阳，阴阳即营卫，营卫即血气。"[17]可见，阴阳的出入亦即营卫的出入。黄坤载说："太阴主荣，阳明主卫。"[18]营卫生成于水谷，而水谷转输于脾胃，中气立则营卫流行而不失其和。脾出胃入，则营卫随之而出而入，所以脾胃又是营阴与卫阳，亦即里气与表气出入的枢轴。

4. 周身的通达，必须靠三焦的调畅

周身之气的升降出入运动，有赖于道路的通畅。经络、血脉都是气运行的道路，就脏腑而言，三焦也是气机升降出入的必由之路。《内经》说："脾气散精，上归于肺，通调水道，下输膀胱。"[15]"水道"即指三焦，此由"三焦者，决渎之官，水道出焉"[19]可证。又说，"肾合三焦膀胱，三焦膀胱者，腠理毫毛其应"[20]，而《金匮要略》谓：

"腠者，是三焦通会元真之处。"[21] 可见三焦既为水道，又为气道。故《难经》说："三焦者，水谷之道路，气之所终始也。"[22] 而且，三焦为少阳之所居，又是命门原气，亦即肾中元阳之气的运行通路，主相火之游行输布，故《难经》又说："三焦者，原气之别使也，主通行三气，经历于五脏六腑。"[23]

总之，三焦以上下言，居心肺、肝肾之间以为联系；以内外言，内而脏腑，外而皮毛，内而营血，外而卫气，无所不达，为气水之通道。少阳主枢，居阴阳表里之间，则三焦又为阴阳升降出入的枢纽。故章虚谷说："凡表里之气莫不由三焦升降出入。""凡周身表里上下，阴阳升降，气血流行，莫不由三焦转输。"[24] 可见，三焦气道的调畅是气机升降出入正常的重要条件。

三、气机逆乱的原因

人体阴阳的运动有时有序，逆其时序必然发病。《内经》说："神转不回，回则不转，乃失其机。"[26] 意指人体必须与自然相应，故气机亦当应四时变化。升降出入气机逆乱，轻则发病，重则阴阳离决而死。

引起气机逆乱的原因很多，但归纳起来，不外邪气郁阻与正气虚衰。

邪气侵入人体，阻碍气机升降之路，可使气机郁滞而发病。疾病的进一步发展，就可导致"经络厥绝，脉道不通"[27]。

脏腑气机正常，升降适度，也依赖于正气的充实旺盛。正气虚衰，或阴分虚，或阳分虚，都可导致升降无力，或反呈过升过降。《内经》所谓"邪气盛则实"[23]，即邪气郁阻；"精气夺则虚"[23]，即正气虚衰。

兹以《内经》不寐一症为例。

阳入于阴则寐。因邪气郁阻者，《内经》谓因"厥气客于五脏六腑"[29]。厥气即邪气，邪气阻滞，脏腑气机不畅，卫阳入阴之路受阻，于是"卫气独卫于外，行于阳，不得入于阴……故目不瞑"[29]。

因正气虚衰者，《内经》以老年人为例，认为"老者之气血衰，其肌肉枯，气道涩，五脏之气相搏，其营气衰少而卫气内伐，故昼不精，

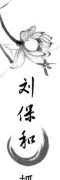

夜不瞑"[30]。老年人五脏气血虚衰，则升降出入能力不足，营血虚衰，不能引卫气正常行于阴分，则夜不瞑；卫气虚衰，不能引营血正常行于阳分，则昼不精。

升降出入，"四者之有，而贵常守，反常则灾害至矣"[2]。气机升降不息，先者退而后者进，迭为升降，互为因果，故不升则不降，不降亦必不升；不出则不入，不入亦必不出。升降出入四者必恋守勿失，始能气机调畅。

如风寒之邪袭人肌表，营卫出入之机受阻，除见发热恶寒等表证外，亦可见肺气上逆而喘咳，或胃气上逆而呕恶，或脾气不升而泄泻，皆属出入不利而升降不和。

如瘀血阻于脐上腹部，除见脐上按之悸动且痛，胃脘胀闷嘈杂外，更见周身沉困，手足发胀，休息后加重，甚则皮下出现瘀斑，皆属瘀阻胃气不降，体表营卫出入之机亦随之不畅。

又如脾气虚弱或肾阳衰微，有时亦可见发热之症，此亦属升降不利而出入不和，但与邪气郁阻者，自有虚实之不同。

邪气郁阻与正气虚衰，虽然是气机逆乱的基本原因，但由于邪气的种类及正气虚衰的部位不同，所引起的疾病及其转归也不一样。

《素问·太阴阳明论》概括了各种邪气依其各自特点侵犯人体后的不同转归。"贼风虚邪"多伤人表气，故从阳而入六腑。腑为阳，阳气受阻而不入不降，反逆而向外向上，故"身热""不时卧""喘呼"。"食饮不节"多伤人里气，故从阴而入五脏。脏为阴，阴气被凝而不出不升，故"䐜满闭塞"，反逆而下陷，故为"飧泄""肠澼"。所以如此，既因邪气的阴阳特点不同，也因脏气的阴阳属性不同。以其同气相求，阳邪故伤外、伤上，阴邪故伤内、伤下。阳邪伤人阴液，阴伤阳失所恋，故不得降、不得入；阴邪伤人阳气，阳伤阴失其助，故不得升、不得出。人体气机升降是一整体，久必互相影响，故阳病必及阴，阴病必及阳，导致整体的气机逆乱。

因此，对具体疾病一定要分析病邪的不同属性，所侵的不同部位，以及对功能和物质的损害程度。后世医家对风寒、温热、湿热等各种邪气所致疾病的不同治疗方法，就是对《内经》这一理论的具体实践。

四、脏腑气机逆乱的证候

既然邪气郁阻与正气虚衰是气机逆乱的基本原因，那么在脏腑发病的证候上就必然有相应的表现。以下仍分四方面对此加以说明。

1. 心气不降，肾气不升

（1）心属火，其气当降，下交于肾，病则气不得降。

邪阻气机，有因心火亢盛，或痰瘀所扰。心火不降，为目赤、舌疮、神烦不寐、谵狂。小肠火腑因而不通，尿赤涩痛。亦有因痰瘀阻滞心气下行之路，皆可见胸闷而痛、心悸怔忡。痰阻者，胸闷不畅为主，脉滑苔腻；瘀滞者，胸中刺痛为主，脉细涩，舌暗瘀斑。

正气虚衰，多因气虚、阳虚，心气无力以降、以出，不能运血达于周身，故胸闷气短、心悸神疲、面色㿠白，甚则唇青自汗、肢厥脉微。亦可因心血肾阴亏虚，阴不恋阳，火不得降反而妄动，心悸而烦、少寐咽燥、舌红且痛、脉细数。

（2）肾属水，其气当升，上交于心，病则气不得升。

肾阴虚，水不济火，除腰膝酸软、精少经闭等外，心火亦不得降，心烦不寐、潮热盗汗。阴虚相火妄动，亦可遗精崩漏。

肾阳虚，命火不足，无力蒸阴上升，膀胱津液不能化气，三焦气化失司，故腰膝冷痛、小便不利、下肢肿甚、阳痿不孕，虚则不能纳气，尤感吸气困难。

2. 肺失宣降，肝失疏泄

（1）肺属金，主一身之气，法当肃降，以其为阳中之阴脏，又具宣发之力，故宣降当协同而行，病则宣降障碍。

肺失宣降，以咳嗽、喘息为特征。

邪阻气机，有外邪束表者，其肺气不降乃由不宣，故兼见恶寒、发热等外证，肺为水之上源，与大肠相表里，上窍闭则下窍不通，可见二便不利。亦有因痰热、寒饮、瘀血及胃肠积滞阻碍肺气下降之路，或见浊痰黄稠，或见稀痰清白，或见胸痛咳甚，或见便秘气促，不降

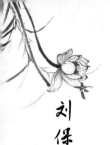

亦致不宣，均可见寒热征象。

正气虚衰，肺气虚无力下降，神疲气短、咳喘无力，尤感呼气困难。肺阴虚，津亏气逆，干咳气促、咽干音哑、痰少而黏，甚则吐如蟹沫。

（2）肝属木，职司疏泄，其气当升，然又为阴中之阳脏，当升而不可过升，必升中有降，上行下达，始能行其疏泄之职。病则升降或为太过，或为不及。

肝气疏泄失职，可见头目、乳房、胸胁、脘腹、少腹、二阴、四肢诸证。唯虚实各异，见证不同。

邪气郁阻，肝升不及，一因气郁，一因寒邪。气郁则多愁善悲、胸闷太息，气郁血亦不畅，可见胸胁、乳房、少腹疼痛，以及月经不调、瘿瘤癥瘕等；寒邪阻滞厥阴经脉，少腹牵及睾丸坠痛、肢冷脉细。邪气郁阻，肝升太过，乃肝火挟胆火上炎，头痛眩晕、目赤耳鸣、口苦咽干、胸胁胀痛、烦躁不寐，甚则吐衄动风；如夹湿热，并见呕恶腹胀、身目发黄、睾丸肿热而痛、带下黄臭，乃肝失疏泄，三焦不畅。

正气虚衰，以肝血亏虚或兼肾阴不足者居多。水不涵木，阳失阴恋，不能下行、内敛，反而上腾、外窜。阳亢于上，则眩晕耳鸣、头痛且胀、急躁易怒、脉弦硬；虚风内动，则眩晕欲仆、肢麻振颤、手足蠕动，甚则步履不正、舌强瘫痪、脉弦细。以其阴血亏虚于下，水不济火，均可见腰膝酸软、心悸少寐。

3. 脾气不升，胃气不降

脾为阴土，胃为阳土，纳食主胃，运化主脾，脾宜升则健，胃宜降则和。

脾气不升，可见自利、腹痛、水肿诸症。

邪气郁阻，以寒湿困脾多见，脘腹胀闷、口黏而淡、头身沉重、苔白腻。

正气虚衰，乃阴无阳助而不得升。脾气虚，气短神疲、纳呆脘闷，甚则清气下陷，脘腹重坠、久泄脱肛、子宫下垂。脾阳虚，寒从中生，手足不温、纳呆腹胀、自利完谷、尿少带多。

胃气不降，可见脘闷呕吐、嗳气呃逆。

邪气郁阻，所病不一。因火热者，口渴饮冷、脘热善饥、口臭牙痛；因气滞者，脘胀或痛，食后尤甚；因痰饮者，眩晕呕涎、梦多心烦；因瘀血者，脘痛不移，按之尤甚；因食积者，脘胀嗳腐、腹痛便秘。

正气虚衰，多属胃阴虚，阳无阴携则不降，咽干口燥、饮食不思、干呕呃逆、便干尿少、舌光红少津。

4. 三焦不畅，气道不通

三焦为孤府，居阴阳表里上下之间，为气机升降必经之路。

邪气阻滞，或脏气失调，每致三焦气道不畅。

三焦为病，气水运行障碍，营卫不和，每见寒热交争、胸闷腹胀、痰涎壅盛、大便不调、小便不利、赤白带下、周身浮肿、瘿瘤癥瘕，为病多端，难以尽述，总以气机升降道路受阻为其机要。

五、调畅气机，治愈疾病

张景岳注《灵枢·师传》时说："为治之道，顺而已矣。"[31] 治疗疾病的根本法则，就是顺应人体气机升降规律而调畅之。

1. 运用药物性能，"随其攸利""适其至所"

《内经》以不寐一症为例。[29]

此证不寐，因"厥气客于五脏六腑"，阻卫阳入阴之路，故以"补其不足，泻其有余，调其虚实，以通其道而去其邪"为治疗原则，以"决渎壅塞，经络大通，阴阳和得"为目的。据此而出"半夏汤"一方使服，令"阴阳已通，其卧立至"。既因邪阻，故当祛邪，然何以用半夏、秫米二药？以脾胃为阴阳升降之枢轴，胃气降，则诸阳皆降、皆入；反之，胃气不降，则卫阳亦不得入于阴分。本病胃气不降乃由脾气不升，而脾气不升又由湿邪困脾。湿聚成饮，亦阻胃气之下行。故以半夏辛温性燥之品散结蠲饮，"通其道而去其邪"，俾脾气得升，胃气下行之路亦畅。更以秫米益胃，胃气降，则诸阳皆随之而降而入，不寐之症自愈。

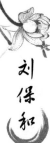

半夏辛温而燥，顺其脾升之性，即"随其攸利"[32]；半夏入脾胃二经，即"适其至所"[32]。

药物寒凉为阴，温热为阳；辛甘发散为阳，酸苦涌泄为阴，咸味涌泄为阴，淡味渗泄为阳。《内经》论五脏之苦欲，言"肝苦急，急食甘以缓之""肝欲散，急食辛以散之，用辛补之，酸泻之"[33]之类，五脏所苦，是苦逆其升降之性者，五脏所欲，是欲顺其升降之性者。所以，顺其性者为补，逆其性者为泻。故阴之不升不出者，选辛甘温热之品以升散之；阳之不降不入者，选酸苦咸寒凉之品以降敛之，务在顺其升降出入之性，皆可谓之"随其攸利"。

《内经》云："夫五味入胃，各归所喜。"[32]所谓"适其至所"，即令药至病所之意，此应根据药物"所喜"而选用，后世发展为药物"归经"理论。"随其攸利"，后世发展为药物"升降浮沉"理论，与"归经"理论相结合，根据某一脏气或太过或不及的情况，选用不同的药物。太过者，逆其性而衰之；不及者，顺其性而助之，总以"调其气使其平"[32]为目的。

2. 回旋气机，顺其周转

医生综观全局，分析每一种具体证候，找出人体气机升降失调的症结所在，进行综合处理，此为回旋气机。

自然界气候变化在一定空间、时间范围内取得动态平衡，方能适应万物的生长发育。人体也是如此，病理上的变化就是阴阳周转运动的不平衡，有高有下，有太过，有不及。因此，治疗的方法就要"平治于权衡"[34]"高者抑之，下者举之"[35]，恢复其"神转不回"的常态。

周学海对此做了恰当的说明。他说："至于治法，则必明于天地四时旋转之机，至圆之用，而后可应于无穷。气之亢于上者，抑而降之；陷于下者，升而举之；散于外者，敛而固之；结于内者，疏而散之。对证施治，岂不显然而易见者乎。"[9]

具体运用如下：

（1）抓住重点，回旋气机

回旋气机要以调畅脏腑的气机升降为重点，主要包括以下几方面。

1）斡旋中气

斡旋中气，即升脾降胃之法。枢轴斡旋，则轮周运转，此即建中气以运四旁之法，仲景书早有示例。

《金匮要略》以小建中汤治"虚劳里急，悸，衄，腹中痛，梦失精，四肢酸疼，手足烦热，咽干口燥"之证。诸症皆由表里上下阴阳失去调和。阳病不能与阴和，则阴不得出、不得升，以其寒独行，为里急、腹中痛、梦失精，而实非阴之盛；阴病不能与阳和，则阳不得入，不得降，以其热独行，为四肢酸疼、手足烦热、悸、衄、咽干口燥，而实非阳之炽。上下表里阴阳升降出入失调，法当斡旋中气，中气立则阴阳相循，如环无端。小建中汤芍药、甘草、大枣、饴糖酸甘化阴，以助胃阳之降；桂枝、生姜、甘草、大枣、饴糖辛甘化阳以助脾阴之升，如是中气建、四旁运，阴阳偏颇之证自除。

脾为阴土，胃为阳土，发病不同，治法迥异。华岫云引叶天士说："太阴湿土，得阳始运，阳明阳土，得阴自安，以脾喜刚燥，胃喜柔润也。仲景急下存津，其治在胃；东垣大升阳气，其治在脾。"[36] 临床以东垣法升脾气取效颇佳。曾治土不生金，肺气虚弱者，除见倦怠嗜卧、饮食不思外，并见短气不足以息，尤觉呼气困难，胃脘有沉坠感，甚则胃气反而上逆，而见呕吐频繁者，脉细弱，两寸尤甚，苔白而滑，疏以升阳益胃汤原方，仅两剂诸症完全消失。患者服药后感觉胃有上提之意，同时并有气体从胃部下行，足见清气上升而浊气自降。

叶氏认为养胃阴亦属降胃之法。他说："所谓胃宜降则和者，非辛开苦降，亦非苦寒下夺，以损胃气，不过甘平或甘凉濡润以养胃阴，则津液来复，使之通降而已矣。"[36] 此法与大承气虽同属降胃，但有扶正与攻邪之不同。胃为阳，胃阴不足则阳失恋携而不得降，故不饥不纳。养其胃阴，胃气得降，即能知饥进食。

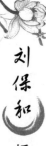

如脾胃俱病，亦可兼用升脾降胃之法。如胃阴不足且脾湿气钝者，可以叶氏养胃方（沙参、麦冬、玉竹、生扁豆、桑叶、生甘草）与二陈汤合方治之。至于辛开苦降之法，则宜于脾湿胃热，气阻于中之证，如半夏泻心汤、小陷胸汤之类，药用辛温运湿升脾，苦寒清热降胃，各随湿热孰轻孰重而化裁之。

斡旋中气，每能收效于意外。临床常见形体衰惫、谷食难进者，施予运脾益胃之方，迅即转危为安。尤在泾说："中气立则阴阳相循，如环无端，而不极于偏。"[12]《伤寒论》说："阴阳自和者必自愈。"足见斡旋中气之重要。

2）交通心肾

心属火，肾属水，必水升火降，始阴阳交泰。心火降，须肾水升；肾水升，须心火降。欲补心者，须实肾，使肾得升；欲补肾者，须宁心，使心得降。

如《韩氏医通》以黄连、肉桂治心肾不交而怔忡失眠者，阳入于阴则寐，黄连苦寒携降心火，肉桂辛热升达肾水，水火既济，不寐自愈，故后人名之曰"交泰丸"。

唯此证必肾阴不甚虚而肾阳却显不足者，方可用之。否则肾阴虚，再以肉桂升散，虚而又虚，心阴亦无化源，更致水亏火旺，孤阳外越。故治水亏火旺、心肾不交者，当宗《伤寒论》所述"少阴病，得之二三日以上，心中烦，不得卧，黄连阿胶汤主之"之法。心中烦，为心火有余，不能下潜入阴，故现神明躁扰之象。本证心血肾阴双虚，火旺由于水亏，非壮水制火不可。方以阿胶、鸡子黄血肉有情之品补精滋血，芩、连、芍药酸苦涌泄携降心火，火得水携，则降而入阴，心烦不寐即愈。

心肾不交，重者必阴阳离决而亡。"下厥上竭"及"阴下竭、阳上厥"二证即为此例。

《伤寒论》说："少阴病，但厥无汗而强发之，必动其血，未知从何道出，或从口鼻，或从目出，是名下厥上竭。为难治。"

叶天士《外感温热篇》说："热邪不燥胃津，必耗肾液……病深动血，结瓣于上……阴血者，黄如酱瓣……救肾为要。然豆瓣色者多险。若证还不逆者，尚可治，否则难治矣。何以故也？盖阴下竭、阳上厥也。"

以上二证，一属伤寒，一属温热。伤寒寒邪伤人阳气，而致少阴阳厥，复发其汗，更令阳气衰微。肾中阴液失其蒸化，无津液以上承。在上之阳既无阴液携带下行，又被汗药所发散，必逆而向上、向外，即阳脱矣。"阳者卫外而为固"[3]，脱而不固，则在上在外之阴血亦必随之而脱，遂现诸窍出血。此所谓"下厥上竭"者。温热之邪伤人阴血，热邪深入，耗竭肾阴，阴竭则无源以化，在上之阳无阴津携带以降，亦必脱而上越，此即"阳上厥"；阳脱阴亦不固，故见齿衄之症，然究其本源，却在于"阴下竭"。

可见，伤寒与温热所伤不一，然皆令浮阳外脱而阴血动于上。血为心之所主，故二者皆属心肾不交之重证而欲阴阳离决者。但出血原因毕竟不同，一属亡阳，当回阳救逆；一属亡阴，宜滋阴潜阳。前者可以通脉四逆汤，后者可以三甲复脉汤，各随机宜而用之。

就临床所见，不论热病或杂病，病届晚期，每现浮阳脱越之象。此时只有培其根本，摄纳浮阳，使心肾相交，方能挽回危局，故交通心肾之法极为重要。

3）调和肝肺

肺主气，肝藏血，肺主肃降，肝司疏泄，周身气血流行，实赖肝肺气机调畅。叶天士说："人身左升属肝，右降属肺，当两和气血，使升降得宜。"[37]

这一理论有其一定临床价值。如叶案中治咳血，见"着右卧眠，喘咳更甚"[38]者，予麦门冬汤治之，意在滋润肺胃以降逆气；而见"咳逆欲呕，卧眠不得欹左"[38]者，则谓其"肝阳左升太过"，而以滋水缓肝之品治之。从临床所见，妇女经行不畅，每见左少腹按之有条索状物悸动且痛，予桂枝茯苓丸治之甚效；气分抑郁者，每见右胸膺闷室不爽，甚则牵及右胁胀满，予紫菀、杏仁、枳壳、桔梗、瓜蒌皮等味亦佳。《金匮钩玄·中风》载戴元礼谈朱丹溪治半身不遂之法曰：

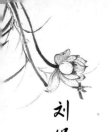

"病若在左者，四物汤加桃仁、红花、竹沥、姜汁；在右者，二陈汤、四君子等加竹沥、姜汁。"从中亦可见左血右气之异。然而，此又不可尽拘，以气机升降本为一体，气血亦必相伴而行，故不升则不降，不降亦必不升。气为血之帅，血为气之母；气郁则血滞，血瘀气亦阻。人身左右均可或病于气，或病于血，终必气血相兼为病，用药亦必气血双调，唯各有侧重而已。如叶天士治"肺痹"胸闷嗳噫、大便不爽者，虽因肺气不得宣降为主，除以杏、菀、枳、桔、蒌、杷、苏子等味，亦常伍以郁金、降香等血药；叶氏推广《金匮要略》治"肝着"以旋覆花汤之意，治瘀血阻络，脉道不通者，虽以新绛、郁金、泽兰、归须、桃仁、红花等味，亦常伍以旋覆花、青葱管、橘红、瓜蒌皮等气药。王清任治胸痛属瘀血者，制血府逐瘀汤，亦必于大队行血药中，伍以柴胡、枳壳、桔梗，皆属"两和气血"。

气血运行不畅，统称为郁证。治郁，调和肝肺为其要诀。

调节肝肺气机升降，清代医家王孟英最为擅长。由《王孟英医案》可见，王氏认为人身气贵流行，百病皆由愆滞，而与气机最为密切的就是肝肺二脏。肝气上逆，则诸气皆逆；治节不行，则一身之气皆滞。肝属木，肺属金，虽金能制木，但就临床所见，"肝木过升"却每因"肺金少降"。所以，"左强右弱"是"升降不调"的根本原因。恢复肝肺气机的协调运转，必须首先恢复肺的治节功能。王氏抓住这一关键，以"轻可去实"之法，着重在"清肃气道""先廓上游"，"俾一身治节之令，肝胆逆升之火，胃腑逗留之浊，枢机郁遏之热，水饮凝滞之痰，咸得下趋"。王氏此论，实本《内经》"诸气膹郁，皆属于肺"[32]之旨，而有所创造和发展。

征之临床，在调畅肝肺气机方中，予轻清宣降肺气之品，确能愈怪病、重病，而不必大刀阔斧，反伤正气。如治单腹胀，腹大如鼓，青筋暴露，腹水明显，小便不利者，取逍遥散中柴胡、当归、白芍（或易赤芍），加桃仁、红花、郁金、土鳖虫，更伍以紫菀、杏仁、桔梗、瓜蒌皮等味，不必攻逐腹水，而腹水常消失于一旦。此即所谓"通肺气以治肝"及"开肺气利三焦"之法，足见祖国医学气机升降理论的正确性。

4）调畅三焦

三焦是气机升降必经之路，病邪又易在此滞留，故调畅三焦当以"通其道而去其邪"为大法。为行气通水，用药每多升降宣泄并用。

吴达说："少阳又为阴阳之枢纽，毒从此入，即从此出。"[39]少阳，即三焦，于此处，邪气内传可入阴分，外达可出阳分，所以历代医家对三焦枢机极为重视。叶天士治温邪留连三焦，立分消走泄之法，望其犹有战汗之门户，转疟之机括。杨栗山认为杂气（疫气）"热郁三焦，表里阻隔，阴阳不通"[40]，以其居气血之间，邪气内迫，既现血热泛溢，邪气外蒸，又现气热燔灼，故每见气血同病之证。由于邪阻气机，外达不畅，当设法给病邪以出路。杨氏立升降散一方，以蝉衣、僵蚕宣上以升清，姜黄、大黄泄下以降浊，二者一宣一泄，郁热从清道、浊道而出，邪去则升降出入之路畅通，气血调和，病遂得愈。本方治温邪留连三焦者，可与温胆汤化裁合用，取效更佳。

临床以升降散法治杂病属郁证者，效果亦较满意。朱丹溪说："气血冲和，万病不生，一有怫郁，诸病生焉。"[44]戴元礼发挥说："郁者，结聚而不得发越也，当升者不得升，当降者不得降，当变化者不得变化也。"[41]郁则气滞，气滞久则必化热，热郁则津液耗而不流，升降之机失度，初伤气分，久延血分。用药当苦辛凉润宣通，不可燥热敛涩呆补。临床取法升降散，升清降浊，并双调气血，常可舒郁解结。可见，郁证得愈，亦必须调畅三焦。

（2）知常达变，治病求本

前述周学海所谓天地四时"旋转之机，至圆之用"，实将气机升降喻为圆运动，应于人体，说明生理变化有其动态平衡范围，有时间、空间的限制，并且在量度上有所反映。《素问·脉要精微论》所说脉应四时，有如"规""矩""衡""权"，《素问·平人气象论》所说"春胃微弦""夏胃微钩""长夏胃微软弱""秋胃微毛""冬胃微石"，均属正常的量度变化，而诸如《素问·玉机真脏论》所说或太过，或不及之脉，均属反常的量度变化。正常者，气机则圆，反常则不圆。治疗目的，乃使气机从不圆转变为圆。旋转而至圆，气机方称调畅。因此，医生首要了解各种反常变化即证候的原因。不仅要知其一般原因，而且要知其特殊原因，也就是探索病理上的内在联系，溯求其致病本原。如此方为知常达变，治病求本。

一般说来，如心火上炎，以黄连、栀子苦降；肺气虚散，以五味、诃子收敛；肾精遗泄，以龙骨、桑螵蛸固涩；肝气郁结，以柴胡、薄荷舒散；脾气下陷，以升麻、柴胡升提；胃气上逆，以赭石、旋覆花沉降，皆属常法，易于掌握，而对于复杂病情，则当随机应变。

人体气机周转，枢轴与轮周就相互影响，为病多端。

有轴病及轮者：心火本宜下降，下交于肾，然每因胃不和而下行之路受阻，致寐不安，则当和胃，以保和丸法；肺气宜降，然胃热上熏，每致肺热咳喘，又应以白虎汤法；肝气宜升，而脾湿不运，木气亦郁，胸闷胁胀、纳呆苔腻，则当以平胃散法；肾气不升，水泛为肿，每因土湿壅甚，阴邪伤阳，又当以实脾饮法。

有轮病及轴者：心火暴盛可致胃燥气逆，心烦大渴、脘痞呕血，当以清心为要，如大黄黄连泻心汤、凉膈散之类；肺气不得宣降，胃气多被郁滞，脘痞气逆、嗳噫不舒、大便不畅，当宣通气滞以达归于肺，以杏、蔻、橘、桔、苏子、杷叶之类；肾阳衰微，火不生土，则脾阳不运，水湿不化，泄泻水肿，又当以四逆、真武之类。肝胆互为表里，与脾胃关系最为密切。肝脾不升，肝气郁结，而愁闷纳呆，或兼两胁满痛、少腹坠胀，立则剧，卧则舒，或为寒热，则当以逍遥散法；胆胃不降，胆火上炎，故呕吐酸苦、心中疼热、气上撞心、不饥不便、心烦少寐，又当以柴芩温胆汤、左金丸之类。

由此可见，人体是统一整体，各脏腑器官相互影响、相互联系。在一些情况下，病变发生在某脏腑器官，而症状却表现在其所影响的其他部位，此即所谓"气反"。《内经》曰："气反者，病在上，取之下，病在下，取之上，病在中，傍取之。"[42]张景岳说："气反者，本在此而标在彼也。"[43]故当详加辨识，去伪存真，抓住体现病本的"主症"，有针对性地加以治疗。

在此基础上，治疗中可采取以升降调出入，以出入调升降，或寓升于降，寓降于升，寓出于入，寓入于出等各种方法。

如"病如桂枝证"，有发热恶寒等营卫不和征象，然症现"寸脉微浮，胸中痞硬，气上冲咽喉不得息"，乃由痰涎宿食阻滞胸中，非外邪之所为，故"头不痛，项不强"。此时，以瓜蒂散一吐为快，营卫不和之证自解。此即以升降调出入。[44]

病虽干呕、气冲，然有发热、汗出、恶风之外证在，故以桂枝汤解外，诸症皆愈，[45]此即以出入调升降。

推而广之，麻疹内壅特甚，见大便燥结，每可通腑而外透；泻痢初起，有表证在，亦可疏其表气，谓之"逆流挽舟"。

他如二便不通，查其表郁肺痹，或取嚏，或催吐，或宣肺，谓"提壶揭盖"，亦上窍开下窍自通之意，乃寓降于升。

咽干口燥、渴欲饮水，审系阳明腑实，但急下之，阴液即升；如属水气停蓄，利其小便，诸症亦愈，则属寓升于降。

有病风疹块，周身痒甚，常发热自汗出而不愈，以桂枝汤发其汗，诸症顿失，又属寓入于出。

温病已汗而不得汗，已下而热不退，其脉躁盛，查其阴液大伤，以复脉辈资其化源，或可冀其战汗而解，又属寓出于入。

凡此种种，必明确气机障碍的症结所在，抓住主症，从而回旋气机，始能事半功倍。一般说来，润燥失宜，治在脾胃；阴阳偏激，治在心肾；气血不和，治在肝肺；邪气阻滞，当祛之以通其道；正气虚衰，当补之以助其力。随机调节，或运枢轴以畅轮周，或运轮周以利枢轴，或二者相兼为用，均能收气机调畅之功。

六、结语

清代医家赵晴初说："古名医治病无不以阴阳升降为剂量准。"[46]赵氏言升降即已赅及出入。气机升降学说是中医的基本理论，它以阴阳五行学说为基础，研究物质内部气运动的基本形式，说明物质内部气的运动是物质发展变化的根本原因。气机升降出入的正常进行，是

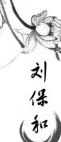

维持物质阴阳双方动态平衡的重要条件。人体生理和病理状态，就是气机升降出入正常和异常的反映。运用气机升降学说治疗疾病，就要顺应这一规律，补不足，泻有余，通其道而去其邪。人体是一个统一的整体，要从整体观念出发，抓住疾病的症结所在，回旋气机，才能恢复脏腑组织的正常功能，达到阴阳动态平衡的目的。

注：引用书目

[1]《素问·阴阳应象大论》

[2]《素问·六微旨大论》

[3]《素问·生气通天论》

[4]《素问·皮部论》

[5]《素问·六节脏象论》

[6]《素问·五运行大论》

[7]《素问·天元纪大论》

[8]《素问·六元正纪大论》

[9]《读医随笔·升降出入论》

[10]《类经·二十三卷·运气类·四》

[11]《类经·二十四卷·运气类·九》

[12]《金匮心典·卷上·血痹虚劳病脉证并治第六》

[13]《素问·太阴阳明论》

[14]《素问·热论》

[15]《素问·经脉别论》

[16]《四圣心源·卷四·中气》

[17]《类经·八卷·经络类·二十三》

[18]《伤寒悬解·卷首·荣卫殊病》

[19]《素问·灵兰秘典论》

[20]《灵枢·本脏》

[21]《金匮要略·脏腑经络先后病脉证第一》

[22]《难经·三十一难》

[23]《难经·六十六难》

［24］《医门棒喝・二集・卷六》

［25］《医门棒喝・卷一・少阳三焦膀胱辨》

［26］《素问・玉版论要》

［27］《灵枢・口问》

［28］《素问・通评虚实论》

［29］《灵枢・邪客》

［30］《灵枢・营卫生会》

［31］《类经・十二卷・论治类・二》

［32］《素问・至真要大论》

［33］《素问・脏气法时论》

［34］《素问・汤液醪醴论》

［35］《素问・气交变大论》

［36］《临证指南医案・卷二・脾胃》

［37］《临证指南医案・卷一・虚劳》

［38］《临证指南医案・卷二・吐血》

［39］《医学求是》

［40］《伤寒温疫条辨》

［41］《丹溪心法》

［42］《素问・五常政大论》

［43］《类经・二十五卷・运气类・十四》

［44］《伤寒论・辨太阳病脉证并治下》

［45］《伤寒论・辨太阳病脉证并治上》

［46］《存存斋医话稿》

（原载于《北京中医学院首届研究生论文汇编》，1980 年 12 月）

　　编者按：本文是刘师在 1980 年下半年写的研究生毕业论文，原载于《北京中医学院首届研究生论文汇编》。本书现将其收入发表，对其中个别字句进行了修改。其中在第一自然段加入"气的运动称作'气机'"8 个字；文中凡"园"字均改为"圆"字；在论述"周身的通达，必须靠三焦的调畅"部分，将"三焦又为阴阳升降的枢轴"改为"三

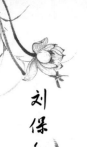
焦又为阴阳升降的枢纽"。再有就是对标点符号按照目前规定进行了一些改动。此外一仍其旧。

本文体现了刘师至今的基本学术思想。刘师认为，气机升降学说是中医学最核心理论，掌握了气机升降学说，也就掌握了中医理论的精髓。

文中提出的一些学术问题，至今仍有思考的价值。

1. 阴阳五行学说是科学还是哲学？

本文自始至终没有"哲学"字样，也没有"朴素的唯物辩证法"提法，是有原因的。刘师对恩格斯"一切存在的基本形式是空间和时间"的论断极为服膺，因为它体现的是科学。每一种具体的科学研究对象，都有其特定的空间与时间，有其特定的规律性，用一般的、抽象的哲学是不能取代的。作为指导中医临床实践的阴阳五行学说，即"在中医学中的"阴阳五行学说，就体现了中医学所特有的规律性，因此，与其说是哲学，不如直接肯定为科学。

中医学来源于中国古代的多种科学，而阴阳五行学说恰恰是这些科学的集中体现。阴阳，是指"上为阳，下为阴；外为阳，内为阴"，是空间的概念；五行则体现阴阳的运动，是时间的概念。首先，在所有科学当中，阴阳五行学说与天文学的关系最为密切，天文学是研究季节变化的，而季节体现的是时间。《内经》所说"地气上为云，天气下为雨，雨出地气，云出天气"就来源于对天文、气象的观察。将这些观察与人体的气运动相对应，就形成了中医学所特有的生理学与病理学。此外，阴阳"高下相召"，难道不是物理学的万有引力吗？"阴阳交泰，故化变由之成也"，难道不是化学吗？阴阳五行的"圆运动"，显然是数学。阴阳升降出入导致的"生长壮老已"与"生长化收藏"，显然是生物学。由此而衍生的五运六气学说更是天文、气象、物候、历法等多种学科之集大成者。凡是中医人都知道，一旦把阴阳五行学说运用于临床的具体实践，都是有其具体所指的，是摸得着、看得见的，而绝不是抽象的、空幻的。

中医学与西医学的根本区别，也来源于阴阳五行学说。由于五行指时间，实由五季而来，所以《素问·六节脏象论》有"五行时"之说："得五行时之胜，各以气命其脏。"恽铁樵也说："《内经》之五脏非血肉之五脏，乃四时之五脏。"这就证明中医学与西医学的区别，不在于阴阳，而在于五行，不在于空间，而在于时间。空间可以分割，时间不可以分割，所以西医学更重视空间，中医学更重视时间；西医学更重视部分，中医学更重视整体。刘师常比喻说："中医是天文学，西医是地质学；中医看天，西医看地。"天是不可分割的，而地则是可以取出一块，进行化验的。

由此可见，在中医学中的阴阳五行学说确实体现中医学特有的规律性，因此阴阳五行学说和中医学都是科学。正是基于这种认识，刘师才在《刘保和〈西溪书屋夜话录〉讲用与发挥》一书中明确指出："阴阳五行学说是中国传统文化的时空观，是宇宙间一切事物的总模型。"用阴阳五行模型指导临床实践，与用实体解剖模型指导临床实践，是中医学与西医学的根本区别。

时至今日，学术界一些人仍然不承认中医学是科学，而中医界有的人则出于维护中医的考虑，辩称中医学是不同于科学的另一种学问，其根本原因就在于没有认识到阴阳是指空间，五行是指时间，在中医学中的阴阳五行学说，研究的是人体在一定空间、时间范围内正常与异常的运动变化，它本来就是科学。说不清这个道理，抹杀了这个事实，就从根本上把中医学置于被动地位，结果只能是任人贬损。

2. 气的运动是阴升阳降、阴出阳入，还是阳升阴降、阳出阴入？

气的运动称作"气机"，所谓气机的升降出入，就是谈气是如何运动的，它是中医基础理论的核心。刘师认为，《内经》其实已明明白白地指出是阴升阳降、阴出阳入，但诸多专家与刘师解读的角度并不一致。几十年中主流观点是阳升阴降、阳出阴入，恰与刘师观点相反。为什么如此简单的问题却出现如此悖论？其根本原因就在于对中医学一系列基本概念出现理解上的偏差。

首先，气机的升降出入是有专门所指的，离开了这个特定的对象，根本不能谈升降出入，那就是"器"。所以《内经》才特别申明："升降出入，无器不有。"离开了"器"，无所谓升降，也无所谓出入。而"器"是有形的，所谓"气合而有形""器者生化之字"，讲的都是这个道理。"有形"与"字"都说明"器"有一个特定的空间限制。而"器

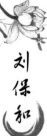

散则分之"则证明这个空间已不复存在，当然就"生化息矣"。人作为一个生活着的有机体，是真正意义上的"器"，是有一定空间的。由于"上为阳，下为阴；外为阳，内为阴"，其气的运动状态应该是阴升阳降、阴出阳入，而不能是相反，否则就"器散则分之，生化息矣"。可见，导致今人思维误区的根本原因就在于没有认识到中医学是在"器"的范围内、在"器"的前提下谈气的升降出入运动的。而追根究底，还在于没有认识到阴阳只是位置的概念、空间的概念，没有其他的含义。什么"阳轻""阴重""阳清""阴浊"之类，根本就不存在。

正是基于上述认识，刘师才在论文中明确提出"阴升阳降、阴出阳入的气运动形式，使物质构成统一的整体"。这本来是一个既简单明了又容易理解的命题，没想到却出现了一个小小的插曲。

1980年10月的一天中午，刘师与同学们和教职工都在职工食堂吃饭，印会河老师左手端着一碗饭菜走到刘师面前，严肃地说："老刘，你的论文我们内经教研室和中医基础教研室的老师都看过了，一致认为你提出的'阴升阳降'是错误的，你必须改过来，重新写一篇论文，否则不能毕业！"刘师说："印老，请您坐下，您想一想，如果真是'阳升阴降'，您的这碗饭还存在吗？"当时印老师只沉思了不到20秒钟，就用右手拍了一下桌子，果断地说："老刘，咱们就这样写了！"刘师没有想到事情变化得这么快。后来想一想，才恍然大悟，其实印老师早已同意刘师的观点，只是不便于坚持罢了。正是由于刘师的坚持，才便于与其他老师进一步讨论。

那么，这篇论文的结果如何呢？在院领导决定留校任教的五名同学中，刘师是第一个到人事处接受通知的。此事虽然由于人事处处长谎言"5年之内也解决不了夫妻两地分居"而作罢，但毕竟证明论文获得了通过。

为什么那么多医家不理解"阴升阳降"，另一个重要原因是不知道为什么能"阴升阳降"。阳在上，阴在下，为什么阳能下降，阴能上升？其实，这就是《内经》所说"天有阴阳，地亦有阴阳"的内涵。王冰注曰："天有阴故能下降，地有阳故能上腾，是以各有阴阳也。"《内经》所说"天气下为雨"，就是由于天阳中的阴寒之气的凝结；"地气上为云"，就是由于地阴中的阳热之气的蒸腾。所以《内经》又说"寒气生浊""热气生清"。清生在阴，浊生在阳，所以《灵枢·阴阳清浊》才明确指出"阴清而阳浊"；《灵枢·营卫生会》才明确指出"清者为营，浊者为卫"，从而理清了至今仍然不为人们理解的一个谜团。

刘师常对我们说，《内经》语言千百句、《内经》论述千头万绪，只要理解了"地气上为云，天气下为雨"这十个字，也就理解了《内经》理论的全部，也就掌握了中医全部理论的核心，用于临床，必然万举万当。

3. 提出人体气运动的基本模式是"周转运动"即"圆运动"

近年出版了一本《圆运动的古中医学》，颇受读者欢迎。这本书是民国时期彭子益先生著作的。其实关于"圆运动"的理论，《内经》已经十分完备了，而且清末医家周学海更明确申明"四时之气，春生夏长秋收冬藏，其行也，如轮之转旋至圆者也"。刘师在论文中沿用了周学海的说法，并且详细论述了脾胃为气运动的枢轴，肝心肺肾为气运动的轮周，以及轴轮之间相辅相成的关系。只是没有明确三焦是气运动的辐网，也没有明确这只是后天脏腑的气运动模式。这些没有明确的内容，在《刘保和〈西溪书屋夜话录〉讲用与发挥》中已全部清楚论述，从而不仅使中医基础理论上升到一个更高水平，而且为中医学术的进一步发展指明了方向。

4. 发展了"抓主症"的学术思想

用方剂要"抓主症"是刘师研究生导师印会河教授的基本学术思想。印师的著作《中医内科新论》就是其集中体现。刘师对印师的学术思想进行了发挥，从《内经》理论到临床实践，均有所发展。

刘师认为，不应把"抓主症"写成"抓主证"。"证"是疾病的本质，"症"是症状，是体现疾病本质的。"主症"不能多，不能超过3个；"主症"常常并非患者最感痛苦的症状，而是由医生诊察出来的、并非患者自觉的症状。每一首有效方剂所主的证候，即方证，都应当对应着1～3个主症，据此而运用方剂，就能使疗效具有可重复性。关于这个问题，刘师在《刘保和〈西溪书屋夜话录〉讲用与发挥》一书中有详细论述。在本书中更有全面体现，读者可相互结合，参照应用。

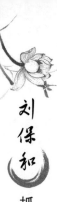

人体气运动的基本模式是
"枢轴－轮周－辐网"协调运转的圆运动

前面已经说过"阴阳五行"模型是宇宙间一切事物和存在的总模型，而中医学术中的"脏腑"模型则是"阴阳五行"模型在中医学中的具体运用，是后者的衍化和类比。同时，也说明了这种模型的产生，来源于我们祖先对季节、气候变化的观察及由此而产生的对日、月、地三者关系的认识。

近年以来，不少学者都在研究中医的思维方式，认为中医的思维方式是"系统论思维"，以区别于西医的"还原论思维"。笔者认为很有见地。如祝世讷教授在《中医系统论与系统工程学》（2002年2月，中国医药科技出版社出版）一书中指出："一般系统论的等级理论强调，在研究任何一个具体事物时，都应当把它放到所从属层次序列中，以其上向、下向的相互关系来认识其状态和变化，这是系统方法的主要内容之一。"其实中医经典著作《内经》早就阐明了这一观点，即宇宙作为母系统，人体作为子系统，它们之间恰好具有同构的层次关系，所以《灵枢·岁露》才说："人与天地相参也，与日月相应也。"

笔者本着这一观点深入探讨了"人体气运动的基本模式"，或曰"人体气运动的系统状态模型"，阐明了这个"模式"或"模型"是"'枢轴－轮周－辐网'协调运转的圆运动"，并勾画了一张"人体气运动基本模式图"。正确理解并运用此图所蕴含的中医基础理论，对中医整个辨证论治体系的发展会有一定的帮助。

阴阳五行学说是中华民族祖先才能具有的大智慧，这是由中国古代农耕社会所特有的自然环境所决定的。中国古代先民主要生活在黄河流域的中原一带，在这个地域对自然界进行观察，其空间、时间即方位、季节，以及由此而产生的气候变化特点，是世界上独一无二的。《内经》所谓"东方生风""南方生热""中央生湿""西方生燥""北方生寒"就是证明。而恰恰是东、南、中、西、北和风、热、湿、燥、寒及伴随着的春、夏、长夏、秋、冬五季的变化，给阴阳五行学说的形成以必要的客观条件。

古人身在中原大地，清晨面南而立，首先确立上（前）南、下（后）北、左东、右西及所立大地居中的五个方位，随之观察宇宙星辰，尤其是太阳从东方而南方而西方而北方运转不息，不仅一天当中有昼夜时辰冷暖的不同，而且一年五季亦从而产生，气候亦随之变化。太阳从东方升起与从西方降落，体现了阴阳的运动变化。而春、夏、长夏、秋、冬五季，春季多风而树木开始生枝长叶，恰好体现"木曰曲直"；夏季炎热而万物蓬勃生长，恰好体现"火曰炎上"；长夏多湿而万物盛长以致成熟，恰好体现"土爰稼穑"；秋季多燥而萧瑟肃杀，恰好体现"金曰从革"；冬季严寒结冰而生物蛰伏，恰好体现"水曰润下"，由此五行的运动变化亦昭然若揭。从而证明阴阳五行学说确实来源于古人对自然界季节气候变化的观察。

《素问·宝命全形论》说："人以天地之气生，四时之法成。"人与其他生物体一样生活在自然界之中，其内部结构及其生理活动与自然界季节气候息息相关，所以《素问·金匮真言论》说："五脏应四时，各有收受。""收受"即相应、相通之意。在这个理论指导下，古代医家就进一步确立了阴阳五行与人体五脏之间的关系，即春季属东方风木，与肝相通；夏季属南方热（暑）火，与心相通；长夏属中央湿土，与脾相通；秋季属西方燥金，与肺相通；冬季属北方寒水，与肾相通。以上这些观点，在《素问·阴阳应象大论》与《素问·金匮真言论》都有明确论述。读者应详阅原文，兹不赘述。

一年四季是在不断运动的，此正如《素问·六元正纪大论》所说："春气西行，夏气北行，秋气东行，冬气南行。"盖上为阳下为阴，阴升阳降，故在上的夏气由南而西而北地下降，在下的冬气由北而东而南地上升，即阳气从右而降，阴气从左而升，左升右降，周而复始地旋转，表明自然界的气机升降实际是一种"圆运动"，人体气的运动也必然与其相对应，从而衍化成为人体气运动的基本模式。

关于这个问题，《素问·五运行大论》说得最为明快："风寒在下，燥热在上，湿气在中，火游行其间也。"清代医家张隐庵在《黄帝内经素问集注》中注解这句话时说："此言六气之游行于天地上下之间也……朱永年曰：肝肾在下，心肺居上，土位中央，三焦之火游行于上下之间，人与天地参也。"这就说明，由于风、寒、热（暑）、湿、燥、火与人体脏腑相对应，自然就可描绘出人体气运动的基本模式图（图1）。

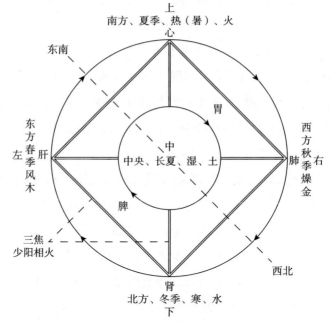

图1　人体气运动基本模式图（后天）

对该图必须说明的是，由于张隐庵引朱永年说"土位中央"，而不是说"脾位中央"，显然是出于土分阴阳的考虑。脾为阴土，胃为阳土，各自在气运动中具有特殊的作用，故不可以脾代胃而只言"脾位中央"。有鉴于此，就有必要在该图从东南至西北方向画一条虚线，从而看出肝、肾、脾统属于阴，心、肺、胃统属于阳。阴从左升，阳从右降，其旋转状态可一目了然。至于三焦之火游行其间，则用"辐网"（以下具体论述）的形式加以标示。

该图表达了三方面内容：

第一，标示"风寒在下，燥热在上"，体现肝、心、肺、肾为气运动的轮周。

风、寒、燥、热实指春、冬、秋、夏四季，春冬属阴，故曰"在下"，秋夏属阳，故曰"在上"。由于春、夏、秋、冬年复一年地运转不息，且与长夏比较而处于外，故可以看作是外轮，即气运动的轮周。所以清代医家周学海在《读医随笔》中说："四时之气，春生夏长秋收冬藏，其行也，如轮之转旋至圆者也。"

关于这个问题，《素问·金匮真言论》早有论述，可启发我们进一步加以理解："夫言人之阴阳，则外为阳，内为阴；言人身之阴阳，则背为阳，腹为阴……所以欲知阴中之阴、阳中之阳者何也？为冬病在阴，夏病在阳，春病在阴，秋病在阳……故背为阳，阳中之阳心也；背为阳，阳中之阴肺也。腹为阴，阴中之阴肾也；腹为阴，阴中之阳肝也；腹为阴，阴中之至阴脾也。此皆阴阳表里内外雌雄相输应也，故以应天之阴阳也。"这段话不仅明确指出春冬属阴，夏秋属阳，而且从背、腹的阴阳上下之别也可看出春冬在下、夏秋在上的道理。这就是此图必须从东南至西北方向画一条虚线，以示这个道理的原因，同时也表明了心为阳中之阳，肺为阳中之阴，肾为阴中之阴，肝为阴中之阳。《素问·五运行大论》说："上者右行，下者左行，左右周天，余而复会也。"春、夏、秋、冬轮旋运转而不息，人体肝、心、肺、肾之气的运动亦轮旋运转而不止。

第二，标示"湿气在中"，体现脾胃为气运动的枢轴。

明代医家张景岳在《类经》中解释"湿气在中"时说："地者土也，土之化湿，故曰湿气在中。"在这里，张氏将湿气归属于地气，与风、寒、燥、热之属于天气者显然有阴阳内外之别，故曰"在中"。同样，脾应于土而居四脏之中，故前引《素问·金匮真言论》之说，"腹为阴，阴中之至阴，脾也"。盖肝、心、肺、肾四脏在外，其中尽管肾为"阴中之阴"脏，但与脾在中央比较，仍属在外、在阳之列，所以才称脾为"阴中之至阴"。此处"至"应做"最"讲，言其位置在"最阴"即"最内"处。

不过，在这里值得指出的是，《内经》言"至阴"者尚有《素问·六节藏象论》一段话："脾、胃、大肠、小肠、三焦、膀胱者，仓廪之本……此至阴之类，通于土气。"可见，"至阴"并非单指脾脏而言。盖土分阴阳，脾为阴土，胃为阳土，《灵枢·本输》说，"大肠、小肠皆属于胃"，而三焦、膀胱亦与胃有密切联系，故此处"至阴"当指脾与胃二者而言。由此推断，"湿气在中"当亦指脾、胃二者。

脾属阴而主升，胃属阳而主降，一升一降，共为水谷之海、气血生化之源。一身脏腑器官生理活动的能源全靠脾胃供给，因此，脾胃是全身动力之所在。可见，如以肝、心、肺、肾为旋转之外轮，则脾胃恰当具有推动力的内轴，轴动则轮转，故前人谓脾胃为全身气运动的枢轴。尤在泾在《金匮心典》中说，"中者四运之轴而阴阳之机也"；黄坤载在《四圣心源·卷四·中气》中说，"脾升则肾肝亦升，故水木不郁；胃降则心肺亦降，故金火不滞……中气者，和济水火之机，升降金木之轴"，讲的都是这个道理。

第三，标示"火游行其间"，体现三焦是气运动的辐网。

前述张隐庵引朱永年说"三焦之火游行于上下之间"，此处"上下"即已包括"内外"，实际就是"阴阳"的意思。三焦之火为少阳相火，与心火属少阴君火（即六气之暑）者不同。指出三焦之火游行于全身上下内外之间，这是一个非常重要的论断，也是古今医家多有忽视的一个问题。

指出三焦相火游行于全身上下内外之间，其实也就指出了三焦的位置在全身上下内外之间。反映在图上，则位于轮周与枢轴之间。由于它的功能类似于车轮与车轴之间的辐条，但又具有网状的特点，笔者为了叙述得形象和方便，称其为"辐网"。

《内经》作者对三焦极为重视，论述丰富而全面，归纳起来大致有三方面。

（1）三焦出于脾胃，将能源不断地输向全身

《灵枢·营卫生会》说："上焦出于胃上口，并咽以上，贯膈而布胸中……中焦亦并胃中，出上焦之后……下焦者，别回肠，注于膀胱而渗入焉。"这段经文指出上焦、中焦均从胃发出，只是下焦从回肠发出。回肠在小肠的下段，上接空肠，下连大肠，由于"大肠、小肠皆属于胃"，所以下焦实际上亦出于胃。《素问·太阴阳明论》说，"脾与胃以膜相连"，脾胃同属中土，三焦出于胃，其实就是出于脾胃。这可从上、中、下三焦传输水谷精微于全身得以理解。上焦从胃上口发出，达于胸部，输布的是宗气；中焦从中脘发出，输布的是营气；下焦从回肠发出，输布的是卫气。所以《灵枢·邪客》说"宗气积于胸中"，《灵枢·营卫生会》说"营出于中焦，卫出于下焦"。宗气、营气、卫气都是人体的重要物质，是生命活动的能源，而均源于脾胃。三焦从脾胃出发，将这些能源不断地输布全身，这就是该图把三焦画成辐网，以示其为连接于脾胃与肝、心、肺、肾之间道路的理由。关于这个问题，《难经·三十一难》也说，"三焦者，水谷之道路，气之所终始也"，可见，三焦确是脾胃之气的运行通道。

（2）三焦的动力来源于肾，并将肾气输向全身，参与全身的气化功能

三焦之所以具有输布营养物质的功能，主要在于它本身就有强大的动力，这个动力就是肾气，或称"原气（元气）"。《灵枢·本脏》说，"肾合三焦膀胱"，膀胱的气化功能依赖于肾的元气人皆知之，而这里更指出肾合三焦，证明肾不但向膀胱输送阳气，同时也向三焦输送阳气。关于这一点，《难经·六十六难》说得更清楚："三焦者，原气之别使也，主通行三气，经历于五脏六腑。"可见，除了三气（宗气、营气、卫气）以外，肾气也输向三焦并布达于全身。

肾的阳气通过三焦而输布全身具有重要的生理意义，它除了给予三焦输布脾胃能源所需的动力以外，还能给予三焦本身气化功能特别是水液代谢所需的能量。《素问·灵兰秘典论》说："三焦者，决渎之

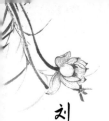
官，水道出焉。"三焦的决渎之力，就来源于其中的肾阳之气。

（3）"三焦－膜原－腠理"构成了一个具有气化功能的网络与传输系统

从《内经》所说"三焦者，决渎之官，水道出焉"及《难经》所说"三焦者，原气之别使也，主通行三气，经历于五脏六腑"，充分证明三焦是水道及气道，即气水运行的道路。其中的"气"字，应理解为包括气、血、津、液、精在内的广泛"气"的含义。只是由于三焦尤其具有通行水液的功能，才特别提出它是"水道"。道路有大、有小，就《内经》而言，是把较大的通道直接称为"三焦"，此即前面所说的从脾胃发出的三焦，而把具有三焦功能，只是偏于局部或微细部位的通路，称为"膜原"或"腠理"。

关于"腠理"，《灵枢·本脏》说，"三焦膀胱者，腠理毫毛其应"，说明毫毛应于膀胱，腠理则是三焦的组成部分。对此《金匮要略》说得更为明确："腠者，是三焦通会元真之处，为血气所注；理者，是皮肤脏腑之文理也。"可见，腠理是三焦的微细部位，内及脏腑，外达皮肤，遍布于人体的表里内外。

关于"膜原"，《素问·太阴阳明论》说："脾与胃以膜相连，而能为胃行其津液。"这句话可说明两个问题，一是脾与胃之间有连接物叫作"膜"，二是此膜具有通行津液的功能。脾为阴，胃为阳，脾为里，胃为表，"膜"连接于其间，显然是位于阴阳之间、半表半里，这与少阳三焦的特点完全一致。"膜原"的"原"字有至阔广大而成片之意，如屈原《九歌·国殇》"平原忽兮路超远"便是。所以张隐庵注《素问·举痛论》"寒气客于肠胃之间，膜原之下，血不得散，小络急引故痛"时说："膜原者，连于肠胃之脂膜，亦气分之腠理。《金匮要略》云'腠者，是三焦通会元真之处；理者，皮肤脏腑之文理也'。盖在外则为皮肤肌肉之腠理，在内则为横连脏腑之膜原，皆三焦通会元真之处。"可见，膜原实即脏腑之间的"膜"连成一片而形成的广阔之物，同样属于三焦的组成部分。此外《内经》尚有"募原"之说，盖此"募原"即为"膜原"，如《素问·疟论》说："邪气内薄于五脏，横连募原也。"对此，张隐庵注曰："募原者，横连脏腑之膏膜，即《金匮》所谓'皮肤脏腑之文理'，乃卫气游行之腠理也。"在这里，张隐庵将"三焦－膜原－腠理"自然地连属在一起，使我们清晰地看到这样一个大系统：它分布于人体的表里内外，一直到最微细部位，传输精、气、血、津、液，并将人体各部紧密地联系在一起。因此，它处于一身的阴阳之间，即一身的半表半里。与经络和血脉不同的是，由于这个系统本身就具有独立而强大的气化功能，因此，它属于脏腑之中的一个"大腑"。这就是三焦的特殊性和重要性，也是该图将它标示在脏腑之中，并视其为"辐网"的原因。

行文至此，笔者已将"枢轴""轮周""辐网"等基本概念，以及伴随这些概念而提出的"人体气运动的基本模式"解释清楚了。从中可以清楚地看出，"阴阳五行"学说来源于四时季节及气候的变化，是我们祖先对导致这些变化的日、月、地三者运转关系加以研究而做出的理论概括和建立的理论模型，即"系统状态模型"，而中医"脏腑"模型又与"阴阳五行"模型是同构的层次关系，同样是"系统状态模型"。所以近代医家恽铁樵在《群经见智录》中说："《内经》之五脏非血肉之五脏，乃四时之五脏，不明此理，则触处荆棘，《内经》无一语可通矣。"不难看出，恽氏所阐述的这种关系，正是笔者提出"人体气运动的基本模式是'枢轴－轮周－辐网'协调运转的圆运动"理论的依据。根据这个理论，我们就可以完全明确地认识到，今后将要讲到的《夜话录》中的"肝"乃四时之"肝"，非血肉之"肝"，是"系统状态模型"的组成部分，而不是西医解剖学的实体。这就是中医的思维，是学习中医、掌握和运用中医学术不可须臾违背的思维。

（原载于《刘保和〈西溪书屋夜话录〉讲用与发挥》）

编者按：本文原名为《人体气运动的基本模式》，原载于《河北中医学院学报》1995年第10卷第3期，收入《刘保和〈西溪书屋夜话录〉讲用与发挥》一书时对原文进行了少许增删，并标题为"人体气运动的基本模式是'枢轴－轮周－辐网'协调运转的圆运动"。

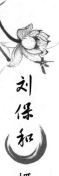

本文延续了刘师在《谈祖国医学的气机升降学说》一文中的基本学术思想，其特点在于将《素问·五运行大论》"风寒在下，燥热在上，湿气在中，火游行其间也"的论述用图像鲜明地表达和标示出来，指明风、寒、燥、热，即肝、肾、肺、心，是气运动的轮周；湿气即脾胃，是气运动的枢轴。尤其突出了对"火"的认识，说明是指三焦，为气运动的辐网。这不仅是对《谈祖国医学的气机升降学说》的进一步充实，而且也是对中医基础理论的发展。因为前人都提出过肝、心、肺、肾是气运动的轮周，脾胃是气运动的枢轴，唯独没有涉及三焦，更没有提出过三焦是气运动的辐网。本文不仅对此着重提出，而且阐明了三焦与腠理、膜原的关系，有重要的临床意义。

此外，本文明确提出了什么是中医思维。"人体气运动的基本模式是'枢轴－轮周－辐网'协调运转的圆运动"，本来就是《内经》的基本理论，与近代医家恽铁樵先生所说"《内经》之五脏非血肉之五脏，乃四时之五脏，不明此理，则触处荆棘，《内经》无一语可通矣"完全一致。"这就是中医的思维，是学习中医、掌握和运用中医学术不可须臾违背的思维。"刘师常对我们说，学习中医要"回到《内经》的原点，学中医思维，走明医之路"，本文就是一个典型例证。

关于人体气运动基本模式的再思考

前述《人体气运动的基本模式图》表达的是脏腑运动状态，而奇恒之腑显然在其视野之外。如果要彻底地表达奇恒之腑、脏腑的全部，上述模式图是不够用的。而且，这个模式图是平面图，人体乃至宇宙则是立体的，这是最大的缺陷。如何勾画一张新图，体现宇宙星辰的立体旋转关系，进而体现整个人体的运动状态，一直是笔者不断思考的问题。虽然有所想法，但终觉不够成熟。为引起中医界对此问题的重视和研究，这里仅作为抛砖引玉，谈谈自己肤浅的思路。

李时珍在《奇经八脉考》一书中有一段十分精辟的论述："奇经八脉者，阴维也，阳维也，阴跷也，阳跷也，冲也，任也，督也，带也。阳维起于诸阳之会，由外踝而上行于卫分；阴维起于诸阴之交，由内踝而上行于营分，所以为一身之纲维也。阳跷起于跟中，循外踝上行于身之左右；阴跷起于跟中，循内踝上行于身之左右，所以使机关之跷捷也。督脉起于会阴，循背而行于身之后，为阳脉之总督，故曰'阳脉之海'。任脉起于会阴，循腹而行于身之前，为阴脉之承任，故曰'阴脉之海'。冲脉起于会阴，夹脐上行，直冲于上，为诸脉之冲要，故曰'十二经脉之海'。带脉则横围于腰，状如束带，所以总约诸脉者也。是故阳维主一身之表，阴维主一身之里，以乾坤言也。阳跷主一身左右之阳，阴跷主一身左右之阴，以东西言也。督主身后之阳，任、冲主身前之阴，以南北言也。带脉横束诸脉，以六合言也。是故医而知乎八脉，则十二经、十五络之大旨得矣；仙而知乎八脉，则龙虎升降、玄牝幽微之窍妙得矣。"

根据李氏的理论，笔者在原"人体气运动的基本模式图"中做了如下的标示（图2）。

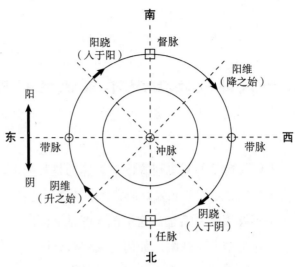

图2 奇经八脉在人体气运动中的循行状态

此图再与《素问·五藏别论》所说"脑、髓、骨、脉、胆、女子胞此六者……名奇恒之腑"及《灵枢·经脉》所说"人始生，先成精，精成而脑髓生，骨为干，脉为营，筋为刚，肉为墙，皮肤坚而毛发长"相联系，就又可画出下图（图3）。

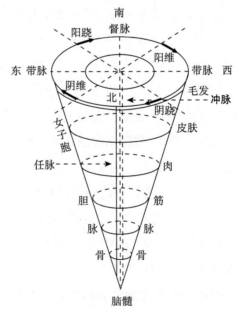

图3 人体气运动基本模式图（先后天）

由上图可以明显看出，将人体先天与后天联系在一起，由奇经八脉以为维系、贯通，恰似一个陀螺在旋转。其中的支点在于"脑髓"，它是人体的根本，所以才说"人始生，先成精，精成而脑髓生"。有了脑髓，才有了人体从胎儿到长成为人的一切生长过程。其中最重要的就是冲脉，它从脑髓直达于后天人体的中央，是人体的核心，是先天与后天的冲要。它虽然起于胞宫并隶于肝肾，但却并阳明胃经而上行，足见其极端重要性。胎儿降生以后，"谷入于胃"，立刻"脉道以通，血气乃行"，其后天十二经脉即首先从手太阴肺脉开始运行。而手太阴肺脉恰恰"起于中焦，下络大肠，还循胃口"，足见经脉的开始运行与后天之本胃的关系。由此开始，以脾胃为枢轴，整个人体就像陀螺一样旋转起来，其中央的支撑和转轴即在足阳明胃经与冲脉。如此运转，一直到生命的结束。而生命之所以结束，还是由于胃气的消亡、动力的消失。所以古人说"有胃气则生，无胃气则死"。胃气是人体这一陀螺得以旋转下去的能源。

上图把人体标示为一个陀螺形象，这就使原来《人体气运动的基本模式图》由平面图变成了立体图，从而更接近于实际。

此图应于人体，已如上述；如应于宇宙天体，则原来平面图类似于太阳系的一部分，以日、月、地为例，其中心点就像太阳，其图内的小圆则是地球的运行轨迹，图外的大圆则是月球的运行轨迹。而立体陀螺所示的"脑髓"一点，则是银河系的中心，此时太阳系又要围绕它而旋转了。所以，如依此类推到各个星系，则此图可以代表整个宇宙。由小则代表人体，大则代表宇宙的这一张图，就可以把《内经》所谓"人与天地相参也，与日月相应也"揭示得一清二楚。

（原载于《刘保和〈西溪书屋夜话录〉讲用与发挥》）

编者按：《刘保和〈西溪书屋夜话录〉讲用与发挥》一书的"心得发挥"中，载有刘师写的《论叶氏络病与奇经理论》，文中对叶天士"通络"与"通补奇经"理论进行了详细论述，联系《素问·奇病论》，指出这两种理论其实均来源于《内经》对奇恒之腑的论述。有些

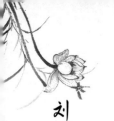
中医高等教育的教材忽视了奇恒之腑的重要性，只是认为奇恒之腑既是中空的，又是藏精的，与脏和腑都不相同，因此才称为"奇恒"之腑。根本不明白奇恒之腑是人体先天，而脏腑则是人体后天。叶天士独具慧眼，认识到脏腑辨证、六经辨证及他所创立的卫气营血辨证治的都是后天疾病，只有进一步研究奇恒之腑辨证、奇经八脉辨证、精辨证才能治疗先天疾病，于是才创造出"通络"及"通补奇经"的治法。当然，这两种治法距离完全解决先天疾病的治疗问题，还十分遥远，但毕竟是中医理论划时代的新发展，同时也为我们进一步对中医学术开拓创新指明了方向。

为了更全面地理解《内经》及叶氏理论，刘师在"人体气运动的基本模式是'枢轴－轮周－辐网'协调运转的圆运动"理论及其模式图的基础上，又对人体气运动的基本模式进行了"再思考"，并勾画了一张新图，将这张图画成一个"陀螺"的形象，说明前者"圆运动"理论及"模式图"体现的是人体后天脏腑的气运动状态，而这个"陀螺"形象，则表达的是人体后天脏腑与先天奇恒之腑共同的气运动状态。而且联系天文学，前一个"模式图"只体现为太阳系的运动状态，后一个"陀螺"形象，才体现银河系的运动状态，并进而体现整个宇宙的运动状态，从而将《内经》"人与天地相参也，与日月相应也"的基本学术思想落到了实处。这张体现后天脏腑与先天奇恒之腑气运动的"陀螺"图，有十分重大的临床意义。刘师在临床中治疗癌症，就是遵照《金匮》"大气一转，其气乃散"的指示，首先从宣降肺气入手，同时兼调各个脏腑之气的运动。后天脏腑之气旋转起来，继而重心向下，直达脑髓，则"陀螺"得以正常旋转，达到了调整先天之气，使其从无序变有序，从而治愈癌症的目的。临床疗效证明，这是对中医治癌理论的重大创新，有十分广阔的发展前景。

以上两个模式图，将中医基础理论提高到新水平。由于体现的是整个宇宙的运动状态，对于理解中医思维有重要意义。

"元神" 乃 "元始之神"

——"脑为元神之府" 刍议

在中医基础理论中，"神"（或曰"神明"）的概念是多方面的，其中最主要的有两种，一是指事物发展变化的内在因素及其规律，一是指人体的精神、意识、思维活动。

《本草纲目·木部·第三十四卷》在论述辛夷的功用时说："脑为元神之府，而鼻为命门之窍。"这是两相对应之句，在这里脑与鼻对应，元神与命门对应，府与窍对应。

笔者通读《本草纲目》，发现李时珍十分重视"命门"，对"命门"有精辟而独到的见解。《本草纲目·果部·第三十卷》在论述胡桃仁的功用时，用大量的篇幅论述"命门"："三焦者，元气之别使。命门者，三焦之本原。盖一原一委也。命门指所居之府而名，为藏精系胞之物。三焦指分治之部而名，为出纳腐熟之司。盖一以体名，一以用名。其体非脂非肉，白膜裹之，在七节之旁，两肾之间。二系著脊，下通二肾，上通心肺，贯属于脑。为生命之原，相火之主，精气之府。人物皆有之。生人生物，皆由此出。《灵枢·本脏论》已著其厚薄缓急直结之状，而扁鹊《难经》不知原委体用之分，以右肾为命门，谓三焦有名无状……至朱肱《南阳活人书》……始著说辟之。"

从这段话，我们可以体会到，李时珍认为命门确有其物，在七节之旁，两肾之间，因此，他不同意《难经》关于"肾两者，非皆肾也，其左者为肾，右者为命门"的说法。而"命门"又"二系著脊……贯属于脑"，这就把命门与脑的关系明白无误地提示出来了。原来命门虽然为"生命之原，相火之主，精气之府"，但亦必"贯属于脑"。研究至此，我们也就明白李时珍将"元神"与"命门"相对应的道理了。

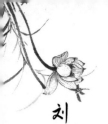

原来，脑、元神、命门，三位一体。讲命门，就是讲脑，也就是讲元神。不过，命门与脑是藏物之府，而元神则是命门与脑所藏的物质。

那么，这种物质的功能是什么呢？李时珍说："命门……为生命之原，相火之主，精气之府。人物皆有之。生人生物，皆由此出。"这就完全清楚了，原来，命门及脑所藏的是人与物（应理解为生物）生命初始的本原物质，如用现代语言，或者可以理解为"基因""遗传物质""遗传信息"。这种物质，不仅决定了人与物的生成，而且决定了人与物的一切生命活动过程。事实很清楚，既然"生人生物，皆由此出"，那么，人体在肝、心、脾、肺、肾五脏产生之前，"命门"与"脑"就早已出现了。这与《内经》的论述何等一致。《灵枢·经脉》说："人始生，先成精，精成而脑髓生，骨为干，脉为营，筋为刚，肉为墙，皮肤坚而毛发长。谷入于胃，脉道以通，血气乃行。"即在骨、脉、筋、肉、皮毛（这里可理解为肾、心、肝、脾、肺诸脏腑）生成之前，脑髓就早已生成了。而正是精与脑髓才决定了人体胚胎及其后人体一生的生长壮老已。《内经》作者唯恐读者仍不明白，又在《灵枢·天年》中说："血气已和，营卫已通，五脏已成，神气舍心，魂魄毕具，乃成为人。"两段经文合参，显然告知读者，必待胎儿降生以后，"谷入于胃"才"脉道以通，血气乃行"，或曰"血气已和，营卫已通"。这时，才"五脏已成"，然后"神气"才能"舍心"，"魂魄"才能舍于他脏。也只有在这时，才成为真正意义上的"人"，即具有精神、意识、思维活动的人。这样，《内经》作者不仅阐明了脑是人体胚胎及其后人体（包括五脏）生成的来源，而且阐明了以后舍于心的"神"（及舍于他脏的魂魄）虽来源于脑，是由脑派生出来的，但绝对不存在于脑。这就是李时珍把脑称作"元神之府"的根据所在。因为在这里，"元神"恰恰是指人体发展变化的内在因素及其规律，亦即生命的本原，而不是指人体的精神、意识、思维活动。

《素问·天元纪大论》说："夫五运阴阳者……神明之府也，可不通乎？故物生谓之化，物极谓之变，阴阳不测谓之神。"对此，唐·王冰早在《重广补注黄帝内经素问》中就说："所以造化不极，能为万物生化之元始者，何哉？以其是神明之府故也。然合散不测，生化无穷，非神明运为，无能尔也。"可见，这里所说的"神明"与"神"其实是一个意思，皆指宇宙间万事万物无穷变化——"生""化""极""变"的主宰，即其内在因素和规律，亦即王冰所谓之"元始者"。那么，"神"是否也是人的变化主宰呢？答案是肯定的。所以《灵枢·本神》才说："生之来，谓之精，两精相搏谓之神。"即从父母媾精那一刻始，人"神"就出现了，随之也就主宰了此人一生的生长壮老已。把这句话与前述"人始生，先成精，精成而脑髓生"并列加以研究，会发现"两精相搏谓之神"与"精成而脑髓生"有奇妙的对应关系："两精相搏"与"精成"相对应，"神"与"脑髓"相对应。这岂不是说，"神"与"脑髓"本为一体，"神"藏于"脑髓"吗？这个"脑髓"之"神"，就是"元始"之"神"，也就是李时珍所说"脑为元神之府"的"元神"。"元神"既然是"元始之神"，就不同于以后出现的心神。道理很简单，难道"两精相搏"而成的"精"，即受精卵，会有精神、意识、思维活动吗？

行文至此，已经把李时珍所说"脑为元神之府"的"元神"解释清楚了，即"元神"是脑与命门所藏之物；"元神"是决定人体及一切生物产生及变化的原始物质，是生命的本原，是"元始之神"。最后，为了再一次深入说明这一问题，不妨再举《本草纲目·木部·第三十六卷》对山茱萸的论述。此处李时珍不仅引甄权之说，指出山茱萸"添精髓"，而且又在"附方"中引用草还丹（由山茱萸、补骨脂、当归、麝香组成），指出本方"益元阳、补元气、固元精、壮元神，乃延年续嗣之至药也"。这就再一次证明，元神与元阳、元气、元精不过是异名同源同类而已。

（原载于《中国中医基础医学杂志》，2002年第8卷第7期）

编者按：几十年来，有些中医高等教育教材一直引用李时珍"脑为元神之府"的说法，并认为这里所说的"元神"就是指精神、意识、思维活动，把中医的"脑"与西医的"脑"混为一谈。它使中医学子

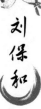

从入学开始，就忽视了"奇恒之腑"的基本概念，不明白李时珍所说的"元神"与他所说的"元阳""元气""元精"一样，指的都是先天，而人体的精神、意识、思维活动则属于后天。把"元神"也等同于后天，这就彻底切断了中医研究先天性疾病的思路，同时也就阻断了中医研究先天性疾病的道路，阻碍了中医学术的进一步发展。

正是由于这个原因，刘师认为彻底厘清李时珍"脑为元神之府"的真正含义就显得非常必要。为此，在2001年第1期《河北中医药学报》中发表了题为《"元神"非"神志"——"脑为元神之府"刍议》的论文，明确提出"脑-元神-命门，三位一体。讲命门，就是讲脑，也就是讲元神。不过命门与脑是藏物之府，而元神则是命门与脑所藏的物质""元神是决定人体及一切生物产生及变化的原始物质，是生命的本原""如用现代语言，或者可以理解为'基因''遗传物质''遗传信息'"。此后，在2002年第8卷第7期《中国中医基础医学杂志》又发表了本篇论文，引用了王冰的注释，着重说明"元神"的"元"字乃"元始"之义，因此，"元神"乃"元始之神"。

读者从此文可以体会到"回到《内经》的原点，学中医思维，走明医之路"是多么必要。

赵献可与"元神"论

拙文《"元神"非"神志"——"脑为元神之府"刍议》发表以来，不少读者对文中"脑－元神－命门，三位一体。讲命门，就是讲脑，也就是讲元神"的论点很感兴趣，认为这既是1596年问世的李时珍《本草纲目》"脑为元神之府"理论的真谛，也是对其加以深入探讨的门径，希望笔者再充实论据，进一步详细论述。其实，笔者此说并非创见，早在1617年，明末著名医家赵献可所著《医贯》一书就有全面、准确的阐发。本文拟将赵、李二氏所论相互比较印证，并详加说明，以飨读者。

下面，为了方便叙述及易于查对，首先摘录李时珍的有关论述。

《本草纲目·木部·第三十四卷·辛夷》："脑为元神之府，而鼻为命门之窍。"

《本草纲目·果部·第三十卷·胡桃》："三焦者，元气之别使。命门者，三焦之本原。盖一原一委也。命门指所居之府而名，为藏精系胞之物。三焦指分治之部而名，为出纳腐熟之司。盖一以体名，一以用名。其体非脂非肉，白膜裹之，在七节之旁，两肾之间。二系著脊，下通二肾，上通心肺，贯属于脑。为生命之原，相火之主，精气之府。人物皆有之。生人生物，皆由此出。《灵枢·本脏论》已著其厚薄缓急直结之状，而扁鹊《难经》不知原委体用之分，以右肾为命门，谓三焦有名无状……至朱肱《南阳活人书》……始著说辟之。"

《本草纲目·木部·第三十六卷·山茱萸》："草还丹（按：由山茱萸、补骨脂、当归、麝香组成），益元阳、补元气、固元精、壮元神，乃延年续嗣之至药也。"

现再依次将李、赵所论加以比较对照，并附笔者按语，以示个中

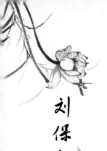

原委（按：以下"赵曰"均出自赵献可的《医贯》）。

一、脑、元神、命门的关系

李曰："脑为元神之府，而鼻为命门之窍。""命门……二系著脊……贯属于脑。"

赵曰："命门……其左旁有一小窍，乃真阴……上行夹脊，至脑中为髓海。"命门"是立命之门，谓之元神"。

按： 此开宗明义，赵氏竟直呼命门为"元神"，足证笔者"脑－元神－命门，三位一体。讲命门，就是讲脑，也就是讲元神"之论的正确性。赵氏并明确指出"命门……上行夹脊，至脑中为髓海"，与李氏所言"命门……贯属于脑"同出一辙。可见，以下凡赵氏讲命门处，实即讲脑。今人根据李氏之说而曰"脑主神志""脑主神明"，何不根据赵氏之说，曰"命门主神志""命门主神明"？况且读《医贯》者并不比读《本草纲目》者少，引用之岂非亦在情理之中！由此可见目前中医界"各取所需""以西套中"风气之一斑。

二、命门的部位

李曰："命门……在七节之旁，两肾之间。"

赵曰："命门在人身之中。对脐附脊骨，自上数下，则为十四椎；自下数上，则为七椎。《内经》曰：'七节之旁，有小心。'此处两肾所寄……各开一寸五分。中间是命门所居之宫。"

按： 赵、李二氏所论完全一致。赵氏更强调说明命门在"七节之旁"，是"自下数上"，以免读者误解。

三、命门是先天，五脏六腑是后天

李曰："命门……人物皆有之，生人生物，皆由此出。"

赵曰："人之初生受胎，始于任之兆，惟命门先具。有命门，然后生心……然后生肺……然后生肾……可见命门为十二经之主。""心、脾、肾、肝、肺，皆后天有形之物也。"

按： 赵氏所言完全证明拙文所说"人体在肝、心、脾、肺、肾五脏产生之前，'命门'与'脑'就早已出现了"的正确性。

四、"元神"与"心神"不同

李曰："命门……为生命之原。""脑为元神之府。"

赵曰："玩《内经》注文，即以心为主。愚谓人身别有一主，非心也。谓之'君主之官'，当与十二官平等，不得独尊心之官为主。若以心之官为主，则下文'主不明则十二官危'，当云'十一官'矣。此理甚明，何注《内经》者昧此耶！盖此一主者，气血之根，生死之关，十二经之纲维。医不达此，医云乎哉。""或又问曰：'如上所言，心为无用之物耶？'……《经》曰'神明出焉'，则所系亦重矣，岂为无用哉！盍不观之朝廷乎：皇极殿，是王者向明出治之所也；乾清宫，是王者向晦晏息之所也。指皇极殿而即谓君身可乎？盖元阳君主之所以为应事接物之用者，皆从心上起经纶，故以心为主。至于栖真养息，而为生生化化之根者，独藏于两肾之中，故尤重于肾，其实非肾亦非心也。""心者元阳君主宅之。""心是天真神机开发之本。"

按： 拙文在谈到"有人说'脑主神明'"时指出："他们所说的'神明'只是指精神、意识、思维活动而已，这种'神明'只是人体降生以后才出现，只是心的功能，并非脑的功能。所以《灵枢·天年》才说：'血气已和，营卫已通，五脏已成，神气舍心，魂魄毕具，乃成为人。'"在这段话中，所引《内经》"神气舍心"一句最为重要，它与赵氏比喻的"皇极殿，是王者向明出治之所"的意思完全一致。赵氏在《医贯》全书第一段引用《素问·灵兰秘典论》关于"心者，君主之官也，神明出焉……主不明则十二官危"的全部内容以后，立即独排众议，明确指出"人身别有一主，非心也……若以心之官为主，则下文'主不明则十二官危'，当云'十一官'矣"。这一见解，实在精辟超群，令人拍案叫绝。联系"心者元阳君主宅之"及"心是天真神机开发之本"，可知"元阳君主"本是命门，命门才具有"天真神机"，心则对其进行"开发"，从而使自己具有了"应事接物"与"起经纶"的功能。此时《内经》才"以心为主"，而曰"神明出焉"。这就足以说明，人体的精神、意识、思维活动，即《内经》此处所谓之"神气""神明"，虽来源于但不存在于命门及脑，而存在于心。命门及脑，则具有主宰生命的功能，故曰其"栖真养息，而为生生化化之根"。这就是笔者，也是李时珍、赵献可与今人所谓"脑主神志""脑主神明"论的根本分歧所在。

五、命门为生命之原，生长壮老已的主宰

李曰："命门者，三焦之本原……为生命之原，相火之主，精气之府。"

赵曰："命门……其右旁一小白窍，即相火也；其左旁之小黑窍，即天一真水也。此一水一火，俱属无形之气。相火禀命于命门，真水又随相火，自寅至申，行阳二十五度，自酉至丑，行阴二十五度，日夜周流于五脏六腑之间，滞则病，息则死矣……人生先生命门火……男女俱以火为先，男女俱有精。但男子阳中有阴，以火为主；女子阴中有阳，以精为主。谓阴精、阳精则可。男女合，此二气交聚，然后成形。成形俱属后天矣。后天百骸俱备，若无一点先天火气，尽属死灰矣。故曰'主不明则十二官危'。"

按： 李氏指出命门是"生命之原，相火之主，精气之府"，而赵氏指出"其右旁一小白窍即相火，其左旁之小黑窍即天一真水"；"男子……以火为主，女子……以精为主……男女合，此二气交聚，然后成形，成形俱属后天矣"。可见命门确为生命之原。而"相火"与"真水"又"日夜周流于五脏六腑之间，滞则病，息则死"及"后天百骸俱备，若无一点先天火气，尽属死灰"的论断，则完全说明命门是人体生长壮老已的主宰，这也与李氏认为命门是"三焦之本原"的说法完全一致。

六、"元神"与"神机""气立"

李曰："脑为元神之府。"

赵曰："气血之根本者何？盖火为阳气之根，水为阴血之根，而火与水之总根，两肾间动气是也。此五脏六腑之本，十二经之原，呼吸之门，三焦之根，又名'守邪之神'。《经》曰'根于中者，命曰神机，神去则机息；根于外者，名曰气立，气止则化绝'。"

按： 对"元神"二字，应如何溯本求源加深认识？李时珍在《本草纲目·序例第一卷·引据古今医学书目》所列的第一部书，就是《黄帝素问（王冰注）》，即唐·王冰所著的《重广补注黄帝内经素问》，我们可以从中寻找出线索。《素问·天元纪大论》说："夫五运阴阳者，天地之道也，万物之纲纪，变化之父母，生杀之本始，神明之府也，可不通乎？故物生谓之化，物极谓之变，阴阳不测谓之神。"对此，王冰注曰："所以造化不极，能为万物生化之元始者，何哉？以其是神明之府也。然合散不测，生化无穷，非神明运为，无能尔也。"可见，这里所说的"神明"与"神"，其实是一个意思，皆指宇宙间万事万物无穷变化——"生""化""极""变"的主宰，即其内在因素和规律，亦即王冰所谓之"元始者"。李时珍显然受到了王冰的启发，理解到脑"神"也应是人的变化主宰，所以才称"脑为元神之府"。在这里，"元"即"元始"之意，"元神"即"元始之神"。

理解了"元神"的含义，还要理解"神机"与"气立"的含义。《素问·六微旨大论》说："出入废则神机化灭，升降息则气立孤危。"而《素问·五常政大论》又说："根于中者，命曰神机，神去则机息；根于外者，命曰气立，气止则化绝。"对这两段话，后世医家众说纷纭，始终不得要领，只有赵献可才道出了其中奥秘。由于人体气的升降与出入当协调而常守，缺一不可，故"神机"与"气立"亦应并存于人体。"神机"就是"因神而动"；"气立"就是"因气而化"。"神"在内，"气"在外，故"神机"是"根于中"者，"气立"则是"根于外"者。"根于中"者体现于出入，即赵氏所谓"气血之根本"和"火

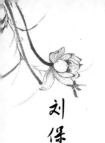
与水之总根"——命门先天元真之气（"两肾间动气"）在人体内外之间的周流。"根于外"者体现于升降，即脏腑、十二经气血阴阳在人体上下之间的交泰及外界环境在天地上下之间对人体的影响。换句话说，"神机"言先天，"气立"则言后天；"神机"言主宰人体的内因，"气立"则言影响人体的外因。虽然外因与内因的共同作用，决定了人体的一切变化，但外因是变化的条件，内因是变化的根据，外因必须通过内因才能起作用，所以《内经》作者及后世医家更加重视内因。此既是《内经》言"气立"亦必言"神机"之真谛，也是赵氏反复强调"天真神机"的原因。正是由于"神机"只存在于先天命门及脑，赵氏才说"心是天真神机开发之本"，即精神、意识、思维活动并非"天真神机"，而是心对"天真神机开发"的结果。

能否对"元神""神机"正确理解，与中医事业的发展关系重大。今人正是由于理解的错误，才将中风、痴呆、痫病、癫病、狂病、颤震等病，即使表现为心与其他后天脏腑的证候，亦一概认为是"神机受损""神机失用""神机受累""神机逆乱""神机错乱""神机失养"，并声称"病位在脑"，结果混淆了先天与后天、中医之脑与西医之"脑"的本质区别，导致了中医基础理论的严重混乱。

七、无形与有形

李曰："命门指所居之府而名，为藏精系胞之物……其体非脂非肉，白膜裹之，在七节之旁，两肾之间。""草还丹，益元阳、补元气、固元精、壮元神，乃延年续嗣之至药也。"

赵曰："命门是为真君真主，乃一身之太极。""人身五行之外，另有一无形之火、无形之水，流行于五脏六腑之间。惟其无形，故人莫得而知之……然此无形之水火，又有一太极为之主宰，则又微乎微矣。此天地之正气，而人得以生者，是立命之门，谓之元神。无形之火，谓之元气；无形之水，谓之元精，俱寄于两肾之间。"

按：李氏与赵氏均认为元阳、元气、元精、元神不过是异名同源同类，同是决定人体产生及变化的原始物质，同属命门。其不同点则在于李氏认为命门乃有形之"体"，而赵氏则认为命门是无形之"太极"。孰对孰错，值得探讨。联系《灵枢·经脉》所说"人始生，先成精，精成而脑髓生"及《灵枢·本神》所说"生之来，谓之精，两精相搏谓之神"，可以体会到，从父母媾精那一刻始，即从受精卵形成之时起，命门及脑（髓）就出现了，"神"即"元神"也就出现了。那么，此时到底是有形还是无形？应当说，由于它是极其微小的物质，肉眼看不到，视其为无形亦可。但根据《素问·六微旨大论》所说"升降出入，无器不有"，"器者生化之宇"，而凡"器"皆为有形之物，则命门与脑一出现即应为有形才是。不过，限于历史条件，古人对看不到的"基因""遗传物质""遗传信息"认为无形，也是可以理解的。

行文至此，已将赵献可与李时珍对"元神"理论的阐述比较对照完毕。从中我们可以清楚地看到，赵献可全面继承和发展了李时珍的理论，并且进行了准确的阐发，使我们对"元神"的真正含义有了更清晰的认识。即"元神"确为命门与脑所存在的决定人体产生及变化的原始物质，是生长壮老已的主宰，是生命的本原，是"元始之神"。明乎此，当不会再言"脑主神志""脑主神明"了。

（原载于《河北中医药学报》，2002年第17卷第1期）

编者按：本文对李时珍所言"脑为元神之府，而鼻为命门之窍"进行了更深入地探讨，由于"脑"与"鼻"对应，"元神"与"命门"对应，"府"与"窍"对应，这就为赵献可理解元神与命门的关系打开了思路，因为正是元神与命门相对应，才使其提出了命门"是立命之门，谓之元神"。

李时珍说："命门……为生命之原，相火之主，精气之府。"其中"生命之原"即指元神，"相火之主"即指元阳，"精气之府"即指"元精""元气"，由于"人物皆有之，生人生物，皆由此出"，故均属于先天。李氏的这些观点，其实均来源于《难经》。

《难经·三十六难》曰："命门者，诸神精之所舍，原气之所系也。"这里所说的"神"即"元神"，"精"即"元精"，"原气"即"元

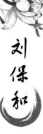
气"。那么命门在何处呢？《难经·八难》曰："诸十二经脉者，皆系于生气之原。所谓生气之原者，谓十二经之根本也，谓肾间动气也。"这里的"生气之原"与上句的"原气之所系也"同是一个意思，指的就是命门。

命门所在的部位就体现于"肾间动气"。《难经·六十六难》又说："齐下肾间动气者，人之生命也，十二经之根本也，故名曰'原'。""齐"通"脐"，此处再一次谈到"原"，与此前"原气之所系""生命之原"的意思一致，再一次证明脐下肾间动气即命门之所在。命门在肾间动气，既然是十二经之根本，而十二经是后天，则命门显然是先天，这就是李时珍把"命门"与"元神"相对应，而赵献可更直呼命门"谓之元神"的根本原因。

明白了这个道理有何临床意义？它告知我们，要研究先天疾病，就要研究命门。

《难经·八难》在问"寸口脉平而死者，何谓也"之后，又在"诸十二经脉者……谓肾间动气也"后更明确强调"此五脏六腑之本，十二经脉之根，呼吸之门，三焦之原，一名守邪之神"，于是最后答曰："故气者，人之根本也，根绝则茎叶枯矣。寸口脉平而死者，生气独绝于内也。"这里的"气"即肾间动气，亦即命门之元精、元神、元气，更值得注意的是，《难经》又特别称其为"守邪之神"。我们需要研究的是，《难经》在这里言命门所守之邪，到底是什么邪？是内邪还是外邪？这就要研究为什么"寸口脉平"却会"死"？寸口脉即手太阴肺脉。《灵枢·经脉》指出，"肺手太阴之脉，起于中焦，下络大肠，还循胃口，上膈属肺"，而手太阴肺脉却是在"谷入于胃，脉道以通，血气乃行"而后才运行的，可见寸口脉属于后天，其体现的病情必然只是后天疾病。由此推论，先天性疾病在寸口脉是反映不出来的，所以即使至"死"也仍然寸口脉"平"。这就证明，人体在先天部位是可能有邪的，这个邪同样能致命，命门所守的邪，就是这个先天的邪。这样，我们就可以悟出一个十分重要的道理，命门既然镇守先天，防堵先天之邪，那么治疗先天性疾病，就必然要资助命门、固护命门。

由此又悟出了一个更重要的道理，由于"脑、元神、命门三位一体，讲命门，就是讲脑，也就是讲元神"，这就彻底证明了我们研究脑的重要性和必要性，以及为什么说把脑所主的"元神"认为是精神、意识、思维活动是极其错误的，说它阻碍了中医事业的进一步发展是毫不冤枉的。

　　我国改革开放以来，中医事业进入了中国历史上最佳的发展时期，尤其在以习近平同志为核心的党中央领导下，中医事业更是空前繁荣，硕果累累。作为中医人，我们应当不辜负党和人民的期望，在对危害人民生命健康的重大疑难疾病的研究上奋发有为，取得突破。《内经》认为，除了脏腑、六经、卫气营血辨证所研究的一般病邪以外，还有存在于奇恒之腑、奇经八脉、精的特殊病邪，并将此类病邪称作"奇邪"。西医学从基因水平研究癌症等先天性疾病，我们也应当从奇恒之腑、奇经八脉、精这一深层次研究它，彻底搞清"奇邪"的来龙去脉，以及是如何导致人体发病的，发病前后的表现是什么，探讨其病机，尤其要抓住主症，找出根治它的方法。在这一问题上，李时珍与赵献可继承了《内经》《难经》的理论，他们关于脑、元神、命门的论述，无疑为我们开辟了正确的思路。

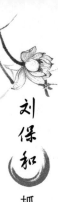
"抓主症"体现了中医治病求本的
宗旨，是方剂疗效可以重复的前提和诀窍

　　谈到"抓主症"，就不可避免地要涉及"病""证""症"三个名词，涉及对它们定义的理解及三者关系的认识。

　　首先，什么是"病"？"病"就是疾病，并且以不同的名称来表示。笔者认为："当阴阳失去平衡时，人体出现不正常反应的过程，就是病。"这个"病"的概念完全是中医学的，其前提就是"阴阳失去平衡"，无此前提不能是"病"。另外，这句话的关键词是"过程"，申明"病"有一个发生、发展、结束的时间阶段。由于出现的不正常反应不同，发病过程也不一样，才知此"病"不同于彼"病"，于是才有不同的名称。

　　什么是"证"？"证"，又称"证候"，亦完全是中医学的概念。笔者认为："当医生面对病人时，对病人疾病本质的概括，就是证。"可见，对"证"的认识完全是医生的行为，而且有限定的时间，必须是在医生面对病人时，是由医生所得出的认识和结论。"证"应当体现疾病的本质，应当是医生对病人疾病本质的概括。当然，医生对这个"证"的认识是否正确，还要看实践的结果，要由实践来检验。疾病的本质存在于疾病的病因、病位、病性之中，病因、病位、病性是"证"的"三要素"，对任何"证"的描述，都必须具有这"三要素"。

　　什么是"症"？"症"就是症状，包括病人的自觉症状，也包括只有医生才能感知和查知的他觉症状。因此，"在疾病过程中，病人所出现的不正常反应，就是症"。

　　由此可见，有"症"才知有"病"，从"症"才能识"证"。"症"

是客观存在，是不以人的意志为转移的，是中医辨证论治的根本依据。在"病""证""症"三者之中，"症"是最重要的。那么，什么是"主症"呢？顾名思义，"主症"就是最主要、最重要的症状，就是数量不多，却能体现疾病本质的症状。"主症"是"证"的依据，是只有医生才能确定的症状。

疾病的本质，中医简称为"本"。中医辨证论治的灵魂，或曰"宗旨"，就是"治病必求于本"。这个宗旨也来源于阴阳学说。《素问·阴阳应象大论》在论述"阴阳者，天地之道也……神明之府也"之后，紧接着就强调"治病必求于本"。那么，什么是人体生命的根本呢？《素问·六节藏象论》做了明确的回答："夫自古通天者，生之本，本于阴阳。"阴阳的运动、阴阳的平衡是生命的根本。所以《素问·至真要大论》才说："谨察阴阳所在而调之，以平为期。"这里的"阴阳所在"，就是指当阴阳的运动失调、阴阳失于平衡时，导致这种状态的症结所在，也就是"本"之所在。

关于如何理解"本"及如何治"本"，《内经》有许多精彩的论述。

《素问·六微旨大论》说："升降出入，无器不有。故器者生化之宇，器散则分之，生化息矣。故无不出入，无不升降。化有小大，期有近远，四者之有，而贵常守，反常则灾害至矣。"这段话有极为丰富的内涵，学习中医者应经常背诵之，思考之。前面说过，"器"是气聚而成的，是有形的，必然占有一定的空间，故称其为"宇"，其内部不断地进行气的升降出入运动，由此才能生生化化而不息止。假如不是阴升阳降、阴出阳入，而是阳升阴降、阳出阴入，阴阳运动反其道而行之，则必然"器散则分之"，意味着同时即"生化息矣"。由此可见，升降出入运动的正常进行，对于维持该"器"的存在具有何等重要的意义。故曰只要是"器"，就"无不出入，无不升降"。升降出入运动的终止，就意味着"器"的生命的终结，因为它已经"散"了，已经不存在了。同时，也应当认识到，"器"之散也是事物发展变化的必然规律，气聚成"器"，"器"散化气，"气合而有形""器散则分之"，体现了宇宙间一切事物都是有形与无形的不断转化，且无有终止。作为

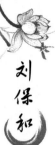
"器"的本身，作为活着的人，毕竟不仅希望占有的空间要存在，同时也希望占有的时间要长久，但不论"化有小大"，即占有的空间或小或大，"期有近远"，即占有的时间或短或长，只要存在着，只要生活着，其内部气的升降出入运动就要协调进行，这就叫"四者之有，而贵常守"。

"四者之有，而贵常守"是对人体气运动基本模式——"'枢轴 – 轮周 – 辐网'协调运转的圆运动"最本质的概括。因为这个运动只有运转"协调"才能"圆"，这个"协调"就叫"常守"，即升降出入四者应当恋守勿失，一定要有序运动，互相依存，互为因果。任何一方都既不可太过，亦不可不及，否则不升则不降，不降亦必不升，不出则不入，不入亦必不出，其中只要一方面出现障碍，必然引起整体升降出入运动的失调，必然"灾害至矣"。这就提示我们，在临床诊察病人时，一定要"谨察阴阳所在"，即一定要察出到底是哪个部位、因为什么原因出现了升降出入运动的障碍。对此，《内经》又叫作"司其属"。

《素问·至真要大论》有所谓"病机十九条"的重要论述："帝曰：愿闻病机何如？岐伯曰：诸风掉眩，皆属于肝……诸热瞀瘛，皆属于火……诸痿喘呕，皆属于上……故《大要》曰：谨守病机，各司其属……疏其血气，令其调达，而致和平，此之谓也。"这里面所谓"肝""上"就是病位，"火"就是病因，也就是所谓"属"，即导致疾病的症结所在。发现了这个症结，就要采取有针对性的治疗措施，排除障碍，"疏其血气"，使气机升降恢复"调达"顺畅状态，从而实现"和平"的目的。这与本论"谨察阴阳所在而调之，以平为期"的思想又是完全一致的。

"司其属"，也叫"求其属"。《素问·至真要大论》说："帝曰：论言治寒以热，治热以寒，而方士不能废绳墨而更其道也。有病热者寒之而热，有病寒者热之而寒，二者皆在，新病复起，奈何治？岐伯曰：诸寒之而热者取之阴，热之而寒者取之阳，所谓求其属也。"这段话是说，治病本来就应当以寒凉药治热病，以温热药治寒病，但为什么有的热病用寒凉药反而更热，有的寒病用温热药反而更寒呢？岐伯认为，这是没有"求其属"的缘故。"属"就是"本"，而所谓"病热者"的"热"、"病寒者"的"寒"其实是"标"。"标"是现象，"本"是本质，"本"才是疾病的症结所在。治病要透过现象抓住本质，所以叫"求其属"。而且，这里的"标"还是疾病的假象，就更应当"求其属"而治疗了。如何治呢？王冰认为诸"寒之而热者"是由于阴虚，应当养阴，即所谓"壮水之主，以制阳光"；"热之而寒者"是由于阳虚，应当补阳，即所谓"益火之源，以消阴翳"。此正如张景岳在《类经》中所说："然求其所谓益与壮者，即温养阳气、填补真阴也。求其所谓源与主者，即所谓'求其属'也。'属'者，根本之谓。水火之本，则皆在命门之中耳。"可见，这里的"求其属"，同样是求其致病之症结所在，即病因是真阴虚或真阳虚，病位则在"命门之中"。

前面说过，气运动的升降出入四者是互为因果，相互影响的，以致临床上所表现的症状并不一定体现疾病的原发部位，《内经》于是提出了"气反"的概念。《素问·五常政大论》说："气反者，病在上，取之下；病在下，取之上；病在中，傍取之。"对此，张景岳解释说："气反者，本在此而标在彼也。"所以就应详加辨识，去伪存真，抓住体现病本的"主症"有针对性地治疗。这就是"抓主症"理论的由来。

"抓主症"就是要抓住体现疾病本质的症状。疾病的本质，体现于病因、病位、病性之中。在八纲辨证中，"表里"的概念，就是病位；"寒热"的概念，就是病性；"虚实"的概念，就是病因。中医学中的所谓"六经""卫气营血""脏腑"等辨证，从名称看均体现了表里的概念，很明显判断的是病位。阴阳是疾病的性质，《内经》说，"阳胜则热，阴胜则寒"，因此寒热就成了疾病性质的标志。《内经》又说，"邪气盛则实，精气夺则虚"，而邪盛、正虚恰恰是所有疾病的病因，所以说虚实就是病因的概念。临床只要抓住体现病因、病位、病性的症状，就是抓住了体现疾病本质的"主症"。既然如此，"主症"就不能多，最好是一个，最多也不能超过三个，因为各有一个分别代表病因、病位、病性就足够了。"主症"超过三个，也就失去"最主要"症状的意

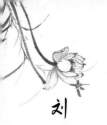

义了。

对此，《内经》也有明确的指示。《素问·至真要大论》说："知其要者，一言而终，不知其要，流散无穷。"所谓"知其要"，就是抓住要点。抓住主症也就是抓住了要点。由于"抓主症"就是辨标本，"求于本"，所以本论又说，"夫标本之道，要而博，小而大，可以言一而知百病之害"，还是说要抓住体现病本的要点，不必多，"言一而知百病之害"。这个"一"，就是主症。

真正能"言一而知百病之害"者，只是脉象。《素问·三部九候论》曰："帝曰：何以知病之所在？岐伯曰：察九候，独小者病，独大者病，独疾者病，独迟者病，独热者病，独寒者病，独陷下者病。"即诊脉要察其"独"，"独处藏奸"，察出其"独"了，也就察出疾病的原发病位及病因、病性了。因此，只诊脉一项，只是脉象这一个症状，即可断定疾病的本质，这是"抓主症"的最高境界、最高水平。笔者钻研此术久矣，已稍有体会，已能断定某脉必对应某方，将此方施予病人亦必然有效。唯已不在本书写作范围，容以后他书再谈。

在这里特别需要说明的是，"主症"并非一定是患者感觉最为痛苦的症状，而且更多的却是患者并不自觉，只是由医生才察觉出来的症状。在多数情况下，患者感觉最为痛苦的症状是标，医生察觉的症状才是本，正因为后者是本，才称其为决定疾病本质的"主症"。关于这个问题，《内经》亦有精彩的论述。

《素问·至真要大论》说："帝曰：病之中外何如？岐伯曰：从内之外者，调其内；从外之内者，治其外；从内之外而盛于外者，先调其内而后治其外；从外之内而盛于内者，先治其外而后调其内；中外不相及，则治主病。"这段话是说，疾病的症状表现有内外的不同，这时医生就应当判断何处才是疾病的原发病位。不论最终病位的症状如何，都要先治原发病位，因为原发病位是本，继发病位是标。由于这个原因，医生的职责就是要查找体现原发病位的症状，这个症状就是主症。如果患者患病后，疾病的病位始终停留在原处而未对其他部位发生影响，即所谓"中外不相及"，那么这个病位体现的症状当然是主症，在这里亦称作"主病"。

举例而言，肝气不疏的病人，起病至今即两胁胀满疼痛，亦未查出其他部位的症状，此即"中外不相及"，那么两胁胀满疼痛就是本病的主症。又例如，某病人头痛剧烈，但查其绕脐痛而多日不大便，脉沉实有力，证明乃阳明腑实证，以大承气汤通其大便而头痛自愈，则证明头痛并非主症，医生查出的后者症状才是主症。主症在多数情况下只有医生才能诊察得到，"抓主症"是各个医生独有的临床经验，体现了辨证论治的水平，对正确选择方剂从而治愈疾病具有决定意义，所以是中医治病的"诀窍"，或曰"秘诀"。

"抓主症"既然是针对疾病的根本，是"治病必求于本"宗旨的体现，就绝对不同于一般所说的"对症治疗"，更何况不论从中医理论还是从中医实践，都证明"对症"其实是起不到"治疗"作用的。

"抓主症"在临床上的应用，主要体现在对方剂的运用上。即每一首有效的方剂，都应当对应着独有的 1～3 个主症。笔者经常发现一些方书在主治部分往往罗列少则四五个，多则七八个甚至十个以上的症状，而且甲方与乙方常常又主治症状雷同，使医生在临床中很难区别应用，因而也就不能取得应有的疗效。正是由于这个原因，才使一些人诟病"中医疗效不能重复""中医方剂的疗效不能重复"。其实，如果真能列出该方区别于他方所治疗的主症，由于这些主症恰恰反映了疾病的本质，据此而应用于病人，是能够取得肯定并可以重复的疗效的。有关笔者"抓主症"的经验，将在下面《夜话录》的讲用中详细介绍。

（原载于《刘保和〈西溪书屋夜话录〉讲用与发挥》）

编者按：对于中医学的传承发展，关键是要找准切入点。刘师从教学与临床实践中体会到应当抓住三点：一是要梳理和厘清中医学的一系列基本概念，回到《内经》的原点，明确其内涵和外延，摒弃对它的泛化、翻新、曲解及随之而来的炒作，使中医基础理论研究回归到正确的轨道；二是要群策群力，实实在在地挖掘出"主症"，使中医

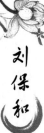

方剂的应用达到精准并疗效经得起重复，不仅使中医学容易学、容易用，而且能大幅度提高临床疗效；三是要加强对疑难疾病的研究，尤其要在对癌症等与先天因素有关的疾病治疗方面取得突破。只有如此，才能使中医学得到世界的认可，与西医学并驾齐驱，为世界人民的健康事业做出有目共睹的贡献。

　　本文对"抓主症"的论述，其目的就在于明确什么是"抓主症"，以及它对中医临床有何意义。同时也希望与中医同道一起共同努力，在"主症"的挖掘方面取得成绩。

论 "抓主症"

什么叫抓主症？简言之，抓主症就是抓住主要的症状，在一个疾病的过程中，可以出现很多症状，只要在这些症状中抓住 1 个或 2 个、最多不超过 3 个主要症状，就可断定这个疾病的证候，从而采取相应的治法，达到治愈疾病的目的。治病的关键在于抓主症。每个临床医生都或多或少地掌握几种、十几种以至几十种证候抓主症的本领，这种本领的大小，标志着辨证论治水平的高低。

证不等于症，证是证候，症是症状。不能把"抓主症"写成"抓主证"。

"抓主症"的学术思想渊源于《内经》。

《素问·阴阳应象大论》说："治病必求于本。"《素问·至真要大论》说："夫标本之道，要而博、小而大，可以言一而知百病之害。"抓主症的目的就在于治病求本。所谓"本"，就是疾病的本质，它体现在 3 个方面：病因、病位、病性。只有体现这 3 个方面的症状才是主症。为什么说主症不能超过 3 个？因为 1 个说明病因、1 个说明病位、1 个说明病性，3 个症状也就足够了。在疾病的某一过程中，虽然可以出现多种症状，但只选出最多不过 3 个症状以体现这个证候，故曰"要而博"；选的症状少，但说明的问题却广泛，故曰"小而大"；抓住了主症，也就是抓住了疾病的要害，故曰"言一而知百病之害"。

仲景在《伤寒论》中，以实践说明抓主症。如"太阳之为病，脉浮、头项强痛而恶寒"，指出太阳病的主症有三，尤其有意思的是，仲景虽然对小柴胡汤证罗列了许多症状，但又强调指出："有柴胡证，但见一证便是，不必悉具。"条文中的"一证"就是"一症"。这是由于在汉代证与症是混淆的。这里的"一证"就是主症，而且是 1 个症状。

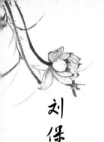

现代医家强调抓主症最突出者，要属我师印会河教授。他在《中医内科新论》一书中共介绍 38 首"抓主症"处方，值得我们学习。如治咳嗽，凡见吐白沫，形如蟹沫、肥皂泡沫，甚难咳出，质轻而黏着，则属清燥救肺汤证，以此汤治之必效。

以下，讲一讲我本人对抓主症的体会。

一、膈下逐瘀汤

本方出自王清任《医林改错》，清任诸逐瘀汤之最重要者，有血府、膈下、少腹、身痛 4 首，其中尤以膈下逐瘀汤更为重要。本方为理气活血之要方，临床中约有 20% 女性患者可以适用本方。男性患者用此方的机会也不少。

使用本方的主症：脐上 1 寸处压痛明显，两关脉尤以右关脉涩象明显。只要见到此症，不论病程长短，也不论属于内、妇、儿、外何种疾病，更不论西医诊为何病，均可以本方治疗。

病例 1：李某，女，14 岁，住河北省昌黎县皇后寨村。1977 年 1 月 12 日初诊。

患者从两周岁起，每月必发一次胃脘疼痛，痛时频发呕吐，食水难进，痛剧则滚动号哭，手足逆冷。曾去唐山地区某医院诊治，未能确诊。痛时注射哌替啶等药物亦无效果，必持续疼痛六七天方止。12 年来月月如此，面色萎黄，肌骨消瘦，精神疲惫。今因脘痛又发，来院门诊治疗。自诉胃脘部剧痛已 2 天，并有气从脐上攻冲至胃脘，随即呕吐。脐上 1 寸处压痛明显，且觉指下腹主动脉搏动有力。脉弦细，右关沉涩。舌红苔中根白腻。处方予膈下逐瘀汤：

桃仁、牡丹皮、赤芍、乌药、延胡索、炙甘草、当归、五灵脂、红花、枳壳、香附各 6g，川芎 4.5g。

2 剂，每日 1 剂，水煎服。

1 月 14 日复诊，服药后，胃脘痛渐止，呕吐未作，能进饮食。再予原方 2 剂。

自此治疗后痛即止。但至 8 月 21 日，又发胃脘痛，症状同前，兼有 3 日不大便。舌红，苔中黄腻。遂予上方加大黄 6g。服 2 剂，大便畅下，疼痛即止。随访 2 年未再复发。

病例 2：李某，女，41 岁，河北省昌黎县刘台庄村农民。1977 年 3 月 18 日来诊。

左大腿内侧皮下有 3cm×6cm 大紫色斑块。已发现 3 个多月，触之较硬，且觉疼痛，并伴周身沉重酸困，休息时加重，尤以晨起更甚。脐上 1 寸处有明显压痛，指下觉动脉搏动有力。脉弦，右关沉涩。舌红苔白腻。遂拟膈下逐瘀汤：

桃仁、牡丹皮、赤芍、乌药、川芎、五灵脂、红花、枳壳各 4.5g，当归、香附各 6g，炙甘草、延胡索各 3g。

2 剂，每日 1 剂，水煎服。

3 月 20 日复诊：紫斑已见吸收，原方再服 2 剂。

5 月 27 日来院，诉服上药后，紫癜在 3 天内完全消失，至今未再复发。

病例 3：赵某，男，45 岁，住石家庄市新石南路。1989 年 10 月 12 日来诊。

患者平素不觉有何病痛，近 1 月来因工作烦劳，渐觉头痛而胀，眩晕乏力。查血压 230/150mmHg。诊其右关脉沉弦而涩。询其晨起周身困重，尤觉乏力，遂按其脐上 1 寸处，果觉压痛明显。予膈下逐瘀汤原方，除炙甘草 6g 外，余药均各 10g。服药 5 剂后，血压恢复正常，为 120/80 mmHg。一切症状消失。

按：一般认为主症是指患者感觉最为痛苦、最需要解决的症状。如按此认识理解，则上述 3 病例主症当一为胃脘痛、一为紫癜、一为头痛，这显然与主症的基本概念不符。我认为，主症是指存在于证候的始终，并决定证候本质的症状，而这种症状常常并非患者所感觉，或虽有感觉但亦非最痛苦者。上述 3 病例证候的主症是脐上 1 寸处压痛明显，右关脉涩象显著，则说明病因为瘀血、病位在脐上腹部血脉之中。由于主症相同，所以用共同的方剂均可治愈。

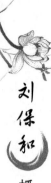

二、解郁消愁汤

解郁消愁汤系我本人自制方。方由逍遥散加减而成，药味有柴胡、当归、白芍、白术、茯苓、薄荷、陈皮、半夏、香附、酸枣仁、远志、焦三仙、生龙牡、炙甘草。

使用本方，只需掌握3个主症：悲愁、纳呆、少寐。

病例4：王某，女，46岁，河北中医学院职工家属。1982年5月10日初诊。

患者半年来因家庭纠纷致精神抑郁，不知食味，每日只能勉强进食2两粮食，服西药助消化药无效。患者常自悲哭，胸闷太息，每夜只能断续睡眠2～3小时，形体消瘦，面色苍白，而两腿却烦扰不宁，喜他人用力捶打。患者及家属均感苦恼。诊其脉弦而细，舌淡红，苔薄白，并无其他病变可见，遂疏予解郁消愁汤：

柴胡、当归、白芍、白术、茯苓、陈皮、半夏、香附、远志、焦三仙各10g，薄荷、枣仁、炙甘草各6g，生龙骨、生牡蛎各30g（先煎）。

3剂，每日1剂，水煎服。

5月13日复诊，患者服药后觉情绪明显好转，已有笑容，食欲见增，一日可食半斤，夜间睡眠亦能连续5小时。嘱其再服10剂后，精神愉快，日能进食1斤，睡眠亦可连续8小时。观察至今，病未复发。

按：本方除以柴胡、薄荷舒肝解郁，当归、白芍养血柔肝，白术、茯苓、炙甘草健脾养胃，更加陈皮、半夏、焦三仙运脾和胃，枣仁、远志、生龙牡安神定志，香附理气疏肝。诸药配伍，治疗血虚肝郁、木不疏土而致悲愁、纳呆、少寐并见的各种疾病，较逍遥散原方有更加肯定的疗效。

三、桂枝茯苓丸

本方见于《金匮要略·妇人妊娠病脉证并治第二十》。

主症：左少腹（脐的左下方）按之悸动而痛，脉右寸浮而涩，左关弦细涩。

桂枝茯苓丸证多见于妇产科病。凡月经不调、痛经、不孕、习惯性流产、死胎不下、产后胎盘残留、人工流产后遗症而见上述主症者，以本方治疗，效果殊佳。

病例5：董某，女，30岁，河北省昌黎县泥井村村民。1964年5月11日初诊。

患者因胃脘部剧烈疼痛而来院门诊，经本院医生注射吗啡后痛减而返。但未过20分钟，其家属又来院请医生速去出诊，声称病人未至家中胃脘剧痛又发，现在家中疼痛难忍。我遂应邀前往诊治。至病家，见患者正在炕上蜷曲身体、翻滚呻吟，表情非常痛苦，地上并有患者的呕吐物。当即嘱病人忍痛仰卧，按其胃脘部确实痞硬而痛，然病人又诉，有气从下上冲于胃脘，则疼痛加重，同时必恶心、呕吐。病人的主诉提醒我检查她的下腹部，按其左下腹部有条索状物悸动而痛。至此，我恍然大悟：此症胃脘痛乃由此而引起。遂细询其经产情况。知患者于5年前曾生产一胎，但产后未能成活，后即月经不调，每月行经错后，色紫黑有块，腹痛难忍，而胃脘痛亦多于经前发作。至今未再怀孕。末次月经4月9日。此外，又知其平素大便常易干燥，现大便已3日未下。舌质红尖甚，苔薄黄。脉右寸浮涩，左关沉弦涩。拟下方：

桂枝、茯苓、牡丹皮、桃仁、赤芍各9g，大黄15g。

1剂，水煎日分2次服。

疏方后，嘱病人如服药后阴道下血，勿惧。

翌日去患者家中往诊，见患者胃脘痛已止，食饮正常，大便已下，并诉服第1煎药后阴道即下大量紫黑血块，随即脘痛渐减。但按其左少腹部仍悸动而痛，再以上方去大黄6g，续服3剂。

5月15日再诊，患者服药后阴道下血已渐止，今已无血，按其左少腹部已不痛。停药观察。

后于次年4月顺产一男婴，胃脘痛亦未复发。

按：此证乃因首次分娩时不慎遇冷而瘀血留阻所致。瘀血留于左

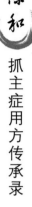

少腹处，因此气不得降，而反上逆，攻冲于胃脘，故痛发而难愈。今以桂枝茯苓丸加大黄，逐其瘀血，治其根本，不仅脘痛得愈，且更顺产一男婴，足见本方之确凿效验。

据临床体会，按其左少腹部当外陵穴处悸动而痛，是运用本方的诀窍所在。或问："为何痛在左，而不在右？"答曰："以左主血，右主气也。"本方治先兆流产，见此主症者效佳。1976年在昌黎县医院刘台庄分院曾治一小学女教师，26岁，婚后5年不孕，经以解郁消愁汤治疗而受孕。但怀孕后2月阴道即下血。西医诊为先兆流产，以西药治疗无效，遂又邀我诊治。查其左下腹部按之悸动而痛，断其乃瘀血所致。瘀不去则胎必不安，果断疏以桂枝茯苓丸原方，每味药各10g，水煎服。2剂后血竟止，终于顺产一足月女婴。

四、升阳益胃汤

升阳益胃汤是金元时代医家李东垣所创制，它与补中益气汤都被后世医家视为补土学派理论与实践相结合的代表方剂，沿用至今，疗效卓著。

我在临床运用本方的药量及煎服法：

黄芪30g，党参、白术、茯苓、陈皮、半夏、白芍、羌活、泽泻各10g，独活、柴胡、防风、炙甘草各6g，黄连、生姜各3g，大枣3枚。

上药共用水煎2次，取汁300mL，每服150mL，早晚各服1次。

李东垣提出本方治疗肺之脾胃虚所致的怠惰嗜卧，四肢不收，体重节痛，口苦舌干，食无味，大便不调，小便频数，不嗜食，食不消，渐渐恶寒，不乐，面色恶而不和等。症状繁多，难以掌握。我体会，临床应抓住下述主症。

自觉症状：呼吸时有上气不接下气之感，呼气费力而吸气如常，在体力劳动时尤为明显。

脉象：六脉皆沉细微弱，寸部尤甚，右寸常寻按至骨，始觉搏动，稍举即失，然两尺重按仍搏动有根。

舌苔：舌质淡红不华，苔薄白而润滑，有多量水液笼罩舌面。

只要具备以上主症，不论何病，均可以本方治之。

病例6：王某，男，21岁，河北省昌黎县新金铺村农民。1963年4月30日就诊。

患者平素体弱，面色夭然不泽，动则心悸气怯，不耐久劳。近月余来，忽发呕吐，每次饭后必须倾吐食物始安，精神愈益疲惫。前医以藿、朴、丁、蔻、橘、半之属，吐益甚。诊其六脉皆沉细微弱，右寸尤甚，但两尺有根。舌质淡红，舌面滑润。并有呼气费力，气难提起，如从胸中掉下去的感觉。于是疏升阳益胃汤2剂与服。

5月2日复诊，患者诉服上方1剂后呕吐即止。特别有趣的是，患者服第1煎药后，即觉胃有上提之感，继则觉有气体从胃部下行，呼气费力之感顿除，进食未再吐。为巩固疗效，嘱其继服原方2剂。后随访2年，知其病未再复发。

病例7：王某，女，39岁，河北省昌黎县泥井村农民。1963年7月12日就诊。

患者2月以前周身忽发奇痒，搔之旋即泛起红疹，继则连成斑状。自以梅花针敲打解痒，以致四肢和腹部血迹斑斑。患者全不思食，心悸不安，气短难续，四肢无力。六脉沉细微弱，右寸尤甚，两尺按之有根。舌质淡红，苔薄白而滑润，舌面布满水液。遂询其呼气费力抑或吸气费力？答曰：吸气尚可，呼气则觉困难，有气难提起之感。拟升阳益胃汤原方1剂嘱服。

翌日来诊，诉服药后汗出津津，大便却现溏泄，而食欲则大为增加。全身除腹股沟、两前臂及面部尚觉微痒外，他处康复如常，疹点大部消失，呼气亦不觉费力。诊其两寸脉已起，惟左寸略显涩象，故于原方加当归9g，嘱其续服1剂。后随访，知病已愈。

按：《难经·四难》说："呼出心与肺，吸入肾与肝。"此语非常重要。呼出者，阳引阴出也；吸入者，阴引阳入也。心肺气虚者，阳无力引阴外出，故呼气费力。肝肾气虚者，阴无力引阳内入，故吸气费力。升阳益胃汤证乃属"肺之脾胃虚"证。脾虚而不能"散精，上归于肺"，于是肺虚而呼气费力，故其标在肺、其本则在脾。脾胃为一身

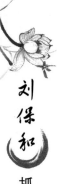

气机升降出入之枢轴，升阳益胃汤重在升脾，脾升则胃降，故呕吐可愈。脾胃升降归于正常，则营卫出入之机亦得以协调，故痒疹得瘳。

由此可以理解，肾虚而尺脉弱甚，吸气无力，即所谓"肾不纳气"者，切不可予升阳之法。曾治河北财贸学院一女教师，病喘10余年，见症如上，予麦味地黄汤治之，20剂而愈，今已3年，未再复发。由此可见学习经典著作及抓主症的重要性。

五、足跟化瘀汤

处方：丹参30g，怀牛膝10g。

此方活血化瘀、下行止痛。治疗足跟痛。

主症：两足跟按之痛甚，初触地行走时痛甚，行走后反渐觉痛减。脉沉弦涩。舌质偏暗或有瘀点。

病例8：刘某，女，53岁，河北中医学院副主任护师。1989年9月2日初诊。

患者足跟痛已半年，西医诊为"骨刺"，嘱其进行理疗。我得知后，细询病情，知症状如上所述。遂予上方3剂。诉服1剂后，痛即减轻，3剂后痛已减半。继服5剂，病痛若失，至今未复发。

按：本方乃我师北京中医学院印会河教授所传授，并未收入《中医内科新论》。足跟痛，伴腰膝酸软者，一般多以肾虚论治，予六味地黄丸有效。但就临床所见，足跟痛属瘀阻少阴经络者亦复不少。患者因瘀血阻络，故痛有定处，而按之痛甚。初触地行走，瘀阻不通，故痛甚；待行走一段时间后，局部血液随气的运行而渐畅，则痛反减轻。这与肾虚足跟痛越走越痛，休息后减轻者有明显不同；且肾虚者，尺脉必沉细无力或浮而无力，此证则脉必见涩，尺脉不弱，辨之甚易。

六、七味祛痰汤

处方：紫菀、桔梗、杏仁、陈皮、前胡、枳壳各10g，炙甘草6g。

此方宣肺利气、祛痰止咳。主治外感咳嗽，逾月不止，或素有咳嗽旧疾，遇感冒又发，迁延不愈者。

主症：咳嗽频繁，咳吐白色稀黏痰，但痰出不爽，胸部憋闷，尤以胸上部即天突穴至以下 10cm 胸骨处憋闷明显，以致烦躁痛苦异常。

病例 9：刘某，男，32 岁，河北省昌黎县医院医生。1972 年 12 月 6 日诊。

患者于 1966 年冬季参加下乡医疗队工作，因患感冒而发热、咳嗽。当时因咳嗽剧烈，痛苦难忍，除服用阿司匹林、四环素外，还饮用少量樟脑酊以镇咳。后热虽退而咳仍不止，胸部憋闷，痰出不爽，历时 3 月，经服药治疗，始渐缓解，但以后每年逢秋冬季节必发感冒咳嗽，历时 2～3 月，至春季才能转轻。今年 11 月咳嗽又发，症状同前。因痰出不爽，胸上部憋闷难忍而非常苦恼。予上方 3 剂。服 1 剂后，即觉咳嗽见爽，胸闷大减；3 剂后咳止而病愈。

按：上述病例实即我本人。由于罹患此症久而不愈，又见大量患此类病症者用药鲜效，遂下决心加以研究，终于制出上方，施于临床，效验殊佳。

外感咳嗽久而不愈，见胸上部憋闷而痰出不爽者，多因失治、误治所致。盖误用寒凉、滋腻或收涩之品，多致邪郁不解，肺气不宣，咳嗽永无愈期。治此仍当宣通肺气，通过祛痰而达到止咳的目的。本方祛痰之品以紫菀、桔梗为优，故以为君，杏仁、陈皮、前胡、枳壳加强利气功能，炙甘草和中。服后多在二三剂内痰出爽快，胸闷咳嗽随之而愈。

七、栀子豉汤

本方是《伤寒论》中一首重要方剂，由栀子、淡豆豉组成。

主症：难入睡，翻覆辗转；按压剑突下部位（当胸骨剑突至鸠尾穴处，可以拇指按压），患者觉局部有明显的憋闷感或兼有不同程度的疼痛感；脉寸关之间尤以右脉寸关间浮滑而数。

病例 10 及 11：李某，女，14 岁；李某，女，12 岁。住河北省昌黎县大营村。1972 年 8 月 21 日诊。

两患儿是姐妹，病发热、头痛已 4 天，当地农村医生予抗生素及

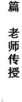

解热镇痛剂治疗无效。时值我正作为下乡医疗队员到此巡回医疗，防治乙型脑炎，该医生恐患儿罹本病，遂邀我往诊。

当日下午 2 时到病家，见两患儿皆躺卧炕上，翻覆辗转，口呼头痛。询之皆曰以前额疼痛为甚，伴恶心，心烦，小便发黄，虽发热而无汗、不恶寒。颈部活动正常，亦未见其他脑膜刺激症状。测体温，姐姐 39℃，妹妹 39.5℃。在切脉时，两姐妹仍然在炕上翻来覆去。诊脉均觉在右脉寸关之间有明显的浮滑而数之象。继按其剑突下，均诉有明显的憋闷感，稍加重按，并均有疼痛感。遂疏予栀子豉汤原方：栀子与淡豆豉各 10g。每人 1 剂，嘱立即购药服用。

翌日去病家复诊，炕上已不见患儿。其母高兴地说，患儿已痊愈，都下地割草去了。

按：此两例患儿同时发病，均由温热邪气郁于胸膈之间所致，故以心中烦闷，辗转不安为主要表现，即《伤寒论》所谓"反复颠倒，心中懊侬"之症。热邪不得发越于外，故发热不恶寒而无汗；热郁胸膈，肺气不得宣降，致胃气亦难下降，故前额痛甚并伴有恶心。肺居上焦，胃居中焦，热郁胸膈，病在肺胃之间，正当上焦、中焦交界的剑突下部位。热郁于此，气血运行不畅，故按之有憋闷及疼痛之感。右寸脉候肺，右关脉候胃，患儿右寸关脉之间浮滑而数，恰与热郁胸膈、病在肺胃之间的部位特点相对应。

病例 12：王某，女，19 岁，河北中医学院学生。1989 年 11 月 10 日初诊。

患者近 3 个月以来常鼻出血，服消炎止血药无效。近 1 周来出血量增多，甚则从鼻孔中滴注而下，用棉球堵塞而不止。诊其脉，觉寸关间滑数有力；继按之剑突下部位，诉有明显的憋闷及疼痛感；询其夜间睡眠近半年来一直翻覆辗转，心烦，历 2 小时始能入睡。遂疏栀子豉汤：栀子与淡豆豉各 10g。嘱其煎服 3 剂，每日 1 剂。

3 日后患者复诊。诉服 1 剂后，鼻出血即止。更有趣者，患者告曰：她已半年未来月经，服药 1 剂后，月经亦同时来潮。患者仅服本方 3 剂，鼻出血至今未复发，月经一直正常。

按：由于我的疏忽，初诊时未问患者的月经情况。其实本病乃属倒经。由热郁胸膈之间，阻碍心火不得下降所致。《素问·评热病论》说："心气不得下通，故月事不来也。"栀子豉汤中栀子引心火屈曲下行，则心气即可下通于胞宫，经血自然得以通畅；淡豆豉宣散郁热，则心火、肺热亦得以宣散，不再上熏于鼻络，则鼻衄自可随之而止。本证病在胸膈，胸中为心、肺所居，故本证病位实际在气血之间。《伤寒论》已明确指出栀子豉汤可治疗气血之间的病变。如"发汗，若下之，而烦热，胸中窒者，栀子豉汤主之"，即属热郁于气，病在肺；而"伤寒五六日，大下之后，身热不去，心中结痛者，未欲解也，栀子豉汤主之"，则属热郁于血，病在心。惟发病均由热郁所致，但解其热郁，则肺气、心血的运行均可转为正常，故均可以栀子豉汤治疗。因此，本方可用作温热病"透热转气"的主方。

病例 13：张某，女，35 岁，石家庄市仓安路某商店售货员。1989 年 10 月 20 日诊。

患者半年来在双手十指端反复出现脓疮。初起疼痛，继则肿而成脓，破溃而流脓水，虽服大量抗菌消炎药不愈。近 3 个月以来，脓疮更发生于每个手指的指甲下，以致疼痛难忍。患者去某医院治疗，医生先将手食、中指指甲拔掉，脓液得以排除，疼痛暂减；但当指甲长出后，脓疮又复发如前。继转请中医予清热解毒药治疗亦无效果，遂来我院就诊。

患者体质尚好，面色发红，性情急躁。切其脉，觉寸关间浮滑数而有力；再按其剑突下部位，果诉憋闷及疼痛明显；继询其睡眠必经 1 个多小时反复辗转始能入睡，心胸间亦觉烦闷不舒。遂疏栀子豉汤：栀子与淡豆豉各 10g。3 剂，每日 1 剂，水煎服。

10 月 23 日复诊。见患者十指脓疮已减少三分之一，肿痛明显减轻，睡眠已转正常，心烦懊恼之感消失。嘱其继服 5 剂。

10 月 28 日再诊。见患者手指脓疮已全部消失，触按其剑突下，已不觉憋闷及疼痛。随访至今，未见复发。

按：本病为甲疽，乃因热郁胸膈，邪热欲向外发越而不畅，反而

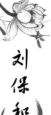

进一步郁阻于上肢末梢所致。以其病本在于胸膈之郁热，故一般清热解毒之方无效，而栀子豉汤宣散透泄反而收功，足见《内经》所谓"治病必求于本"的正确性。这里顺便提出，热邪郁于胸膈，不仅欲向外发越，而且亦欲向上发越，从而引起头面部的痤疹、酒渣鼻、粉刺等多种皮肤病。由于热郁于内而发越不畅，故此类疾病常缠绵难愈，审主症如上所述者，径投栀子豉汤，多能取得满意的疗效。

（原载于《京津沪冀名老中医讲座》，1992 年 11 月由河北省中医管理局主办）

编者按：刘师说，编著本书的目的就在于体现抓主症用方剂疗效的可重复性。为什么可重复？就因为主症体现了病机。病机就是疾病的病因、病位、病性，与辨证论治的"证"字是一个意思，都是疾病的本质。刘师在《刘保和〈西溪书屋夜话录〉讲用与发挥》书中谈到甘麦大枣汤证的主症时说，要抛开《伤寒论》《金匮要略》条文对方剂所主症状的束缚，"探讨其病机，并进而在临床中反复研究，把主症挖掘出来，则其适应范围就会无限地扩张，可以应用于无数的疾病"。目前在诸多著作、论文中，多数都把病人最感痛苦的症状称作"主症"，有的甚至"辨病论治"，列出什么病用什么方，如不同的癌症用什么方、用什么抗癌中药，或者降血脂、降血压、降血糖、降转氨酶、降尿酸等用什么方，完全违背了中医辨证论治的基本原则，如此这般，疗效怎能有可重复性？

刘师常对我们以其探讨栀子豉汤证主症的过程为例，说明这个道理。1962 年春季，刘师在天津市传染病医院实习，当时病房多数是麻疹并发肺炎的患儿。有一个男性患儿 4 岁，患该病已昏迷半月，并高热达 39～40℃。西医各种治疗方法及中医的安宫牛黄丸、清瘟败毒饮等方药毫无效验。于是该院师琇璋院长请来了他的西学中老师、天津市中医医院内科主任董晓初先生为患儿诊治。当时有西学中的大夫，有他的徒弟，还有天津中医学院的实习生，共十余人，围拢在四周，刘师只能在最外层从缝隙中看到董老的诊法。只见董老诊脉、看舌后，再用手按患儿胸脘一下，立刻吩咐一位西学中的医生写病案，大意为"疹毒热入厥阴，应予透发"。拟方为"焦山栀、淡豆豉、前胡、白前、杏仁、桔梗、蝉衣、大地龙、鲜芦根，再加一尺棉纱线"。当时刘师颇为不解，为什么"热入厥阴"却用气分药？可是，奇迹出现了，患儿服用 1 剂后即清醒，2 剂后热退，饮食、二便、精神一切正常，再予调理 3 天后出院。此事对刘师触动极大，可以说影响了一生。刘师一直在想，董老用手抚按患儿的胸脘部是为了什么？由于对这个问题的长期思考，并深研《伤寒论》及叶天士《温热论》，才明白栀子豉汤在这里的功用正是"透热转气"，此外的其他药物，都是为了加强宣肺、透疹的作用，实际上也就是加强了"透热转气"，从而使陷入手厥阴心包的疹毒痰热之邪仍从肺和皮毛透化而出，终于使昏迷已久的患儿转危为安。那么，栀子豉汤证的主症是什么？刘师长期对其研究，结合《伤寒论》热郁胸膈的理论，发现就是用拇指按压患者的剑突下，会出现憋闷或疼痛之感（在昏迷患者，可以出现皱眉头的现象），在右脉寸关之间滑数有力，而所谓"反复颠倒，心中懊恼""虚烦不得眠"等症状，则是可有可无的，不是必须具备的。事实证明，只要具备上述主症，栀子豉汤即可用于任何疾病及它所伴发的任何症状。自此以后，刘师就开始了抓主症，尤其是腹诊、脉诊抓主症的研究，取得了突出成绩。

总之，抓主症首先要明病机，要明病机就要深入学习经典著作和各家学说，反复思考，长期实践并善于总结，这样才能不断使"抓主症"学术思想全面落实，并上升到更高水平。

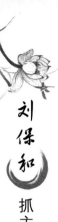
谈用经方如何 "抓主症"

经方之不易学，就在于该方证的"主症"不明。为提高辨证论治水平，使经方易学、易用，就必须将经方方证的"主症"挖掘出来。

为此，首先从"病""证""症"的概念谈起。

什么是"病"？"当阴阳失去平衡时，人体出现不正常反应的过程，就是病"。

什么是"证"？"当医生面对病人时，对病人疾病本质的概括，就是证"。

什么是"症"？"在疾病过程中，病人出现的不正常反应，就是症"。

因"症"而知"病"，从"症"而识"证"，"病、证、症"三者之中，只有"症"是不以人的意志而存在，因而是最重要的。

"证"体现了疾病本质，却是由医生辨识出来的，是否正确，还要靠实践检验。"证"有三要素，即"病因""病位""病性"，凡是对"证"的表述，都必须具备这三要素，缺一不可。"主症"即体现这三要素的症状，因而"抓主症"也就体现了中医治病求本的宗旨。"主症"不必多亦不应多，最好一个，最多亦不应超过三个，一个体现"病因"，一个体现"病位"，一个体现"病性"就可以了。超过了三个，就不能称其为"主"症了。

"主症"往往并非患者感觉最痛苦的症状，在多数情况下，患者最痛苦的症状其实是标，不是本。"主症"只有医生才能查知出来，是每个临床医生的独得之秘，体现了辨证论治水平，因而称作"秘诀"或"诀窍"，一般是不轻易告知他人的，就连张仲景亦不例外。

如在《金匮要略·妇人杂病脉证并治》中说："妇人脏躁，喜悲伤欲哭，像如神灵所作，数欠伸，甘麦大枣汤主之。"临床用甘麦大枣汤的机会很多，尤其叶天士最为擅用，但如根据上述症状来用，门诊医生一年也见不到几例，证明上述症状并非主症。又如《伤寒论·辨厥阴病脉证并治》有乌梅丸方，多数医家认为提纲症是其适应证，即"消渴，气上撞心，心中疼热，饥而不欲食，食则吐蛔，下之利不止"，同样，在一般门诊上述症状具备的病人也很少，而叶天士用本方的医案却很多，并不具备上述症状，亦证明上述症状并非主症。那么，应当根据什么主症而运用乌梅丸呢？至今也没有见到关于这方面的专门论述，最多是举出用乌梅丸治疗多种疾病有效的案例而已，但辨证要点，即"主症"，同样语焉不详。

众所周知，张仲景所言"伤寒中风，有柴胡证，但见一证便是，不必悉具"，可以说是用经方"抓主症"的最佳示例，其实仍然没有交代此"一证"是谁，因此，也就仍然没有交代主症。

《伤寒论》曰："伤寒五六日，中风，往来寒热，胸胁苦满，嘿嘿不欲饮食，心烦喜呕，或胸中烦而不呕，或渴，或腹中痛，或胁下痞硬，或心下悸，小便不利，或不渴，身有微热，或咳者，小柴胡汤主之。"这是表述小柴胡汤证症状最全面的条文。其中除或然症外，按照张仲景的说法，只要见到往来寒热、胸胁苦满、嘿嘿不欲饮食、心烦喜呕其中的一个症状，就是柴胡证，用小柴胡汤治疗必然有效，但实际上并非如此。如"往来寒热"，在肝气郁结的病人，逍遥散证常能见到，热病中邪伏膜原，常寒热交作；"胸胁苦满"，肝气不疏的病人，如四逆散证、柴胡疏肝散证，尤为常见；"嘿嘿不欲饮食"，逍遥散证的"纳呆"，即属此症；"心烦喜呕"，温胆汤证常见。可见，如果以见到上述症状中的一症即断为小柴胡汤证，显然是不确切的，甚至是错误的。有人说应当再加上"口苦、咽干、目眩"。而"口苦"，龙胆泻肝汤证及大黄黄连泻心汤证均可出现；"咽干"，适用于知柏地黄丸的阴虚火旺病人皆然；"目眩"，凡肝阳上亢，适用于天麻钩藤饮的病人均见，能说是小柴胡汤证所独具，因而是适用于小柴胡汤治疗的"主症"吗？

那么，到底谁才是小柴胡汤证的主症呢？这就需要学者下一番苦

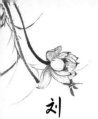
功夫加以挖掘了。

《伤寒论》在讲完关于小柴胡汤证的上述条文以后，立即接着说："血弱气尽，腠理开，邪气因入，与正气相搏，结于胁下，正邪分争，往来寒热，休作有时，嘿嘿不欲饮食，脏腑相连，其痛必下，邪高痛下，故使呕也，小柴胡汤主之。"在这段条文中，明确指出小柴胡汤证应具有的症状是"往来寒热，休作有时""嘿嘿不欲饮食""呕"，基本上是对此前条文症状出现原因的解释，换句话说，所有这些症状完全是"果"，而不是"因"，也就说明并非"主症"。那么，"主症"是谁呢？仔细寻找，还有一个症状被遗漏了，那就是"痛"，而且恰恰是此"痛"，才是导致以上症状的症结所在，故曰"邪高痛下，故使呕也"。与此相关，又说："……与正气相搏，结于胁下""脏腑相连，其痛必下"，结于胁下，不通则痛，可见此痛必在胁下。在胁下何处？《灵枢·经脉》曰："胆足少阳之脉，起于目锐眦，抵头角……其支者，别锐眦……下颈合缺盆以下胸中，贯膈络肝属胆。"本证既然是足少阳胆经发病，则其痛在胁下，必结于胆腑，故其痛应在右肋弓下。这里需要说明，足少阳胆经有左右两条，为什么其痛不在左侧，即不在左肋弓下？这就要联系中医的最基本理论，即《内经》理论了。

本段原文说"血弱气尽，腠理开"，而《金匮要略·脏腑经络先后病脉证》曰："腠者，是三焦通会元真之处，为血气所注；理者，是皮肤脏腑之文理也。"这两段原文有密切的内在联系。腠理是三焦的组成部分，故《灵枢·本脏》曰："三焦膀胱者，腠理毫毛其应。"三焦与胆同属少阳，并在颈肩部相交，因此，在气血不足的情况下，外邪即因腠理之开，而从手少阳三焦进入足少阳胆，再沿足少阳胆经而向下结于胆腑。胆腑恰好在右肋弓下，故此处发生疼痛。那么，为什么不结于左肋弓下呢？这不仅因为胆腑在右肋弓下，而且更因外邪由表入里，表之皮毛由肺所主，肺气是从人体右侧下降的，病邪即随之由右侧胸部而达于下，此时少阳正气要拒邪入内，因而邪气即"与正气相搏，结于胁下"。肺属脏在上，胆属腑在下，邪结于胆腑，痛在胆腑，故曰："脏腑相连，其痛必下。"病邪结于胁下，乃属胸腹之间，阴阳之间，半表半里，此时正邪分争，互有胜负，故"往来寒热，休作有时"；病在胆腑，木不疏土，故"嘿嘿不欲饮食"；而正气又要向上，拒邪入里，欲祛邪外出，即所谓"邪高痛下，故使呕也"。由此可见，诸多症状，完全是因为邪结右胁下而出现的右肋弓下的疼痛所引起，此疼痛体现了疾病的病本，即症结所在，故为主症。真正的"有柴胡证，但见一证便是"，其实是本症。

据此，我在临床中常敲击病人右肤胁，如病人感到右肋弓下疼痛，此时如按其右肋弓下，亦觉疼痛，则必属小柴胡汤证无疑。以小柴胡汤为主方，再根据兼症进行加减，必然取效。

附：病案举例（见下文"录音稿"，此处略，下同）

再谈甘麦大枣汤证。

前引《金匮》甘麦大枣汤方证原文，附有该方的药物组成：甘草三两，小麦一升，大枣十枚。上三味，以水六升，煮取三升，温分三服。并特别提示："亦补脾气。"

如何从该原文中挖掘出该汤证的主症？与挖掘小柴胡汤证主症的方法一样，还是要以《内经》《难经》理论为依据。

首先，"妇人"，言本病多发生于妇女患者。"脏躁"，脏在内为阴，言此病患者都表现为躁动不安，其病位在脏，在内，应属内伤。"喜悲伤欲哭"，则指明病位在肝，而且是由肝虚所致，如《素问·宣明五气篇》曰："五精所并……并于肝则忧……虚而相并者也。""像如神灵所作"，言本病时发时止，行为怪异，绝非神狐鬼怪所致，但却由肝病所引起，因风气通于肝，"风善行而数变"也。"数欠伸"，即一旦发病，就频繁地打哈欠，伸懒腰，为什么会出现如此症状？《难经·四难》曰："呼出心与肺，吸入肾与肝。"凡在安静状态下，病人欲引长一吸，即所谓"太息"，病位必在肝，此打哈欠乃"太息"之最甚者，故证明病位在肝，乃肝气郁而不伸，人体欲冲破其郁阻，故引长一吸也。为什么伸懒腰？伸懒腰有助于一吸，更是在伸展腹肌，证明欲缓解腹肌之拘紧也。如此腹部筋肉的挛急，亦证明病位在肝。

妇人以肝为先天，本病乃肝血不足所致，血虚则肝气郁而不伸，

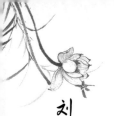

故悲伤，神志恍惚；血虚则筋肉失养，筋脉拘挛，欲数欠伸而舒展之；肝气郁久却欲发泄，故此症不时发作，而"像如神灵所作"。因此，肝郁不舒，肝虚而筋脉失柔所出现的"紧张"情绪，是其主要特征。为此，临床当见到疑似此证病人，应询问其是否情绪紧张，如当别人交给他办什么事时，沉不住气，立刻去办，果然如此，就是甘麦大枣汤证主症。不论何病，用此方治疗，必然有效。为什么？因为本方皆为甘药，《素问·脏气法时论》指出，"肝苦急，急食甘以缓之"，而本条原文恰好又云"亦补脾气"。甘入脾，从中焦化生营血，从而补益肝血，从根本上解决由于肝虚而出现的本证。而且《金匮要略·脏腑经络先后病脉证》明确指出，"见肝之病，知肝传脾，当先实脾……肝虚则用此法，实则不在用之"，即属此类证候。

附：病案举例（略）

再谈四逆散证。

《伤寒论·辨少阴病脉证并治》曰："少阴病，四逆，其人或咳，或悸，或小便不利，或腹中痛，或泄利下重者，四逆散主之。"方由柴胡、枳实、芍药、炙甘草各等分为末，以白水送服方寸匕而成。本方证列入少阴篇，主要是因有"四逆"一症。此"四逆"确实指四肢逆冷，但与四逆汤证的四逆却有根本的不同。其不同点并非如同一般书本所说此仅指头寒，彼则逆冷严重，甚则手冷过肘，足冷过膝，实则此四逆是时逆时不逆，彼四逆则始终四逆不变也。为什么？这是由于本证病本在肝，在于肝气疏泄太过，冲激于全身各处，冲于肺则咳，冲于心则悸，冲于肾则小便不利，冲于脾则腹中痛，冲于本经脏则泄利下重也。正由于肝气冲于他处，以致原气不能布达于四末，而导致四逆。但因风气通于肝，肝气疏泄太过有不时发作的特点，故四逆亦时发时止，不似四逆汤证乃由肾阳虚衰，只要阳衰不复，则始终四逆也。本方组成由柴胡之辛，枳实之苦，芍药之酸，甘草之甘，符合治肝病当以"辛、苦、酸、甘"之法，故用于临床效果极佳。

但是，问题在于，每一位临床医生，都不是必待病人出现"四逆"才用本方的，而且也不仅仅用于治疗咳、悸、小便不利、腹中痛及泄利下重，证明这些症状均非主症，那么，主症是什么呢？

首先，本证是肝的实证，是由肝气疏泄太过，肝气冲激于某处，而导致它处之原气减少所致。此正如《难经·六十六难》所说："三焦者，原气之别使也，主通行三气，经历于五脏六腑。"今因肝气疏泄太过，原气不能通过三焦畅达于全身各处，当然是"少阴病"，以原气乃少阴肾气也。但既属肝的实证，则必有其主症。主症何在？《难经·十六难》曰："假令得肝脉……其内证齐左有动气，按之牢若痛……有是者肝也，无是者非也。"有鉴于此，我在临床中对疑有"肝气病"的病人，常按其脐左，相当于中指同身寸的半寸，即左肓俞穴，如疼痛明显，即确属四逆散证无疑。以此为准，用四逆散治疗所出现的各种疾病，一律有效。

附：病案举例（略）

再谈旋覆花汤证。

《金匮要略·五脏风寒积聚病脉证并治》曰："肝着，其人常欲蹈其胸上，先未苦时，但欲饮热，旋覆花汤主之。"方由旋覆花、葱、新绛组成。本方叶天士最为擅用，其著名的辛润通络理论即由应用此方发挥而来。但从众多医案看，并无一例具有"常欲蹈其胸上"症状，亦无"先未苦时，但欲饮热"，证明此二症并非主症，那么主症是什么？

从"常欲蹈其胸上"证明其为实证，而"先未苦时，但欲饮热"，再联系药物组成乃辛润活血通络，证明是瘀血病，并且病位在心。既然如此，就有必要联系《难经·十六难》，"假令得心脉……其内证脐上有动气，按之牢若痛……有是者心也，无是者非也"，证明凡心血瘀阻者，当脐上应有压痛。于是对于疑似本证的病人，我常按其脐上一寸处，即相当于任脉的水分穴，如疼痛明显，施予本方加减，不论何病，均必然有效。由于新绛药缺，且葱亦不必非用不可，因此，就根据叶天士辛润通络法，选用旋覆花、当归、郁金、桃仁、茜草、泽兰、柏子仁七味药，取名为"化瘀灵"，用于具上述主症者，效果均佳。

附：病案举例（略）

综上所述，要想提高中医辨证论治水平，要想方剂的疗效具有可

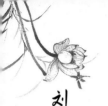

重复性，"抓主症"是必需的。但经方的方证叙述又经常欠缺主症，这就给其应用带来极大困难，这也是经方不易学、不易用、不易推广的根本原因。为此，必须把其主症挖掘出来，如何挖掘呢？就如同上述对小柴胡汤证、甘麦大枣汤证、四逆散证、旋覆花汤证的研究一样，以原条文所叙症状及其方药为基础，联系《内经》《难经》的有关论述，探讨其病机，找出其症结所在，以及可能代表其病机、症结的症状，再在临床中反复加以验证。如果见到此症状后，用该方治疗，对不同的病人，多次重复均确定有效，则该症状就是该方证的主症。这就是我在临床中挖掘经方所对应主症的思路和方法，谨供同道参考。

（北京"国际（中日韩）经方学术会议"讲座，2012 年 9 月由中华中医药学会主办）

编者按：本文说到对四逆散和旋覆花汤的应用均来源于《难经》的腹诊理论，因此有必要在此专门谈一谈《难经》。《难经》是继《内经》之后的中医学又一部伟大著作，堪称经典。本书抽取了《内经》中最重要、最容易被后人忽视的核心内容加以阐述和发挥，其意义影响深远。遗憾的是，历代医家除有对其注释者外，对其具体应用没有引起足够重视。而且注释也仅仅是顺文衍义，很多不得要领，没有发掘出精髓，对临床指导意义不大。例如对《难经·十六难》关于腹诊的论述就是如此，既没有阐明脐之上、下、左、右压痛的具体部位，也没有找出相应的治疗方药。刘师对其研究多年，终于明确了具体的压痛点，并找出相应的经方与其相对应，应用于临床，取得了实实在在的疗效，对中医诊断学、中医方剂学的发展做出了贡献。有关内容载于《刘保和〈西溪书屋夜话录〉讲用与发挥》书中，在 2013 年广州召开的"第三届国际经方班"宣讲了与此相关的论文《〈难经〉腹诊理论与相应经方的临床应用》。本书此篇与下两篇文章均收载了其中内容。

在这里需要着重提出的是，《难经》上述腹诊理论只是谈后天脏腑疾病的治疗方法，而更精彩、更重要的内容则在于对先天性疾病的论述，从而弥补了《内经》理论的不足。恰恰是这一部分，至今仍没有引起医家的重视。为了促进中医事业的创新发展，有必要单独提出来加以研究。

首先，是对奇经八脉的论述。《难经》在第二十七难和第二十八难中，阐明奇经八脉如同"圣人图设沟渠，通利水道，以备不然。天雨降下，沟渠溢满，当此之时，霶霈妄行，圣人不能复图也，此络脉满溢，诸经不能复拘也""比于圣人图设沟渠，沟渠满溢，流于深湖，故圣人不能拘通也"。对于此中含义，元代医家滑寿在《十四经发挥》中说："脉有奇常，十二经者常脉也；奇经八脉，则不拘于常，故谓之奇脉……其诸经满溢，则流入奇经焉。"又说："譬犹圣人图设沟渠，以备水潦，斯无滥溢之患，人有奇经，亦若是也。"显然是认为十二经脉气血流入奇经。明代医家李时珍在《奇经八脉考》中也是这种观点："奇经八脉，不拘制于十二经，无表里配合，故谓之奇。盖正经犹夫沟渠，奇经犹夫湖泽，正经之脉隆盛则溢于奇经，故秦越人比之天雨降下，沟渠满溢，霶霈妄行，流于湖泽。此发《灵》《素》未发之秘旨也。"对滑、李二氏此论，几十年来一直被有些中医高等教育教材所采用，那么，他们正确吗？现在我们看清代医家叶天士的理解。叶氏在《叶氏医案存真》中说："八脉隧道纡远……《难经》谓十二经属通渠，旋转循环无端，惟奇经如沟渠，满溢流入深河，不与十二经并行者也。"仔细诵读叶氏与前二者的论述，可以发现其观点恰好相反。叶氏认为是奇经精气流入正经。所谓"奇经如沟渠，满溢流入深河"，此"深河"即《难经》所谓之"深湖"，也就是正经十二经脉及其所属的各个脏腑、组织、器官。显然，叶天士是正确的。叶氏不愧是临床大家，有深厚的理论功底，他从基础理论与临床的结合上，看出《难经》原意就是奇经流入正经。道理很简单，奇经源于奇恒之腑，奇恒之腑属阴；正经源于五脏六腑，脏腑属阳。作为人体正气的流注，显然首先是从阴出阳。《灵枢·逆顺肥瘦》所说"冲脉者，五脏六腑之海也，五脏六腑皆禀焉"就是最好的证明。叶天士的论述意义重大，正是由于这个原因，才使其创造了"辛润通络"及"通补奇经"等一系列治

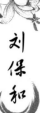

法，为我们研究先天性疾病的治疗打开了思路。说到这里，就要顺便谈一谈冲脉。《难经·二十八难》曰："冲脉者，起于气冲，并足阳明经，夹脐上行，至胸中而散也。"此处经文没有明确"并足阳明经，夹脐上行"与足阳明胃经或与任脉有多少距离，这可以从《内经》得以了解。《素问·气府论》曰："冲脉气所发者二十二穴，夹鸠尾外各半寸至齐（脐）寸一，夹齐下傍各五分至横骨寸一，腹脉法也。"可见，冲脉除了距鸠尾半寸及距脐中半寸外，其余距任脉均为一寸。《素问·骨空论》又曰："冲脉者，起于气街，并少阴之经，夹齐上行，至胸中而散。"联系上述《难经》原文，可知冲脉既并足阳明胃经，又并足少阴肾经而夹脐上行，并距任脉一寸。足少阴肾经距任脉半寸，足阳明胃经距任脉二寸，可见冲脉恰在足少阴肾经与足阳明胃经之间。此外，《素问·举痛论》又曰，"冲脉起于关元，随腹直上"，而关元乃任脉穴位，证明于此处冲任二脉乃相互重合，一并上行。《难经》与《内经》的上述论述临床意义重大，与我们研究先天性疾病的治疗关系密切。

下面，再谈一谈《难经》对命门与三焦的论述。对命门的论述，是《难经》独有的观点。前面已经说过，它与《内经》对脑髓的认识其实是一致的，都是人体先天之本原，只不过《内经》认为脑髓在头，而《难经》认为命门在脐下肾间动气，一上一下，所以李时珍才说命门"在七节之旁……贯属于脑"，于是才将脑、元神、命门视为三位一体，有"脑为元神之府，而鼻为命门之窍"之说。关于《难经》对命门的认识，此前已述，这里要深入理解对三焦的认识，以及三焦与命门的关系。对于三焦，《难经》在《内经》的基础上进行了更加全面深入的阐发。《难经·三十一难》指出"三焦者，水谷之道路，气之所终始也"，明确说明三焦是"水谷"之道路，显然属于后天之腑。更有趣者，《难经·八难》又明确申明命门是"三焦之原"，《难经·六十六难》明确申明"三焦者，原气之别使也，主通行三气，经历于五脏六腑"，《难经·三十八难》明确申明"三焦者，有原气之别焉，主持诸气"，所有这些论述，都证明命门的原气，包括元精、元气、元阴、元阳、元神，都是通过三焦而布达于周身的。不仅如此，《难经》称命门为"守邪之神"，一旦命门不能守邪，当然先天之邪（《内经》称为"奇邪"）就可以通过三焦而漫溢周身，这就是癌症的发病机理。此类疾病发于人体的最深处，发于奇恒之腑，发于奇经八脉，发于精，与一般脏腑辨证、六经辨证、卫气营血辨证所治疗的后天疾病完全不同，需要我们把它单独提出来加以研究。

　　与命门相关，刘师又发现对冲脉的研究有重要的临床意义，有必要回过头来再谈冲脉。命门与脑髓同属先天，而命门恰恰在肾间动气，为冲脉循行所过之处，因此，研究冲脉也就是研究先天、研究奇恒之腑、研究命门。《难经·三十一难》又曰，"三焦者……何始何终？……其府在气街"，即三焦之气的汇聚处（终）在气街，而冲脉亦"起于气冲"，气冲即气街，证明冲脉又与三焦关系密切，命门之气恰恰是通过冲脉才注入三焦的，不论研究命门，还是研究三焦，都离不开冲脉。此外，由于冲脉与任脉重合，从任脉的穴位也可以探知命门与冲脉的关系。任脉从下及上，除了第一个穴位"曲骨"，第二个穴位就是"中极"，"中"者内也，内者阴也；"极"者，到极点也。阴阳是位置的概念，阴至极点，说明此处是人体藏精气的最深处，非奇恒之腑莫属，实即"女子胞"所在之处。此"女子"乃"阴"之意，不可把女子胞简单地理解为孕育胎儿的胞宫（子宫），否则怎么理解男女均有奇恒之腑，均有女子胞？女子胞乃人体阴精之所在，谓藏物之府也。第三个穴位即是"关元"。"关"者，关住、关闭也；"元"者，即先天之元精、元气，亦即阴精也。于此处先天之阴精被关闭于内。还应当特别注意"冲脉起于关元，随腹直上"，证明藏于中极部位女子胞的阴精是从关元开始而向上输布全身的，并且同时推知，奇邪亦可由此而外发。第四个穴位即"石门"。此"石门"二字，有重镇、封闭之意，真正的命门应当在此，故称其为"守邪之神"。于此处既可防止外邪之内侵，又可防止内邪之外溢。但毕竟在正常生理状态下，元精、元气由此而外出，脏腑的气血由此而内入，则石门又是先后天气血阴精的出入之所。由此先天之精（泛指元气、元阴、元精、元阳、元神）进一步上达于第五个穴位"气海"，则属于后天肾气之所在了。可见，所

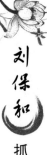
谓"肾间动气"实为命门之气外出后所聚之气，既然是"肾间"的动气，应当属于后天，而石门才属于先天，所以刘师认为真正的命门应当在"石门"，这是刘师的理解与《难经》理论的不同处。由于冲脉之气由下及上，所以《难经·二十九难》曰："冲之为病，逆气而里急。""逆气"者，气逆上冲也。刘师发现，这是所有癌症病人晚期的共同症状。"里急"者，既有拘急和急迫之意，也有气血结聚而疼痛之意。此外又曰，"任之为病，其内苦结，男子为七疝，女子为瘕聚"，盖此"苦结"，与冲脉为病之"急"字同义，皆属气血结聚不通之意，而"疝""瘕""聚"恰恰为结聚之结果，实即肿瘤之类。由此可见，要研究癌症，就必须从研究奇经八脉、命门及三焦入手。可以这样理解，人体在某种原因的作用下，命门失去了"守邪之神"的功能，则原来在奇恒之腑的"奇邪"即从命门而溢出，再通过与冲脉相连接的三焦而漫溢于周身，终于导致后天脏腑发病。此"奇邪"达于何处，即导致该处后天脏腑功能失调，气血津液痹阻，结块而成癌瘤，最终导致人体气机逆乱，阴阳离决而亡。

根据这个道理，刘师在临床中对各种癌症都从脉诊与腹诊两方面进行诊察，得到了重大发现，即多数癌症病人，其右尺脉都是沉紧有力的，而左尺脉则相对少力。这由于右尺主命门及三焦，显示奇邪出于命门，并由此外溢三焦。此外，一部分病人在石门、关元及其或左或右一寸处按之明显疼痛，而与石门相距仅半寸的气海却无压痛，同样证明奇邪来源于先天之冲脉，以冲脉恰好"起于关元"，继则至于石门也。而且对于这些患者，给予《金匮》下瘀血汤治疗，均能取得良好效果，说明下瘀血汤可以入冲而化瘀血、荡奇邪。虽然这并不是癌症治疗方法的全部，但毕竟证明了《难经》与《内经》有关癌症理论的正确性，由此进一步深入探索，很有可能对癌症的治疗取得彻底的突破。

谈用经方如何"抓主症"

（同上文，此为录音稿，由主办方整理）

今天我讲的题目是《谈用经方如何"抓主症"》。按照关键词，一个是"经方"，一个是"抓主症"，中间还有个"如何"。

最近看了一本书，《扶阳论坛》第二集，冯世纶老师和刘观涛老师写的一篇文章，我觉得很有意思。我摘一下，大家听一听：

"无数中医学习者、临床者都会发出这样的感慨：对于《伤寒论》所阅之书既多，则反滋困惑而茫然不解，乃至临床水平难以提高，'效如桴鼓'的境界堪称遥不可及。"

我也有此感，我们大家学了《伤寒论》以后，这伤寒方子究竟在什么时候用，是一个大问题；在什么情况下用，是个大问题。

举个例说吧，"厥阴之为病，消渴，气上撞心，心中疼热，饥而不欲食，食则吐蛔，下之利不止"，人们都说这个病应当用乌梅丸，在这儿大家想一想，你们能在临床上见到几个这种病？"消渴，气上撞心，心中疼热，饥而不欲食，食则吐蛔，下之利不止"有几个？这乌梅丸就不能用了吗？可是再看看叶天士，最善于用乌梅丸。这样就给我们提出一个问题：乌梅丸到底应该在什么情况下用？只有明白了这个问题，你才会用、敢用、广泛地用，否则的话你只能用于"消渴，气上撞心，心中疼热，饥而不欲食，食则吐蛔，下之利不止"了。

所以我在这个论文的开始就讲，经方之不易学，就在于该方证的主症不明。可以这样讲，大部分的经方主症不明。所以要想提高辨证论治水平，使经方容易学、容易用，就必须把经方的主症挖掘出来（我用这词——"挖掘"出来）。我们大家都有这个责任，把它挖掘出

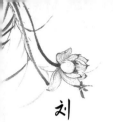

来，挖掘出来以后告诉别人，这才是中医学家应尽的责任。

看现在有些文章，说我用某方把某病治好了，他就不说为什么用这个方把这个病治好了，抓住哪个主症用的，不说。

现在我开始讲第一个问题，关于"病""证""症"的定义。为什么要讲它呢？因为涉及第三个——"症"（就是病字旁的症）。现在我说一说"病"："当阴阳失去平衡时，人体出现不正常反应的过程，就是病。"这里面的关键词是"过程"，它有一个时间段。什么是"证"？"当医生面对病人时"，只是在面对病人时候，没面对病人时不行，是谁的意志呢？是"医生对病人疾病本质的概括"，完全是医生的行为，跟病人没关系。同样，前面的"病"跟病人也没关系，病人知道"我是什么病"吗？得靠医生判断。但是大家看第三，病字旁的"症"！"在疾病过程中，病人出现的不正常反应，就是症。"它不以病人的意志为转移，也不以我们医生的意志为转移。有这个症状就是有这个症状，说它没有，不行的！可是"病"呢？这个医生可以说是这个病，那个医生可以说是那个病，这个医生可以说是阴虚，那个医生就说是阳虚。但是症状的症，是不以医生的意志为转移的，因此它是最重要的。所以我说因"症"而知"病"，从"症"而识"证"，"病""证""症"三者之中，只有病字旁的"症"是不以人的意志而存在，因而是最重要的。

下面我就谈什么是主症。顾名思义，主就是主要的意思，在病人的所有症状当中，要把它提炼出来，找出它最主要、最重要的症状。说最重要是因为它决定了疾病的本质，说最主要是说它不应当多。因为它决定了疾病的本质，所以它是最重要；由于它不多，所以它最主要。不多是多少呢？一到三个，绝对不能超过三个！

我们每个人长期临床都知道，为什么用这个方子？因为我抓住了一个主症。但是你问问他："你怎么抓住的？"那就顾左右而言他，因为它太珍贵了，它是秘诀、是诀窍。举例说：补中益气汤和归脾汤怎么分辨？我告诉你们，饿的时候心里空、胃有下坠感这是补中益气汤证；饿的时候心里空、有心慌的感觉是归脾汤证。这就叫主症，类似的东西多了。主症为什么不能超过三个呢？因为我们辨证辨的是病因、病位、病性，病因一个、病位一个、病性一个就足够了，不能再超过三个。

再有一个问题，主症是病人感觉最痛苦的吗？恰恰相反，病人感觉最痛苦的症状，恰恰不是主症，他感觉最痛苦的症状是标不是本。比如这个人头痛，头痛剧烈，它是主症吗？不是。如果我们医生检查，他绕脐痛、多日不大便、脉沉实有力这才是主症。因为这个才代表他的疾病本质，头痛剧烈那是标不是本。因此我这里所说的主症，是指体现疾病本质的症状。抓住了这个，用大承气一泻，头痛好了，所以头痛不是主症。

我这里边就谈到了，主症是只有医生才能查知出来，是每个临床医生的独得之秘，体现了辨证论治水平，所以把它称作"秘诀"或者叫"诀窍"，一般是不轻易告诉别人的。张仲景告诉了吗？也没告诉，张仲景也没告诉。有的告诉了，桂枝汤证"汗出、恶风、脉浮缓"告诉了，但是大部分他没告诉。

《伤寒论》有一条最著名的条文："伤寒中风，有柴胡证，但见一证便是，不必悉具。"一看见这条文，高兴透了，真高兴。那个"证"在张仲景时代是言字旁，咱们现在应该改为病字旁，这不一样的。张仲景说小柴胡汤证一共九个症状，叫作柴胡九症，其中你见到一个，就可以用小柴胡汤，这纯粹胡说，不可能的事。

首先说说"往来寒热"，逍遥散证有往来寒热，达原饮证有往来寒热。"胸胁苦满"，肝气不疏的人谁胸胁不苦满？四逆散证、柴胡疏肝散证都胸胁苦满。"嘿嘿不欲饮食"，逍遥散证三大主症，其中一个就是厌食，它是小柴胡汤证吗？"心烦喜呕"，温胆汤证心烦喜呕，它是小柴胡汤证吗？这就五大证了。然后加三个，"口苦、咽干、目眩"，加上这三个几个了？八个。往来寒热、胸胁苦满、嘿嘿不欲饮食、心烦和喜呕一共五个，现在加上口苦，大家看，说这人上火了口苦，龙胆泻肝汤证口不苦吗？大黄黄连泻心汤证口不苦吗？它是小柴胡汤证吗？"咽干"更是说不过去，阴虚的病人谁都咽干，麦味地黄汤证、

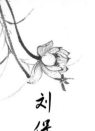

知柏地黄汤证咽干吗？肯定咽干。"目眩"，肝阳上亢的都目眩，天麻钩藤饮证、镇肝熄风汤证都目眩，它是小柴胡汤证吗？最后还有人加了一个叫作"脉弦"，这就九个了，它是主症吗？张仲景自己都说有水饮的脉弦、受寒的脉弦，它是小柴胡汤证吗？所以"伤寒中风，有柴胡证，但见一证便是，不必悉具"这句话是错误的。

我说这个错误的立足点，在于他说那几个症状见到一个就是，这是错误的。那么到底有没有主症呢？到底什么是小柴胡汤证主症呢？还真有，还真有啊！关键是张仲景没明告诉你。所以我叫"挖掘"，对于《伤寒论》方证的主症要挖掘。

第一方：小柴胡汤。

现在我们就挖掘挖掘它。张仲景在谈到小柴胡汤证"往来寒热，胸胁苦满，嘿嘿不欲饮食，心烦喜呕"等以后，下一条文就说"血弱气尽腠理开，邪气因入，与正气相搏，结于胁下，正邪分争，往来寒热，休作有时，嘿嘿不欲饮食，藏府相连，其痛必下，邪高痛下，故使呕也，小柴胡汤主之"。大家看这里边"往来寒热，休作有时，默默不欲饮食"都说了，那么在那九个症状当中，还什么没说呢？下边"藏府相连，其痛必下"，注意这个"痛"出来了，而且"邪高痛下，故使呕也"，两个"痛"字！在此之前还说"与正气相搏，结于胁下"，那证明痛在什么地方？在于胁下，这才是主症。

为什么？他说得很清楚啊，他说由于"与正气相搏，结于胁下，正邪分争"，然后才出现的"往来寒热、休作有时、嘿嘿不欲饮食"。这就证明，所谓"往来寒热、休作有时、嘿嘿不欲饮食"那全是标，本在于"与正气相搏、结于胁下"所出现的"痛"。他又说"邪高痛下，故使呕也"，很明显"往来寒热、胸胁苦满、嘿嘿不欲饮食、心烦喜呕"都是标，只有那个"痛"才是本，才是导致小柴胡汤证的症结之所在。

那么他在痛肯定之后，为什么还肯定痛在胁下呢？他说"血弱气尽腠理开"，这是谁的毛病？是说病位在三焦，首先告诉你在气血不足的情况下，三焦所主的腠理开泄了。大家一定要明白三焦和腠理的关系，"三焦膀胱者，腠理毫毛其应"（《灵枢·本脏》），膀胱对应毫毛，三焦对应腠理。所以在气血不足的情况下，病邪从皮毛进入腠理，进入哪条经呢？手少阳三焦经。因为这里明指的是三焦。

随之出现一个问题，手少阳三焦经和足少阳胆经在人体的颈部和肩部相交，结果病邪随之进入足少阳胆经，然后足少阳胆经通过缺盆，络肝属胆，进入了胆。胆在什么地方？如果论位置，确实在右边肋弓下，但是我们中医不讲这个，不讲解剖部位，我们就讲他究竟是在左边肋弓下疼呢，还是在右边的肋弓下疼？因为胆经是两条，他为什么偏偏在右边疼不在左边疼？刚才有个同学明白这个道理，原来在右的原因，是因为肺气从右而降。因为肺主皮毛，病邪随着肺气通过上焦，从右边胆经降下去，因此它结于胁下，必然在右胁下而不在左胁下，明确地告诉大家是在右肋弓下，而不在左肋弓下。

因此我们在临床中，只要见到疑似小柴胡汤证的病人，用手敲击他的右胠胁，医生敲，不是病人自己敲，病人感觉右肋弓下疼痛，同时右肋弓下也有压痛者，这个病人百分之百是小柴胡汤证。

这就是主症！张仲景没明确地告诉你，但是他确实说出来了。如果要说"有柴胡证，但见一证便是"的话，那谁都不是，只有它是，因为它是疾病的症结所在，也就是病本所在。什么叫本？本就是疾病的症结所在部位，原发病位。"往来寒热、胸胁苦满、嘿嘿不欲饮食、心烦喜呕、口苦、咽干、目眩"全是继发病，继发的症状。原发病位是右肋弓下，它所体现的症状是痛。只要按照我刚才说的主症，就可以用小柴胡汤了。我仅仅说是可以用小柴胡汤，当然还要随证加减。

如果这人平时强壮，你就去掉党参；如果病人兼有剑突下压痛，你就用柴胡桂枝汤；如果病人兼有中脘压痛，你就用大柴胡汤；如果病人兼在中脘部位，吃饭以后有停滞感，你就小柴胡配平胃散，如此等等，就这样用。

关于"藏府相连，其痛必下，邪高痛下，故使呕也"，这个"藏"是指肺，这个"府"是指胆。肺在上，胆在下，邪结在胆府，故痛在下，但邪由肺传来，故"邪高"，但毕竟结于下，而结于胁下，故"痛下"。这时人体一方面祛邪外出，而且胆邪又迫胃气上逆，就出现呕吐。我这里边讲得已经很清楚了，由于时间关系，我就不多说。总之，说明了一个问题，什么问题呢？"痛"才体现了病本，其他那些症状都不体现，因此，抓住这一个症状就可以用小柴胡汤。

下面病案举例：

第一个，产后发热：

某女，26 岁，产后第 3 天就开始高热，39 ～ 40℃，住我们河北省医科大学第二医院，住了 1 个月，高热不退，但是她有时候热又退了，在一天当中热退了，然后又上来，干脆就不住院了。

把我请到她家去，当时没热，我就怀疑她有小柴胡汤证了，我就按照上面说的那个方法，结果她非常吻合。我就开小柴胡汤原方，产后毕竟虚了，正在开方的时候热起来了，再测体温 40℃，还是不变，以小柴胡汤 1 剂，好了！再也不发热了。

第二个，耳聋：

一个老太太，76 岁，感冒 1 个月，左耳聋，并有纳呆、干哕、口苦、咽干、烘热，确实是有柴胡证，但这些不是主症。发现她有那个主症以后，用小柴胡汤原方，加通草、枳壳、牛蒡子、蝉衣、川芎、连翘，4 剂痊愈。

第三个，闭经：

一个农民，29 岁，婚后 4 年，已经 4 个月没来月经，检查没有怀孕，确有这个主症，以小柴胡汤原方加香草汤。我觉得大家应当把这方子记住，因为闭经非常难治，香草汤里面有香附、益母草、鸡血藤、当归、泽兰、川芎、柏子仁、红糖，是上海一个妇科名家的方子，陈筱宝的方子。

吃了 4 剂以后，月经就来了，此后转为正常。我在临床上单纯用香草汤，有时候有效，有时候没效，但是如果病人具有如此主症，配小柴胡汤那是有肯定疗效的，显然增加了香草汤的疗效。什么原因？它通畅三焦。虽然香草汤调和气血，但更重要的则在于小柴胡汤通畅三焦。

下面第四个，头痛、头晕：

一个女孩子，15岁，头痛、头晕2个月，左太阳穴直上，耳上头疼，平常大便偏干，2～3天一次，已经3～4年了。

见到这个主症，以小柴胡汤加当归、川芎、大黄，7剂痊愈，再也没有复发。小柴胡汤原方加当归、川芎、大黄。

第五个，尖锐湿疣：

这种病很不好治！一个工人，女，30岁，外阴患尖锐湿疣5年，中西医治疗无效，目前还有一个在外阴，痒感明显，带多黄稠，大便干，3天一次，大便拉不净，早晨口苦、口干。

虽然有口苦症状，但是我认为并不是主症。发现他有上面说的主症以后，而且摁她左少腹有压痛。注意！左少腹，肚脐的左下方有压痛。于是用小柴胡汤加桂枝茯苓丸。注意啊！桂枝茯苓丸证的主症就是左少腹压痛。小柴胡汤加桂枝茯苓丸，加土茯苓、金银花、炮山甲、荆芥、防风、生大黄，连服14剂痊愈，再没有复发。尖锐湿疣很不好治的。

第六个，早泄、阳痿：

一位男同志，30岁，是一位军官（找我看的时候是1999年）。1988年底怀疑他患病毒性脑炎，医院给做腰穿抽脑脊液，从那以后就出现腰疼，躺久了、站久了，腰脊部有顶胀感，但是活动后有所减轻。

1992年第一次结婚，女方对性生活不满意，然后1996年离婚了。从那以后，他就悲观，不想吃饭，也睡不好觉。两年前又再婚，病还不好，仍然有早泄，阴茎疲软不坚，虽然能进入阴道，但是1分钟就排精。一个星期还能性交1～2次，性欲还可以。他告诉我他20岁以前有手淫。白天尿频，夜尿2～3次，有尿不尽的感觉。

这种情况给人感觉又像肾虚又像肝郁，所以就用过六味丸、用过逍遥散、用过补中益气，丝毫没有效果。后来我就敲打这个地方，果然如此，而且脐上有压痛。大家注意！脐上有压痛，脐上一寸的部位有压痛。

然后我就用小柴胡汤加化瘀灵和茯苓、泽泻、车前子利尿。小柴胡汤加化瘀灵、茯苓、泽泻、车前子 7 剂，阳痿、早泄改善。原方继服，到 4 月 29 日，阳痿、早泄痊愈。1999 年 1 月 3 日开始看的，中间发生了很多曲折，又用六味地黄、又用逍遥散、又用补中益气都没效，到 4 月 8 日才想到用小柴胡汤加化瘀灵，结果到 4 月 15 日明显改善，4 月 29 日痊愈。

由此证明，有此主症用小柴胡汤是不可替代的。他有"往来寒热、胸胁苦满、嘿嘿不欲饮食、心烦喜呕"吗？没有啊！都没有！"口苦、咽干、目眩"，没有啊！所以这个才是主症。

第二方：甘麦大枣汤。

这在《金匮要略》里面是个很奇怪的方子。它说"妇人脏躁，喜悲伤欲哭，像如神灵所作，数欠伸，甘麦大枣汤主之"，什么意思？"妇人"，说这病多发于女同志，就是女人。"脏躁"，脏，是内脏；躁，烦躁，病发于内而导致的躁扰不安。"喜悲伤欲哭"，这病人悲伤、总想哭，是虚还是实？《内经》说"肝虚则悲"，这绝对不是实证了。"数欠伸"，当什么讲？打哈欠、伸懒腰，这里面包括两个问题：一个是打哈欠，一个是伸懒腰，打哈欠是深吸，伸懒腰是伸直你的腹肌，证明病位在肝，为什么？《难经》说"吸入肾与肝"，深吸气是太息，病位在肝；为什么要伸懒腰？因为腹肌拘挛，病位也在肝，那证明这个病病位在肝，而且肝虚。于是肝虚怎么治？《金匮要略》说"见肝之病，知肝传脾，当先实脾"，后面还有很重要的一句话："肝虚则用此法，实则不在用之。"就是当他肝虚的时候你才能补脾，肝不虚绝对不能补脾。什么药才能补脾呀？甘味药（甜的），所以甘麦大枣汤。

但是我们在临床上见得到吗？农村有，偶尔有的讲，妇女突然之间哭起来，说是有黄鼠狼来迷人了。这病农村有，城市少见。但是在城市少见，你就不用甘麦大枣汤了吗？我们可以看《临证指南医案》，叶天士最擅用甘麦大枣汤，但是有这症状吗？没有！证明这个不是主症。那么什么是主症呢？两个字："紧张"。"肝苦急，急食甘以缓之"，那个"急"就是紧张的意思。什么紧张？情绪紧张！什么表现？病人感觉沉不住气，当别人交给他办什么事的时候，他立刻去办，只要见到这个症状，就是甘麦大枣汤证，而不管他出现什么其他症状，都不管。你见到病人的时候，你不妨问一问，平常脾气怎么样啊？爱紧张吗？比如说别人交给一个事办，是当时就办了，还是待会儿办的？沉不住气，立刻就办，你就用这方子，别的病随之好转。

下面我们举病例：

第一个，咽炎：

某男，37岁，4个月以来，每当喝啤酒和热汤的时候，咽部就有扎疼感，咽干，但是没有异物感，于是就找医生吃药，一直没有效果。他说这个病是由于一次喝热汤烫了嗓子以后，以后只要一喝啤酒、一喝热汤，心情就紧张。我就用甘麦大枣汤原方。

吃了7剂以后，病人喝啤酒、喝热汤就再也不扎疼了，但是他说吞咽的时候嗓子还有点干，平常喝豆浆和菊花茶的时候喜欢放糖，那说明阴液还不足，我在这方子里面加了白芍，再7剂，各种症状完全消失，这是第一个病例。

第二个，月经淋沥不尽：

某女，20岁，是我们中医学院中医系的学生。两个月以来，月经淋沥不尽，我们学校的老师给她治疗，归脾汤、六味地黄汤加减无效。她感觉饭后胃脘发胀，走路久了脚后跟疼，腰酸，躺卧以后舒服，这不很像六味地黄？但是没效。

于是就问她既往史，她说月经淋沥不尽，时发时止已经4年了，少则一二十天，多则2～3个月不止。怎么引起的呢？是在家乡上高中一年级时候，住校以后引起的，当时天不亮就起床出操，学习时间长，休息时间少，课业负担重，于是心情十分紧张。上了大学以后，虽然休息时间多了，但是心情紧张之感未除，遇事着急，必赶紧办好才能使心情缓和下来。而且还有一个症状，我让她躺在床上，两个腹直肌非常敏感，这一摁她敏感，原来很软的，立刻就硬，这是什么啊？那这不就是拘挛嘛、拘急嘛。肝苦急啊，对不对？

所以用什么方子呢？用王旭高缓肝之法——甘麦大枣汤加陈皮、白芍，7剂，患者吃了1剂，血即大减，3剂完全干净。后来腹直肌仍然有紧张、拘急、敏感的感觉，方子里面重用白芍、当归、黄芪，加强补血的作用，让它柔肝，补血柔肝。后来心情紧张的感觉也没了，

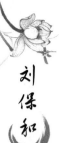

让她吃补中益气丸，连服一个月以后，这个病再也没有发生。为什么？要补脾啊，因为脾是气血生化之源。肝虚，虚在哪儿啊？肝虚就虚在血，所以用补中益气从中焦化生气血，痊愈。

第三个，贲门痉挛：

一个老太太，60岁，我那时候在中医学院门诊部，由她丈夫搀扶进入诊室，极度消瘦，行动不利（看病的时间1991年10月4日）。她说从1978年开始就患吞咽困难，西医经过钡餐造影，说她贲门痉挛，中西医治疗无效。虽然肚子饿得慌，但是咽不下去，食物到了心口窝以后，就觉得有堵胀感，然后就恶心，就必须吐出去。

当时看病是10月4日，由于10月1日过节来人多，她这个病情就更加严重，连续3天，每天只能进食1两，最近两天连水也喝不下去，她说胃里边空虚，觉得抽抽地慌。身高1.6米，体重不足30公斤。她说平常心情不好，每当乱心的时候，病情就发作，生气、着急也发作，很有意思。她说更主要的，有时家里什么事也没有，却心里觉得有多大事似的，这是她主诉。左腿觉着烦扰不宁，要求别人必须按压。大家都知道左边属肝，所以用甘麦大枣汤原方，一个不变，不加不减。吃了1剂以后，进食阻挡感觉减轻，3剂以后可以正常饮水，能够多喝点儿稀粥了，一天可以进食2两，再也不痛，接着再吃7剂，进食已没有阻挡感了，而且能吃少量的固体食物了，比如馒头、米饭。心也不烦了，原来总觉心里悬着，现在这种紧张的感觉也没了。接着再吃，各种症状都好转，进食都正常，一天能吃四两主食。但是脉仍然细弱，就在上方甘麦大枣汤里面加上六君子汤。10月4日看的，到了11月1日，每天可以进主食六两。然后让她再吃原方，到11月11日，一切症状消失，没有再复发。这个病人有没有"脏躁，喜悲伤欲哭，数欠伸，像如神灵所作"呢？哪有啊！所以"紧张"二字是用甘麦大枣汤的主症。

第四个，头晕：

某男，22岁，2002年4月3日初诊。八九岁时从车上掉下来，以后又被父亲打耳光，打得鼻子出血，14岁就出现头晕，近两年以来，尤其于午饭后头晕重，心中烦热，睡不着觉。

大家注意，八九岁从车上掉下来，14岁出现头晕，5年！在这里我告诉大家一件很有意思的事情，外伤以后、生大气以后，恰好五年发病，不管什么病，不多不少5年，既不是4年也不是6年。用什么方子呢？我敲他右肢胁引剑突下痛，不是引右肋弓下痛！引剑突下痛，然后就用血府逐瘀汤。血府逐瘀汤证主症就是这一个，敲击右胁肢引剑突下痛。午饭后头晕明显减轻，心里面不热，而且也能睡会儿了。但是他又告诉我，说平时想起有刺激的事儿，就心慌紧张，刚开始没告诉我这个，后来那个没事了，他告诉我这个了，然后我就在这个方子加甘麦大枣汤原方，他心慌紧张感完全消除。后来早晨起来仍然觉着头蒙，遇凉风吹舒服一点儿，在这方子上加点菊花，这个病完全治愈。

第三方：四逆散。

四逆散证的主症在哪儿呢？在肚脐的左侧，中指同身寸0.5寸，在这地方出现压痛就是四逆散证。什么"少阴病，四逆，其人或咳，或悸，或腹中痛，或小便不利，或泄利下重"一概不管，只要遇到这个，你就用四逆散，保证有效。

下面咱们看病例：

第一个，紫癜：

某男，19岁，学生。3月18号初诊。元旦以后下肢出现大量紫癜，呈点状、小片状，按之稍微疼痛，不痒不热。曾经服过防风通圣和西药无效，然后检查他具有如此主症，用四逆散加金铃子散7剂，紫癜完全消失，再未复发。

第二个，入睡难、头胀昏蒙：

某男，22岁，本校学生。2007年9月6日初诊。这个病人躺下以后，两三个小时睡不着觉，已经1个月了，白天巅顶和太阳穴发胀，病人有血下不去的感觉，头昏蒙，两腿烦扰不宁，喜欢捶打。检查他具有如此主症，用四逆散配合二陈汤，7剂以后，头昏蒙和血下不去的感觉消失，两条腿烦扰和入睡难减轻六七成，夜间仍然感觉有点烦热，这个方子加牡丹皮、山栀、知母。9月20日再看，痊愈。

第三个，尿频：

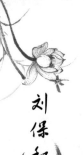
我们学校中西医结合系一个女学生，19 岁。2000 年 2 月 27 日初诊。7 岁开始就尿频、尿不尽，每节课后必须要排尿，但是到了厕所又等尿，尿不出来，也尿不干净。腹诊具有刚才说的主症，用四逆散原方 7 剂。3 月 5 日告诉我，可以两节课后排尿，但仍有不尽感，再来 7 剂，3 月 12 日能憋住尿了，可以三节课后排尿了，尿不尽和等尿完全消失。

第四个，痤疮：

某女工，26 岁，两个面颊满布痤疮五年余，心烦急躁多梦，两条腿烦扰不宁，夜间睡觉两个脚灼热难忍，要把脚伸到被子外头去。平常咽部黏滞不爽，感觉有东西粘黏着，但是又没有东西咳出去。大便干五六天。检查具有典型的腹诊症状，用四逆散加川楝子、延胡索、当归、浙贝、苦参、生大黄 7 剂，痤疮大减，没有再生，腿烦消失，夜间睡觉脚也不伸到外头去了，只是嗓子还觉得发黏，这个方子加牛蒡子、射干、知母，14 剂。3 个月以后带着别人来看病，告诉所有疾病完全消失。

第五个，病人常呼叫：

1990 年开始社会实践，暑假带着学生到承德县一个村庄的小学给老乡看病，来一个 50 岁的农民，坐不到 10 分钟，突然"啊"地呼喊，问他哪里不舒服，不搭理（不好意思说）。出去骑着自行车狂转，大概半小时以后回来，他以为这样就不嚷嚷了，待不到 20 分钟，"啊"，又嚷，声音非常大，旁边的病人都瞅他（都知道他得这病已经四年了）。四年前他跟儿子生了场大气，留下了这个毛病，必须每隔 10 ～ 20 分钟，要大叫一声才舒服。一天 24 小时，除了睡觉，每 10 ～ 20 分钟要叫一次，是什么感觉？到承德医学院附属医院看，花了四千多块钱，毫无起色。知道我们来了，要看。我让别人先等一下，给他先看。我知道这人肝气太旺，躺下摸摸，恰好有典型的主症，就开了四逆散原方，1 剂药 3 毛钱，开了 2 剂。2 天以后他到招待所来告诉我："吃了 1 剂以后就不叫了，到现在也没叫，大夫，你这药是麻醉药吧？"他说："怕你走了我还叫。"我又给他开 7 剂。并对他说："我有学生在承德县，让他来看你。"暑假后开学，那位同学告诉我，已经去过他家，知道病人再也不叫了。这位同学叫孙增为，现在是承德县中医院主任医师。他以后又见到过这个病人。后来知道这个病人在2010年因胃癌去世，但原病未发。这什么病？我想到了岳飞的《满江红》："怒发冲冠，凭栏处，潇潇雨歇。抬望眼，仰天长啸，壮怀激烈……"肝气太旺了！

为什么四逆散就有如此大的作用？我给大家讲一讲，"少阴病四逆"是说手脚凉，同时病人或咳，或悸，或小便不利，或腹中痛，或泄利下重。这些或然症都是肝气的冲击，冲到肺就咳，冲到心就悸，冲到脾就腹中痛，冲到肾就小便不利，冲到自己的本经，就泄利下重。那么它把大量的气都往别处冲，剩的元气还能达到末梢吗？于是才出现四逆。所以我们想办法让他的气不集中冲到一处，让它缓慢地散到全身各处，这病不就好了吗？所以呼喊都是气冲的表现，为了发泄。我们不让它往上发泄，让它向全身发泄，这气不就没了吗？所以四逆散就起这个作用。

第四方：旋覆花汤。

旋覆花汤更有意思！"肝着，其人常欲蹈其胸上，先未苦时，但欲饮热，旋覆花汤主之。"就三味药：旋覆花、葱和新绛。如果按张仲景说的，这方没法儿用。谁闲着没事成天捶着玩？那是大猩猩！但是这个方子在叶天士那儿很常用，是辛润通络的代表方剂。我把这个方子略加调整，学习叶天士，一共7味药，大家记下来：旋覆花、当归、郁金、桃仁、茜草、泽兰、柏子仁，把它命名为"化瘀灵"。用于什么？主症脐上一寸处压痛（水分穴）。临床只要见到这个症状，无论他发生什么病，一概有效！农村最多见，我觉得在座的农村来的不少。如果发现三四十岁左右的女同志，农民，说她是干活儿的命，只要下地，什么病都没了，一回到家就浑身难受，就用这个方，一概有效。

病案举例：

第一个，冠心病：

女，57岁。心前区憋闷，头部憋胀，感觉必须出一身汗才舒服。平常心前区刺痛，这病20年了。我怀疑她有化瘀灵这个病症，按她脐上这个部位，果然出现明显压痛，就用这个方7剂。吃了以后，心前区就不再憋闷和疼痛了，但是上楼气短而且喘，这个方子就配生脉饮，

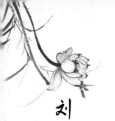

交替隔日服用，一直到疾病痊愈。这个方法用了2个月，完全治愈。体重增加10公斤。

我在这里告诉大家，治冠心病不一定必须活血化瘀，健脾、补肾、理气、清热、化痰都行。如果有瘀血在脐上的话，只要把肚脐上这一块瘀血给他拿掉，心脏疾病立刻好转，甚至消失。什么原因？我给大家、给病人解释：这地方就像三峡大坝，而这心脏就像重庆，如果这地方堵住，虽然万吨巨轮可以直达重庆，但是重庆这块水都不流了，如果是人受得了吗？我们人的心脏的血不动了，受得了吗？证明疾病的病本没在心脏本身，而在脐上部位瘀血。把这个地方瘀血解决了，心脏本身问题随即解决。

第二个，嗳气：

男，72岁。经常嗳气，嗳气达5年，夜间睡眠因为乱心而醒，就是心里烦，醒来以后，必须嗳气连连，而且声音很大。10年前用力猛拽一棵树，不慎摔倒于地，证明外伤后5年发病。5年以来还发什么病了呢？右大腿疼痛剧烈，西医认为有血栓，用脉通，一直到现在还吃脉通。我按他脐上部位，压痛，用刚才的化瘀灵，7剂。夜间睡觉不乱心了，还嗳气一到两声，病人说基本好了，我说你再吃10剂吧，结果各种症状完全消失。他夜间嗳气5年了，是因外伤引起的，但是一定要有这个主症。

第三个，呃逆：

男，80岁。曾经患十二指肠溃疡，经过中药治愈以后，一直遗留呃逆，九年不愈。呃逆不是嗳气，是呃逆！呃声断续呈无力状，每天发作十余次，同时呕吐痰涎粘黏沫，每天晚上还要从嘴里面把那些黏痰掏出来之后才能睡觉。经常感觉有气从剑突下上冲，憋闷欲死，呃逆一发作，流眼泪。

腹诊检查具有如此症状，用化瘀灵加半夏、杏仁，3剂。第1剂呃逆停止，到再次看病的时候没有发作，但是仍然感觉有气从两胁下向肚脐这个方向聚集，随后就觉得脐腹部有气散开的感觉。嘱咐再吃5剂，5剂以后呃逆一直没发，停药，再没有复发。

第四个，口腔溃疡：

某女，21 岁，我们学校的学生。3 年来经常发口腔溃疡，这次已经 2 天了，下唇至齿龈红肿，并且破溃疼痛。近两个月来，每喝水就迅速排尿，尿频，尿过更渴，再喝再尿。摁她这个主症，果然存在。用化瘀灵 3 剂，口腔溃疡痊愈，但是仍然口渴欲饮，喝了水还要尿，尿后还渴，而且饮不解渴，证明是太阳蓄水证。仿照刘渡舟教授的苓桂茜红汤，用五苓散加茜草、红花，7 剂，饮水即尿、尿完即渴的症状完全消除，口腔溃疡也没再发作。

我们要想提高中医辨证论治水平，要想方剂的疗效具有可重复性，注意！可重复性！就必须要抓主症。但是经方的主症欠缺，这就给我们学习经方带来极大困难，所以经方不容易学、不容易用、不容易推广。怎么办呢？这就要求我们群策群力，把经方的主症挖出来，挖出来之后你可以发表文章，你可以写书告诉大伙儿。这样的话，咱们中医水平不就提高了吗？咱这经方就容易用了。

按照我的经验，应该怎样挖掘呢？就是以原条文所述症状及其方药为基础，联系《内经》《难经》的有关论述，探讨其病机，最重要的是找出其症结所在，以及可能代表其病机、症结的症状。注意！我说这个症状不是《伤寒论》《金匮要略》说的症状，是指能够代表这个病机、能够代表这个症结的症状，也就是原发病位、原发病因的症状。你发现这个症状以后，感觉可能是这个方证的主症，用于病人有效了；见到另一个病人不妨用一下，然后又有效；这还不行，见到第三个又有效，差不多了；如果连续见到五个都有效，就把它固定下来！这个就是这个方证的主症。这就是我在临床上挖掘经方所对应主症的思路和方法，谨供同道参考。

编者按：此文与上篇为同一个讲座内容。上篇是交给主办方的文字稿，此文是主办方在会后整理的录音稿。文字稿没有写医案，录音稿则加有医案，较前者完整。由于录音稿是在发言时的随机发挥，是口语，内容较生动、活泼。读者可相互参照，全面体会。

上篇　老师传授

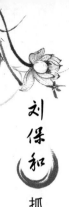

谈用经方如何"抓主症"（续）

2012 年我在北京太申祥和山庄召开的国际经方学术会议上，宣讲了论文《谈用经方如何"抓主症"》，今天讲的内容是这篇论文的续篇。为了使在座各位明了其连续性，先把一些基本概念再重复一次。

这里所说的"主症"的"症"，是"症"不是"证"。"证"是疾病的本质，体现了疾病的病因、病位、病性。"症"是疾病的症状，即不正常反应。"主症"则指体现疾病本质的最重要、最主要的症状。不能多，最好是 1 个，最多不能超过 3 个，各有 1 个分别代表病因、病位、病性就足够了。因此，我称其必须"存在而且唯一"。特别应当说明的是，在《中医诊断学》中把病人最感痛苦的症状称作"主症"，这与我所说的主症概念完全相反。病人最感痛苦的症状是"标"，不是"本"，"主症"才体现疾病的本质。"治病必求于本"，所以"抓主症"就是抓住了疾病的根本，从而达到了治愈疾病的目的。每一首有效的方剂，都应当对应着 1 ～ 3 个独有的主症，才能使方剂的疗效具有可重复性。在《伤寒论》与《金匮要略》中，张仲景对一些方证讲出了主症，但多数方证并没有讲出主症，给我们学习和运用经方带来极大困难。我们的任务就是把它们的主症挖掘出来，公之于众，使中医学术水平及临床疗效取得彻底提高。这样，学起中医来就是十分容易和愉快的事。

在上次讲座中我讲了小柴胡汤、甘麦大枣汤、四逆散、旋覆花汤 4 个方证。其中小柴胡汤证的主症是敲击右胠胁引右肋弓下疼痛；甘麦大枣汤证的主症是"紧张"；四逆散证的主症是脐左肓俞穴压痛；旋覆花汤证及自拟"化瘀灵"证的主症是脐上水分穴处压痛。其中四逆散证与旋覆花汤证主症均与《难经》腹诊理论相关。今天，我将《难经》腹诊理论所对应的经方进一步讲完全，再讲当归芍药散证、奔豚汤证及金匮肾气丸证的主症。此外，再补充两个方证即栀子豉汤证与桂枝茯苓丸证的主症。

首先讲第 1 方：栀子豉汤。

本方是《伤寒论》中一首重要方剂，由栀子、淡豆豉组成。

主症：难入睡，反复辗转；按压剑突下部位（当胸骨剑突至鸠尾穴处，可以拇指按压），患者觉局部有明显的憋闷感或兼有不同程度的疼痛感；脉寸关之间尤以右脉寸关间浮滑而数。

病案举例：

①～③案见前《论"抓主症"》文中栀子豉汤方案（病例 10 ～ 13），此略。

④张某，女，53 岁，家住河北省冀县（今为冀州市），农民。1998 年 3 月 28 日初诊。

近日感冒后难入睡，躺 1 ～ 2 小时始睡。每躺下必心悸，心中扑腾。西医诊其患冠心病。胸闷，当胸骨至剑突透不过气来，生气时天突至上脘闷甚，烦甚，每天阵发烘热汗出。面、手、足肿均已 20 年。此皆由生二胎后引起。此外，鼻不闻香臭已 4 ～ 5 年。脉弦细涩，寸关间滑数，舌红苔腻。剑突下及脐上压痛甚。予栀子豉汤加枳壳、香附、柏子仁、丹参各 10g，三七粉 3g（分冲）。10 剂。

4 月 7 日二诊：心烦大减，已能睡觉，鼻已知香臭，诉吃饭闻味"香得不行"，已能打喷嚏了。"心里闷得慌"等症均大减。

继以上方加减治疗，诸症渐愈。

按：本案虽然主治其冠心病胸闷、心悸等症，但附带更将已达 4 ～ 5 年的鼻不闻香臭顽疾治愈，可见栀子豉汤宣透力之强大。

第 2 方：桂枝茯苓丸。

本方见于《金匮要略·妇人妊娠病脉证并治》，由桂枝、茯苓、牡丹皮、芍药、桃仁各等分，末之，炼蜜和丸。

主症：左少腹（脐的左下方相当足阳明胃经的左外陵穴，在天枢穴下 1 寸，任脉阴交穴向左旁开 2 寸取穴）按之悸动而痛；脉右寸浮而涩，左关弦细涩。

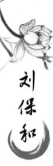

桂枝茯苓丸证多见于妇产科病。凡月经不调、痛经、不孕、习惯性流产、死胎不下、产后胎盘残留、人工流产后遗症而见上述主症者，可以本方作汤剂，每味药各10g，治疗效果殊佳。

病案举例：

①案见《论"抓主症"》文中桂枝茯苓丸方案（病例5），此略。

②周某，女，36岁，河北省四建职工。1990年2月19日初诊。

23岁始即发呕吐，至今仍时发不断。心悸，不能右卧，卧则右胸不适，呕吐酸苦水。两腿胀重，腰痛，卧重起轻。拍按其脘腹有振水音。带清稀而多，月经25日一次，多血块。左少腹压痛。予桂枝茯苓丸加半夏、白术各10g，炙甘草6g。2剂。

2月21日二诊：未呕吐，带见少，未感右胸不适，心悸未发，已能右卧。脘腹振水音未闻及。诉药后觉矢气多。按其左少腹压痛明显减轻。再予原方化裁，继服15剂，诸症均愈。

按：本病虽以呕吐为主要痛苦症状就诊，但左少腹压痛明显则证明乃久瘀血所致。以其兼有脘腹部振水音，乃水停心下，故以桂枝茯苓丸合苓桂术甘汤加味而效。

③杨某，女，39岁，河北省藁城县农民。2009年2月15日初诊。

患者头往左转时即颤动，向右转时则不颤动，已10年。头往左转时，觉颈部筋肉僵硬板滞。左少腹压痛。予桂枝茯苓丸（含赤芍、白芍）各10g。7剂。

2月22日二诊：症状似好一点。原方15剂。

3月8日三诊：头左转颤已大减，减一半以上，转头时颈筋似痛。上方加葛根10g。15剂。

3月23日四诊：头颤消失。停药。

按：叶天士曰："人身左升属肝，右降属肺，当两和气血，使升降得宜。"肝藏血，主血的运行，故肝气从左而升。本患者左少腹压痛，血瘀于左，而不能升于上，不能营养颈左之筋脉，故头向左转则颤动不止，并伴颈筋僵硬板滞不舒。今以桂枝茯苓丸化其左少腹瘀血，则正常血液可升达于上而诸症均愈。

④闫某，女，29岁，河北省林业厅干部。1998年11月9日初诊。

从春节始即觉左半身（颈、上下肢）筋脉不舒，转动头部及伸屈左上下肢均感拘紧。2年前做过人流。左少腹有压痛，脉如桂枝茯苓丸证样。予桂枝茯苓丸（含赤芍、白芍）加活络效灵丹加益母草、川牛膝、炮山甲、葛根各10g。7剂。

11月16日二诊：药后诸症消失。近2日因感冒又有些不舒。原方5剂。

11月24日三诊：近3日停药，小腹觉凉，受凉则不舒。上方加炮姜10g。7剂。

12月1日四诊：小腹已不凉。仅觉左肩不舒。桂枝茯苓丸加益母草、当归、葛根、丹参各10g。7剂。

12月8日五诊：上下肢已正常，仅左颈肩稍有不舒。上方加蜈蚣3条，全蝎、土鳖虫各6g。7剂。

12月15日六诊：诸症均除。配丸方巩固。

按：凡左半身不舒，均应想到是否为桂枝茯苓丸证，但要加味，必要时加虫类药。

以下讲当归芍药散、奔豚汤、金匮肾气丸三方。在此之前，先引述《难经·十六难》原文，"假令得脾脉……其内证当脐有动气，按之牢若痛……有是者脾也，无是者非也""假令得肺脉……其内证当脐右有动气，按之牢若痛……有是者肺也，无是者非也""假令得肾脉……其内证脐下有动气，按之牢若痛……有是者肾也，无是者非也"。这是运用此三方的理论根据。

第3方：当归芍药散。

《金匮要略》在"妇人妊娠病脉证并治"中曰："妇人怀妊，腹中疞痛，当归芍药散主之。"在"妇人杂病脉证并治"中曰："妇人腹中诸疾痛，当归芍药散主之。"本方由当归三两、芍药一斤、茯苓四两、白术四两、泽泻半斤、芎䓖半斤组成，共杵为散，取方寸匕，酒和，日三服。

本方的主症：当脐中压痛。

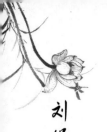
　　我认为，探讨本方应从方剂的药物组成入手。本方基本上分为两组药物，一组是当归、芍药、川芎，一组是白术、茯苓、泽泻。前者养血兼以活血，后者健脾兼以利湿。可见，本方适用于妇人妊娠，在脾虚的基础上兼见血虚、血瘀而湿阻者。因其脾虚而湿阻，其病位应居于中，对应《难经》理论，应在"当脐"，因其血瘀，故按之痛，且有动气。因其血虚并兼脾虚，患者自觉"疼痛"即绵绵而痛，而非如寒疝之绞痛，亦非纯粹血瘀之刺痛。

　　据临床体会，本证不论男女均可出现。就妇人妊娠而言，亦与孕妇在怀妊前的体质有关。此类患者大多在平时即当脐压痛，但并不自觉。由于脾虚而血瘀、湿阻，患者每于行经时虽瘀血得下，但脾虚尤甚，故多见经行腹泻一症。湿阻亦与阳气不运、不通有关，故患者平时即觉脐腹间喜暖而畏寒，经期尤甚。

　　总之，运用本方并非仅限于怀妊之妇女，而是广泛用于男、妇具脾虚、血虚、湿阻、血瘀证候者。其主症即为脐中压痛。育龄期妇女，并可兼见经行脐腹喜暖畏冷及经行腹泻。均不以是否腹痛为辨证要点。换句话说，只要具有上述主症，不论男女，亦不论患者是否自觉腹痛，皆可用之。

　　病案举例：

　　①刘某，女，28岁，住石家庄市高柱小区。2009年4月15日初诊。

　　患者已婚3年。2006年怀孕1次，用药物使其流产。此后1年来又服紧急避孕药2次。后即渐致月经不调，月经由40～50天1次渐至2～3月1次。近1年半以来，更致闭经，必用西药黄体酮才能来月经。而且2年以来，虽未避孕亦未受孕。末次月经在4月11日，由服用黄体酮而至，今已净。省级某医院诊其为"子宫内膜薄"，并且"不排卵"。以往经行时大便偏稀，纳、眠尚可，只觉腰酸腿软，站久腰痛，膝以下至两足凉感明显。2年以来当性生活时觉阴道发干，平时尚有少许白带色黄。诊其脉弦细无力而尺弱。舌暗红，边尖有瘀点，中有裂纹，苔薄白腻。

据其脉症诊为肾虚、血虚、血瘀。嘱其停服西药，仅用中药调理。先后予四物汤、六味地黄汤、五子衍宗丸及活血化瘀等品，经二诊服至 5 月 13 日仍未来经，并诉仍腰痛，阴道内干，仍有少许黄带。遂予腹诊，按其脐中明显疼痛，重按更痛，而他处压痛则不明显。据此而拟下方：

当归、白芍、川芎、白术、茯苓、泽泻、杜仲、川断、桑寄生、枸杞子、菟丝子、沙苑子、女贞子、旱莲草、巴戟天、仙灵脾各 10g，黄柏 6g。7 剂。

5 月 20 日四诊：诉经仍未至，但觉乳房有些胀感，阴道稍觉湿润，白带如前。嘱其继服原方 7 剂。

5 月 27 日五诊：诉 5 月 21 日即来月经，但量很少，仅相当于正常量的 1/3，共经行 5 天。阴道内湿润多了，白带如前。嘱其继服原方 14 剂。

6 月 10 日六诊：诉阴道内已不干，黄带已无。目前仅有腰痛，当后仰时腰阳关处痛，余症已无。予原方加熟地黄 15g。嘱其继服 14 剂。

6 月 24 日七诊：诉近 10 天来小腹阵痛，并伴乳胀，大便常觉有不净感，日 2 次，量少。上方加枳实 10g。7 剂。

7 月 1 日八诊：诉 6 月 26 日来经，经行共 6 天，与正常量相同，乳已不胀。大便每日 1 次，已净。阴道不干。腹痛、腰痛均除。嘱其原方继服至下次来月经。

10 月 28 日来诉，上方服至 8 月 10 日来经。经量如常，即未再服药。现已怀孕 2 月，欲诊胎儿情况。诊其脉滑数如珠，右大于左，可能是女胎。嘱其勿用任何药物，注意休养保胎。

2010 年 9 月 29 日陪同他人来看病，诉足月顺产一女婴，现健康。

按：脐中压痛为应用当归芍药散主要指征。本病月经不调以致闭经而不孕，乃由药流及其后滥用避孕药物留瘀并伤及脾肾所致。脾虚则津液转输不利而湿阻，故虽阴道发干却仍有黄带。其腰酸腿软并膝以下冷感明显则为肾精亏损所致。故主方予当归芍药散健脾化湿，养血行血，并加补肾益精之品而取效；方中稍加黄柏，乃治其兼夹湿热

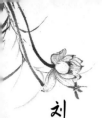

之黄带也。

②张某，女，16 岁。中学生，住石家庄市学院路。2009 年 10 月 4 日初诊。

诉易出虚汗已半年，两手心汗出尤多，甚则能滴下水珠，两腋下及脚心亦汗多。触摸其两手掌有湿凉感。月经来潮已 1 年余，末次月经在 9 月 17 日，经行 4 天，行经时觉小腹凉痛，大便较平日偏稀。虽知饥但稍多食则脘腹不舒。入睡难，易醒，睡不实。尿频，每 1 节课后必须排尿。脉弦略涩偏迟缓。舌淡润苔薄白腻。脐中明显压痛。予当归芍药散原方：当归、白芍、川芎、白术、茯苓、泽泻各 10g。7 剂。

10 月 11 日二诊：腋下及脚心汗大减，手汗少了，仅触之潮湿，较前手已觉温。但诉手凉时仍出汗，热时汗更多。再予原方 7 剂。

10 月 18 日三诊：腋下汗已除，手脚心汗大减，已如常人。余症均除。嘱其继服原方 14 剂。

11 月 1 日四诊：病未复发，已愈。停药。

按：此患者经行大便偏稀，乃素体脾虚夹湿所致，其小腹凉痛则与血瘀有关。脾虚则水液转输失常，而致手足心及腋下汗多且尿频。以其脾胃运化失调，故稍多食即脘腹胀满不舒。胃不和则寐不安，故难入睡易醒。方以当归芍药散健脾化湿，并养血和血，诸症自愈。

③邓某，男，41 岁，住石家庄市中华大街。1998 年 1 月 18 日初诊。

患过敏性鼻炎已 6 年，现每天晨起必频繁打喷嚏，流清水鼻涕，起床后虽不开窗亦发作不止，常至中午才得以缓解，伴颜面不定处发痒，两目内眦发红且痒。纳、眠、二便正常，只是有时食冷物后胃胀难受，甚则可继发腹泻。夜卧并可见交替鼻塞，但白天鼻通气正常。脉寸沉，关浮弦，尺沉紧。舌质正常，中有裂纹，苔薄白腻。按其腹部，仅脐中压痛明显。方以当归芍药散加味：当归、川芎、白芍、白术、茯苓、泽泻、荆芥、防风、藿香、厚朴各 10g，黄连 6g。7 剂。

2 月 1 日二诊：患者自服上方 14 剂。第 1 周仅有 2 天出现喷嚏、流涕，近 1 周未再发作，面痒及目内眦赤痒均减，但夜卧交替鼻塞未除。上方加苍耳子、辛夷各10g。7剂。

2月15日三诊：患者又自服14剂。夜睡时鼻塞已除，晨起喷嚏、流涕及面痒、目痒诸症均未再发。为巩固疗效，以上方配成丸药，蜜丸，每丸重10g，早晚各服1丸，连服2月。后知其未再复发。

按：过敏性鼻炎为一种难治性疾病。李东垣说："九窍不和，皆属胃病。"患者打喷嚏、流鼻涕始终不愈，一因鼻窍部位的风邪留恋不去，一因水液上泛，乃脾虚而导致的祛邪无力和水液转输失常。因此予当归芍药散，方中当归、川芎、白芍养血活血，有治风先治血，血行风自灭之意。白术、茯苓、泽泻健脾以利水液的正常输布，更加荆芥、防风直接驱除所恋之风邪，藿香、厚朴以助脾胃之运化。伍以黄连以除内蕴之湿热，与荆、防为伍更取火郁发之，对继发面痒、目赤痒均有效果。至于苍耳子、辛夷，则不过寻常通鼻窍之品，在其中并不起主要作用。其辨证要点则在于脐中压痛也。由本案可知，当归芍药散乃男、妇杂病均可适用之佳方。

第4方：奔豚汤。

《金匮要略·奔豚气脉证并治》曰："奔豚，气上冲胸，腹痛，往来寒热，奔豚汤主之。"本方由甘草、芎䓖、当归各二两，半夏四两，黄芩二两，生葛五两，芍药二两，生姜四两，甘李根皮一升组成。上药以水二斗，煮取五升，温服一升，日三服，夜一服。

由于甘李根皮药房不备，可以桑白皮代之。

主症：脐右肓俞穴压痛。

对于本方证病机，古今医家多认为乃肝气上逆。如尤在泾曰："此奔豚气之发于肝邪者，往来寒热，肝脏有邪，而气通于少阳也。肝欲散，以姜、夏、生葛散之；肝苦急，以甘草缓之；芎、归、芍药理其血；黄芩、李根下其气。"

我认为对本方的认识还应当深化。《神农本草经》曰葛根"主消渴、身大热、呕吐"，证明本方重用葛根是清胃热、降胃逆。本方黄芩与桑白皮相伍，有清肺热、降肺气作用；与白芍相伍，具有黄芩汤意，有清胆热，从而使胆气下降的作用。总之，本方葛根、桑皮、黄芩、白芍四味药，其实是清肺、胃、胆热，使肺、胃、胆气从右而降，从而抑制肝气从左之过升，并有归、芎行血，半夏、生姜化痰行津液，甘草和中，廓清气机升降的道路，以疏利肝气，使其上逆之气分散于周身。由此佐金制木，则肝气上逆引起的奔豚自愈。以其病本在肺，而肺气及胆气、胃气均从右而降，故其主症应是脐右肓俞穴压痛。依此主症，临床不论何病，均能以奔豚汤取得良好疗效。

病案举例：

①田某，女，21岁，襄樊职技学院学生。2005年8月21日初诊。

患者14岁月经初潮，后即常发痛经。近2年以来，平时即常发脐下痛，并有气从脐下上冲于剑突下，甚则可致不省人事达10～15分钟。每月可发1～2次。其发时并伴频繁早搏，西医云"心律不齐"。口苦、性急、常憋闷气。其母诉，其祖父亦有此疾。平时大便前半部分干燥，下之不爽。夜卧难以入睡，睡后易醒，再难睡，并觉两胁下胀满。常晨起觉咽中痰滞不爽，咯之难出。舌红绛，苔薄黄，中后有1块剥苔。脉弦细偏数，关沉紧涩。脐右肓俞穴压痛明显。予奔豚汤原方：

当归、川芎、白芍、黄芩、葛根、半夏、桑皮各10g，炙甘草6g，生姜3片。3剂。

8月24日二诊：未发气冲，夜睡已正常。原方7剂。

2006年1月13日三诊：上方服后气冲之症一直未发。今因右下腹觉有抽痛感而来就诊。诉此症发作已达半月，每1～2天发作1次，每次发作30秒左右自止，多于饭后出现。多食觉胃发胀，饭后即欲大便，却便不出，便干。咽部仍有痰滞之感，常不自觉地发出"吭吭"之声。两腿觉烦扰不宁，喜捏揉。夜卧将醒时常有"魇住"，即自觉胸部被重物压住，身体有动弹不得之感。脉弦细偏数。舌红绛，舌根苔少。脐左、右均压痛。方以四逆散、奔豚汤、金铃子散合方，即上方加柴胡、枳实、川楝子、延胡索各10g。7剂。

1月20日四诊：除昨夜仍有"魇住"之感外，余症均大减。原方7剂。

1月27日五诊：右下腹抽痛未发，魇症已除，睡眠正常，仅脐右仍有压痛。再予奔豚汤原方治疗。后知诸症已愈，未再发。

按：此虽属肝气上逆之象，而其因则由肺气不降，痰瘀阻滞。《内经》云："左右者，阴阳之道路也。"道路壅塞，气机受阻，昼则气冲于上而便下不爽，夜则将醒魇住而身不能动，其主症一在脐右压痛，一在痰滞于咽，均为肺气不降之征。肺气不降则肝气乘势上逆，乃木反侮金也，故以奔豚汤佐金制木而效。

②王某，男，10岁。河北省武邑县人。2001年11月6日初诊。

今年春节后感冒，愈后继发自觉气从脐腹部位上冲至咽，先觉咽痒，继则咳嗽，每次连续达7～8声，无痰，同时伴四肢抖动，至今已10个月。西医诊为"多动症"，但治疗无效。近来发作尤为频繁，每天可发4～5次，患者及家属甚为苦恼。脉浮滑数。舌边尖红苔白腻。脐右压痛明显。予奔豚汤原方：

当归、川芎、白芍、桑皮、黄芩、葛根、半夏各6g，炙甘草4g，生姜三片。2剂。

11月8日二诊：已基本不咳不抖。原方5剂。

11月13日三诊：上症未发，已愈。停药。后随访，知未再复发。

按：此亦肝气上冲并迫肺气上逆，予奔豚汤佐金制木而效。

③高某，男，68岁，河北经贸大学退休职工。2009年8月6日初诊。

患者1994年患膀胱癌，术后因前列腺增生只有等尿与尿不净之感。但烧心已2年，烧心感可上达于膻中处，夜间1～2点常因烧灼疼痛而醒，但不吐酸，不嗳气。省级某医院8月2日胃镜诊为"慢性浅表性胃炎伴糜烂，食道裂孔疝"，嘱其服"奥美拉唑"，患者恐有副作用而未服，故来就诊。现剑突下觉钝痛，每天昼夜均不舒，但与饥饱和进食冷热无关，随时都有此症状。有时头晕，但血压正常。脉寸关间浮弦，重按关尺沉而有力。脐右压痛甚于脐左。拟奔豚汤与四逆散合方加味：

柴胡、当归、川芎、白芍、半夏、黄芩、桑皮、葛根、枳实、浙

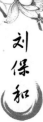

贝、百合、乌药、川楝子、延胡索、旋覆花、丹参各 10g，乌贼骨、煅牡蛎各 15g（先煎），炙甘草 6g，生姜三片。7 剂。

8 月 13 日二诊：上方服 3 剂，剑下钝痛即消失，夜间 1 ～ 2 点未再发烧灼疼痛，睡眠已转正常，现在胃脘部仅有轻微的烧心感，原有之等尿与尿不净感亦除。原方再服 7 剂，诸症均除而停药。

按： 本病因"食道裂孔疝"而发烧心感已 2 年，夜间 1 ～ 2 点恰逢肝气偏旺之时，肝气上逆，则此时食管反流尤甚，故烧灼疼痛而醒。方以奔豚汤降肺气以佐金制木，并伍以四逆散疏肝理气，百合汤、金铃子散和胃清热，旋覆花、丹参化瘀，乌贼骨、牡蛎制酸，终获良效。

第 5 方：金匮肾气丸。

本方主症：脐下气海穴压痛。

肾气丸一方，在《金匮要略》中凡五见，其中在"中风历节病脉证并治"篇有"崔氏八味丸，治脚气上入，少腹不仁"；在"血痹虚劳病脉证并治"篇有"虚劳腰痛，少腹拘急，小便不利者，八味肾气丸主之"。所列处方均为"干地黄八两，山药、山茱萸各四两，泽泻、牡丹皮、茯苓各三两，桂枝、附子（炮）各一两。上八味末之，炼蜜和丸梧桐子大，酒下十五丸，加至二十丸，日再服"。这两条原文中最需要重视的症状就是"少腹不仁"与"少腹拘急"。证明肾气丸主治的原发病位在于"少腹"。那么，应当在少腹何处呢？《难经·六十六难》曰："脐下肾间动气者，人之生命也，十二经之根本也，故名曰原。"可见，此脐下肾间动气即为肾的原气，联系前述"假令得肾脉……其内证脐下有动气，按之牢若痛……有是者肾也，无是者非也"，此处应在"气海"穴。"气海"者，原气之海也，乃肾原之气的发生地，于此处按之痛，是辨病位在肾的主症。我在临床中，查知此处压痛，予肾气丸加减治疗，常获良效。并且发现，由肾气丸变化而来的六味地黄丸，其应用范围更为广泛。用六味地黄丸进行加减，较应用《金匮》肾气丸的机会更多。

病案举例：

①江某，男，49 岁，石家庄市 24 中学教师。2005 年 11 月 24 日

初诊。

患口腔溃疡已6年，现每周均发作，此起彼伏，长年不断。今两颊、下唇各有1块溃疡。诉吃西红柿、苹果等物更易发作。此病乃遗传。虽然其父母均无此病，但其姐、其女均患。此外，并且舌尖痛，常觉口干舌燥，喝水后口干舌燥更甚。且喝水后即不停地排尿，就更想喝水。患前列腺炎13年，有等尿、尿分叉且尿不净。干活儿弯腰痛，坐久腰骶部痛，但睡醒则觉腰舒服。上楼腿发软。膝以下发凉，诉肚子稍遇凉必大便稀。现1天大便3～4次，偏稀，却觉便下不畅。夜尿3次。脉弦紧，右关沉弦，左关尺无力。舌淡胖润，苔薄白。脐下气海穴压痛明显。方予《金匮》肾气丸加味：

熟地黄30g，山茱萸、生山药各20g，茯苓、泽泻、牡丹皮、楮实子、怀牛膝、杜仲、川断、桂枝各10g，肉桂6g，制附片6g（先煎）。7剂。

12月1日二诊：口腔溃疡已愈。腰痛已减，膝以下仍凉。大便转日1～2次，较稠且顺畅了。夜尿2次。口干舌燥减，喝水仍多，排尿次数仍多。上方加肉桂、附片各4g。7剂。

12月8日三诊：口腔溃疡未发。腰痛续减，膝以下仍凉，但上楼有劲了。喝水明显减少，不太想喝水了。排尿次数减少，排尿始已不分叉，但尿到最后仍分叉，夜尿1次。晨起仍有口干舌燥感，舌尖仍稍痛，有时口苦。上方加麦冬、生地黄、黄芩各10g。7剂。

12月22日四诊：患者自服上方至14剂。口腔溃疡未再发。膝以下凉感及口干舌燥、舌尖痛、口苦诸症均除。大便日1次，性状正常。饮水与排尿均恢复正常。原方继服14剂。复诊知口腔溃疡未复发。除尿仍有分叉外，诸症均已消失。停药。

按：本病口腔溃疡已6年，几乎无有平复之时。口渴欲饮，饮不解渴，饮后且不停排尿，乃消渴之象。其伴腰痛腿软，便稀畏冷，证明上述诸症显为肾阳虚衰，水气不化，龙火升腾之象，其脐下压痛更为此证之特征，故以《金匮》肾气丸温肾利水、引火归元而效。

②陈某，女，75岁，住石家庄市维明大街。2005年4月3日初诊。

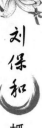

患者 1 年前血压偏低，但近 1 年来却收缩压偏高，今测血压 160/66mmHg。目前尤感痛苦的是吃饭时不能移动地方，只要盛饭移动地方，就觉胃脘胀饱而不能再吃，此症已发 2 年。但饥饿时又觉心中发空，稍吃一点即除，又不可多吃。走路时亦觉胃脘部胀满不舒。头晕 2 年以上，并发前额、太阳穴、脑后疼痛，遇凉风吹反觉舒适。颈筋板滞，活动后舒服。腰痛，躺卧后可减。两膝亦酸痛达 10 年以上，走后加重，休息可减。虽入睡可，但睡 3 小时即醒，醒后必须起来再干点活儿，然后可再睡，如此 1 天可断续睡 6～7 小时。脉弦硬而涩。舌暗红，苔黄腻。脐下压痛。方以六味地黄丸加味：

生地黄、熟地黄、山茱萸、生山药各 20g，茯苓、泽泻、牡丹皮、杜仲、川断、桑寄生、怀牛膝、菊花、枸杞子、丹参各 10g，砂仁 6g，生黄芪 30g，生龙骨、生牡蛎、龟甲、鳖甲、生石决明各 15g（先煎）。7 剂。

4 月 10 日二诊：上方仅服 2 剂，吃饭移动地方胃脘胀满之感即除。后再以上方加减，服 14 剂后，血压即转正常，自测血压 130/70mmHg。未再服药。

按：吃饭时不能移动地方，确实令人费解。从脐下压痛及其他肾虚症状看，此或可解释为肾元之气虚损，动则冲气不摄并夹胃气上逆所致。此与肾虚病人动则吸气费力而上气不接下气一样，均属肾不纳气，故以六味地黄丸加味，滋肾平肝并镇冲降逆而效。

③王某，女，46 岁，河北财贸学院教师。1990 年 12 月 17 日初诊。

西医诊其为"冠心病，心肌供血不足"已 5 年余，现血压 154/100mmHg。心悸，气短，胸闷，胸痛牵及后背。时觉脐腹部位有热气上冲于胸膈，一旦发作即觉心中空虚，此时如正当进食，即立刻不能再食。平时畏冷，尤以下肢为甚。脉右大于左，左关浮弦，左寸尺弦细。舌淡苔白。脐下压痛。予六味地黄丸加味：

熟地黄 30g，山茱萸、生山药各 20g，茯苓、泽泻、牡丹皮、怀牛膝、枣仁、远志、五味子、柏子仁各 10g，龙齿 30g（先煎）。7 剂。

12 月 24 日二诊：上述诸症均减，血压 140/90mmHg，热气上冲之症已除。现觉生气时左胸部可呈放射性痛如针刺之感，并觉胸膺间有异物充塞感。上方加丹参15g，檀香3g，瓜蒌15g，薤白10g。7剂。

12月31日三诊：血压140/85mmHg。上述诸症除有时心悸、气短外均已消失。今予上方配成丸药，再服3个月。后来诊，知诸症未复发。

按：六味地黄丸乃平补之剂，而非滋阴降火之品，其热气上冲于胸脘，乃肾虚冲气上逆所致。气冲于上则虚于下，故下肢反觉冷甚，以六味地黄丸加养心安神、平冲降逆之品而效。左胸部如针刺样痛并伴胸膺间之异物充塞感，乃痰瘀相结于胸间，故加入活血滑痰之品而效。实践证明，凡脐下压痛者，六味地黄丸较《金匮》肾气丸应用的机会更多。

④史某，女，34岁，河北省枣强县人。2002年4月4日初诊。

今年春节后即发脐以下小腹有下坠感，尤以大小便后下坠感明显，常欲大便而难下。现日1次大便，但便后有不净感，后再欲大便亦无便可下。每晚7～8点钟必头晕眼花。夜间睡眠多梦。诉饥而不欲食已2年。两膝以下至足部觉沉重。弯腰时腰痛，虽稍休息可减，但晨起仍觉腰部板滞沉重。两下肢怕冷，觉小腹部位有冰凉之感，像吃了凉水果一样。脉弦细而关尺无力。舌淡润苔薄白。脐下与脐左均有压痛，但以脐下为甚。方以杞菊地黄汤加味：

熟地黄30g，山茱萸、生山药各20g，茯苓、泽泻、牡丹皮、当归、白芍、枸杞子、菊花、桑寄生、怀牛膝各10g，鹿角霜20g（先煎）。8剂。

4月12日二诊：腹坠感已除，二便已畅。头晕眼花大减，现仅一过性而已。饥而不欲食之感亦减，但仍不能多食。已不怕吃凉的了。脐下按之已不觉痛，只是感觉有些发酸，但脐左压痛未减。诉目前背部当腰以上肉皮疼，痛得不可触碰。双腿从春节后即烦扰不宁。仍梦多。腰酸，不论干活还是休息皆然，已经2年，晨起尤甚。此肝气不疏之象未除。原方加四逆散化裁：

上方加柴胡、枳实、陈皮、半夏、焦三仙、木瓜、丹参、小茴香

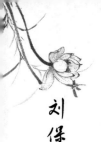

各 10g。10 剂。

4 月 22 日三诊：纳已大增，肉皮痛已除，梦少了，腿软、腿烦及腰酸均减十分之七八，小腹已不觉冰凉。但诉平时就易上火，现仍时发口苦、恶心，近 2 天晨起口苦明显，排尿时并觉尿道发热。

上方加黄芩、竹茹、竹叶、生地黄各 10g。7 剂。

4 月 29 日四诊：诸症已除。停药。

按： 据临床所见，常有脐中、上、下、左、右或并见压痛者，则当归芍药散、化瘀灵、金匮肾气丸（或六味地黄丸）、四逆散、奔豚汤诸主方可以兼用化裁。本案即脐下与脐左均现压痛，故最终予六味地黄丸合四逆散加味而效。

综上所述，可知用经方首要的是挖掘出该方证所应具备的主症。为此，就要联系《内经》与《难经》的基本理论，从《伤寒论》与《金匮要略》所述条文列出的症状与方药中探索其病机，由此才能进一步推导出可能具备的主症。然后再在临床中反复验证。据我的体会，如在具有此症状的五个患者中用此经方都有效，则此症状即可确定为该方证的主症，此后应用于其他患者，必然具有可重复性。

（原载于《北京第五届国际经方学术会议论文集》，2015 年 6 月由中华中医药学会主办）

编者按： 此文与上两篇文章有连续性。上两篇文章讲解了四逆散证主症及化瘀灵（旋覆花汤加减方）证主症，此文加入了当归芍药散证、奔豚汤证及肾气丸证主症，从而完善了《难经》腹诊理论与相应经方的临床应用。

这三篇文章都是"谈用经方如何'抓主症'"。需要说明的是，其中内容只是刘师对经方抓主症研究成果的一部分，其余部分可参见刘师以下论文及学生们的医案按语。今后随着刘师新著的出版，读者还可以获知更多这方面的经验。

例如，关于柴胡桂枝干姜汤证主症的挖掘就是刘师又一个贡献。《伤寒论·辨太阳病脉证并治下》曰："伤寒五六日，已发汗而复下之，胸胁满微结，小便不利，渴而不呕，但头汗出，往来寒热，心烦者，此为未解也，柴胡桂枝干姜汤主之。"本方由柴胡、桂枝、干姜、天花粉、黄芩、牡蛎、炙甘草组成。历来注释《伤寒论》者，多属顺文衍义，虽然对病机有所解释，但都没有落实到主症上。如按照条文中所述症状应用，则临床中具备此种症状的患者并不多见，因此本方很少被医家广泛使用。刘渡舟教授在《刘渡舟医论医话100则》书中有《结合临床论柴胡桂枝干姜汤的应用》一文，文中说："陈慎吾先生生前对我说：柴胡桂枝干姜汤治疗少阳病而又兼见'阴证机转'者，用之最恰。我问陈老什么是'阴证机转'时，陈老则顾左右而言他，没有把话讲清。"对于这件事，刘老在给刘师所在的首届中医研究生班授课时也讲过，是在问陈老什么才是柴胡桂枝干姜汤证主症时，陈老才说"少阳病有阴证机转"。其实"少阳病有阴证机转"是病机，不是主症。当再一次追问到底主症是什么时，陈老则"顾左右而言他"。刘师常对我们说，做学问要"知之为知之，不知为不知"，这种所答非所问、词不达意的回答显然是不妥当的。陈老可能不知其主症，也可能知道而不肯告诉，因为这是"秘诀"。刘渡舟教授对此长期研究体会，在上文提出，本方具"小柴胡与理中汤合方之义"，由于体现"阴证机转"，其主症应有太阴脾寒的"下利与腹胀"特点。此外就应具有"口苦、恶心欲吐"等少阳证证候，脉应沉弦而缓，舌苔白滑而润。至于"后背疼痛""小腹胀满""小便不利""两手麻木"等，则为或然症。总之，本方"能温寒通阳，解结化饮，疏利肝胆之气，善治背痛、腹痛、腹胀、胁痛、胁胀、小腹痛、小腹胀、小便不利、大便溏薄等证"。刘师认为，刘渡舟教授对本方证病机的解释是十分正确的，所列主治症状也是可能存在的，但主要缺点则在于症状罗列太多，已失去"主"症的意义。另外，本方证也不一定必然出现"下利"和"腹胀"，不符合主症必须"存在而且唯一"的定义和要求，于是使得柴胡桂枝干姜汤的应用范围或空泛，或狭窄。刘师在临床中长期思考和研究，终于发现敲击右肤胁时，如病人感到自乳中线向下与右胁肋下缘交叉点处腹部疼痛，即右腹哀穴处疼痛，则为柴胡桂枝干姜汤证主症。具此主

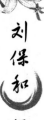

症，应用柴胡桂枝干姜汤，不论病人什么病，出现什么症状，均能随之而愈，百发百中。这是什么原因？原来，敲击右肤胁引右肋弓下痛是小柴胡汤证主症，由此向右下延伸，即达于右腹哀穴，而此穴乃足太阴脾经穴位，向下达于此，示病情已由半表半里的少阳进入里证的太阴。此外，具此主症病人，更多兼见脐中压痛，更证明病位已延及脾，从而说明本症确实体现"少阳病有阴证机转"。只要见此主症，就没有必要再兼见下利与腹胀之症。事实上，下利与腹胀亦并非太阴脾寒的必见症状。刘师沿此思路继续研究，又发现敲击右肤胁只是局部痛，则是逍遥散证与乌梅丸证。因为逍遥散证病位在肝、脾，乌梅丸证病位在肝、脾、肾，示病位已向肝延伸了。但逍遥散证病位仍较浅，故仅有敲击痛，乌梅丸证则病位更深，除有敲击痛外，并兼右肤胁有紧束和贴物感，体现了三阴虚寒，而寒主收引的特点。更有趣者，乌梅丸证还可出现左天枢穴压痛，证明此处乃人体气运动从阴转阳的重要节点。将上述主症再与刘师在《刘保和〈西溪书屋夜话录〉讲用与发挥》书中谈到的逍遥散证主症与乌梅丸证主症相互联系，相互结合，更能确保应用二方的准确性。

由上所述，可知运用腹诊及敲击肢体获取相应主症的方法，值得我们在临床中进一步深入研究和探讨。

畅三焦，化水邪

——三谈用经方如何"抓主症"

一、概念铺垫

此标题共有 3 个关键词，即"三焦""水邪""主症"。首先把这 3 个概念解释清楚，作为以下内容的铺垫。

1. 三焦

我在《刘保和〈西溪书屋夜话录〉讲用与发挥》一书中，谈到"人体气运动基本模式是'枢轴－轮周－辐网'协调运转的圆运动"，并勾画了一张"人体气运动基本模式图（后天）"，提出：①肝、心、肺、肾是气运动的轮周；②脾胃是气运动的枢轴；③三焦是气运动的辐网。最后一个的提出是我对中医基础理论的发展，说明：①三焦出于脾胃，将能源不断地输向全身。引用了《灵枢·营卫生会》所说："上焦出于胃上口，并咽以上，贯膈而布胸中……中焦亦并胃中，出上焦之后……下焦者，别回肠，注于膀胱而渗入焉。"②三焦的动力来源于肾，并将肾气输向全身，参与全身的气化功能。引用了《灵枢·本脏》"肾合三焦膀胱"，《素问·灵兰秘典论》"三焦者，决渎之官，水道出焉"，以及《难经·六十六难》"三焦者，原气之别使也，主通行三气，经历于五脏六腑"。③"三焦－膜原－腠理"构成了一个具有气化功能的网络与传输系统。引用了《灵枢·本脏》所说"三焦膀胱者，腠理毫毛其应"，《金匮要略》所说"腠者，是三焦通会元真之处，为血气所注；理者，是皮肤脏腑之文理也"，以及《素问·太阴阳明论》所说"脾与胃以膜相连，而能为胃行其津液"。附带解释了《内经》关

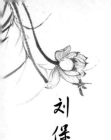

于"膜原""募原"的概念。最后结论如下：

"三焦－膜原－腠理"自然地连属在一起，使我们清晰地看到这样一个大系统：它分布于人体的表里内外，一直到最微细部位，传输精、气、血、津、液，并将人体各部紧密地联系在一起。因此，它处于一身的阴阳之间，即一身的半表半里。与经络和血脉不同的是，由于这个系统本身就具有独立而强大的气化功能，因此，它属于脏腑之中的一个"大腑"。这就是三焦的特殊性和重要性，也是该图将它标示在脏腑之中并视其为"辐网"的原因。

2. 水邪

在《中医基础理论》中，一般不单独提出"水邪"二字，而是把它列入"痰饮""水气病"等疾病中讲述。其实，水邪就是饮食物没有正常消化、运化或人体津液运行受阻，而产生的病理产物。以其具有水的流动性，并能伤人阳气，阻滞气机，故称其为"水邪"。在《伤寒论》中有"心下有水气""胁下有水气""伤寒厥而心下悸，宜先治水""水渍入胃""大病差后，从腰以下有水气"等论述。在《金匮要略》中，专门有"水气病脉证治"一章。此外，在"肺痿肺痈咳嗽上气病脉证治""痰饮咳嗽病脉证并治""消渴小便不利淋病脉证并治""呕吐哕下利病脉证治"及"妇人妊娠病脉证并治""妇人杂病脉证并治"诸章节中，一些疾病亦与"水邪"相关。尤其在"水气病脉证并治"一章中除了提出"风水""皮水""正水""石水"等病名外，并有"心水""肝水""肺水""脾水""肾水"等提法。在这里，我要着重说明，此种提法，并不意味着水停留在"心""肝""肺""脾""肾"等脏，因为《素问·五脏别论》说，"五脏者，藏精气而不泻"，水邪是不能进入五脏的，但是却可以进入五脏腠理，即五脏的"三焦"，从而损伤五脏的阳气，阻碍五脏的气化功能，变生各种疾病。

3. 主症

我在《刘保和〈西溪书屋夜话录〉讲用与发挥》一书中，专门论述了"'抓主症'体现了中医治病求本的宗旨，是方剂疗效可以重复的前提和诀窍"。区别了"病""证""症"概念的不同，指出这里所说的"主症"的"症"，是"症"，不是"证"。"证"是疾病的本质，体现了疾病的病因、病位、病性。"症"是疾病的症状，即不正常反应。"主症"则指体现疾病本质的最重要、最主要的症状。不能多，最好是1个，最多不能超过3个。各有1个代表病因、病位、病性就足够了，因此，我称其必须"存在而且唯一"。特别应当说明的是，在《中医诊断学》中，把病人最感痛苦的症状称作"主症"，这与我说的概念完全相反。病人最感痛苦的症状是"标"而不是"本"。我所说的"主症"体现了疾病的本质。"治病必求于本"，所以"抓主症"就是抓住了疾病的根本，从而达到了治愈疾病的目的。在《伤寒论》与《金匮要略》中，张仲景对一些方证讲出了主症，但多数方证并没有讲出主症，这是经方难学、难用的根本原因。我们的任务就是把它们的主症挖掘出来，公之于众，使中医学术水平及临床疗效取得彻底提高。这样，学起中医来就是十分容易和愉快的事，而不是十分困难和痛苦的事。我认为，中医的书籍和论文是否有价值，并不在于其内容如何深奥，也不在于罗列多少医案，体现其治病何等神奇，而在于能否把辨证要点，即"主症"告诉读者。如果只是叙述诸多症状，最后用某个方治好，却不说为什么治好了，不说它的"主症"何在，我认为，凡是这类文章，最好抛到一边，不要看。因为，一是编造，二是保守，三是炫耀，对不起读者。

我在2012年及2015年北京召开的国际经方学术会议上，先后发表了《谈用经方如何"抓主症"》两篇论文。讲述了小柴胡汤、甘麦大枣汤、栀子豉汤、桂枝茯苓丸方证的主症。说明小柴胡汤证的主症是敲击右胠胁引右肋弓下疼痛；甘麦大枣汤证的主症是"紧张"；栀子豉汤证的主症是按压剑突下部位患者感觉局部有明显的憋闷感或兼有不同程度的疼痛感，脉寸关之间尤以右脉寸关间浮滑而数；桂枝茯苓丸证的主症是左少腹（即左外陵穴）按之悸动而痛，脉右寸浮而涩，左关弦细涩。此外，联系《难经》腹诊理论，阐明四逆散证的主症是脐左肓俞穴压痛；旋覆花汤证及自拟"化瘀灵"证的主症是脐上水分穴

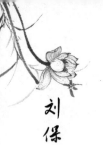

处压痛；当归芍药散证的主症是脐中压痛；奔豚汤证的主症是脐右肓俞穴压痛；金匮肾气丸证的主症是脐下气海穴压痛。

以上所揭示的主症，是经得起重复的。临床只要具备上述主症，选用相应经方，对内、妇、儿、外各科的任何疾病及出现的任何复杂症状一概有效。

以上所述内容，是指单个经方所对应的主症，是主要讲某一首方剂的。今天我讲的内容与此有些不同，是讲述水邪所导致的一些疾病如何用相应的经方治疗。当然，仍然要讲出"主症"。

二、具体运用

我在前面说过，水邪就是由于某种原因，导致饮食物没有正常消化、运化，或人体津液运行受阻而继发的病理产物。所以，就应从《内经》论水液的正常代谢讲起，然后才能讲其如何不正常而出现水邪及引起的一系列疾病。

《素问·经脉别论》说："饮入于胃，游溢精气，上输于脾，脾气散精，上归于肺，通调水道，下输膀胱，水精四布，五经并行，合于四时五脏阴阳，《揆度》以为常也。"

在这段大家十分熟悉的话中，必须解释的是我对"《揆度》以为常也"的理解。

《素问·玉版论要》及《素问·玉机真藏论》都有下面的同样论述，这在《内经》中是十分罕见的，说明极其重要，作者才反复强调"《揆度》《奇恒》，道在于一，神转不回，回则不转，乃失其机"。必须知道，《揆度》与《奇恒》是与《内经》同时代的著作。《素问·玉版论要》说："《揆度》者，度病之浅深也；《奇恒》者，言奇病也。"在《内经》中，有《素问·奇病论》与《素问·大奇论》，大量论述的疾病就是奇病，也就是奇恒之腑病，实际就是包括癌症在内的先天性疾病，证明《奇恒》是研究先天疾病的，同时也就证明了《揆度》是研究后天疾病的。为什么？因为"《揆度》以为常也"。盖"奇"者异也，"恒"者常也，既然"奇恒"是异常，是先天，那么"常"就是后天，

《揆度》既然"以为常"，当然研究的就是后天疾病了。大家可以想一想，在"饮入于胃"即人体生下来进食以后才导致的疾病，难道不是"后天"吗？既然是后天，就适用于我所勾画的"人体气运动基本模式是'枢轴－轮周－辐网'协调运转的圆运动"的那一张图。我们今天也要围绕《素问·经脉别论》这段话及这张图来讲。

1. 饮入于胃，游溢精气

脾胃是人体气运动的枢轴，居于人体的中央，在正常生理状态下，胃气下降，意味着阳气下降，饮食物在其中腐熟、消化并下达于小肠，进一步腐熟变化，而成水谷精微。如果由于胃阳不足，不能消化腐熟，或胃阴不足，不能助胃气下降，则胃内容物不仅不能下降入于小肠，反而上逆，轻则嗳气、脘胀，或痛，重则呕吐而出，并由此继发一系列其他疾病。

（1）小半夏加茯苓汤证

原文：

卒呕吐，心下痞，膈间有水，眩悸者，小半夏加茯苓汤主之。

半夏一升　生姜半斤　茯苓三两

上三味，以水七升，煮取一升五合，分温再服。

（《金匮要略》）

主症：心下悸或呕恶痰水，脉右寸关间浮弦，舌苔白滑或腻。

案 1. 读书紧张则出汗

马某，男，22 岁，河北师院学生。1994 年 9 月 22 日初诊。

两年来每读书紧张则出汗，且逢冬天即易发心下悸，心动过速。脉右寸关间浮弦，重按无力。舌淡润滑。予：党参、半夏、茯苓各10g，生姜 3 片。7 剂。

二诊：读书再多也不出汗，不紧张了，停药。后带他人来诊病，知原病未复发，且至冬日亦未发心悸。

按：《素问·生气通天论》曰："阳气者，精则养神。"此患者每逢冬日易发心悸，恰为阳气不足，心神失养所致。读书时心神贯注，需要更多阳气，紧张时阳气更为不足，在外不能固护营阴，营阴不固则

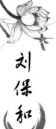

汗出。然阳虚何以心动反而过速？此乃心阳虚不能自主持也。盖阳虚并非全为脉迟，常有阳愈虚而脉愈数者，但以按之无力，苔水滑为凭。方中以小半夏加茯苓汤，温化水饮，加党参补益心气，诸症均愈。盖心下悸乃水饮停聚于中焦，上逆凌心之象，以本方温化水饮，饮去则阳气得通而振奋，心悸即不再发。叶天士曰："通阳不在温，而在利小便。"对于此青年人阳气尚不甚虚者，尚不必过用温阳，只要通阳即可。

案 2. 眩晕、呕吐（梅尼埃病）

李某，男，46 岁，农民。1991 年 5 月 3 日初诊。

西医诊为"梅尼埃病"。在 5 年前发作 3 月，经治已愈。近 1 月来又发至今。眩晕，视物旋转。动转头部则发恶心，甚则呕吐水液。脉寸关间浮弦。舌淡润。予：半夏 10g，茯苓 15g，生姜 10g。3 剂。

服后即愈，未再发。

按：此属水邪停于中焦，阻胃气不降之证。水邪伤人阳气，动则不仅激荡水邪，且更伤人阳气，故胃气上逆而出现上述症状。本患者为农民，体质尚壮，但以通阳利水，降胃止呕，使水气不再上逆而速愈。

此两例患者，均属虽"饮入于胃"，但胃阳不能消化，以致停蓄中焦成为水邪。水为阴邪，更伤阳气，使病情更加严重。对此应以通阳化水为主。在胃阳不甚虚的情况下水邪得化，胃阳振奋，诸症自愈。需要明确，治水必利小便，故以茯苓淡渗利尿，加生姜散水，半夏辛温蠲饮而效。

（2）木防己汤证

原文：

膈间支饮，其人喘满，心下痞坚，面色黧黑，其脉沉紧，得之数十日，医吐下之不愈，木防己汤主之。

木防己三两　石膏十二枚鸡子大　桂枝二两　人参四两

上四味，以水六升，煮取二升，分温再服。

（《金匮要略》）

主症：心下痞坚，脉沉紧，咳喘。

案 3. 咳喘

韩某，女，53 岁，河北教育学院职工。1994 年 5 月 5 日初诊。

患咳嗽 20 年，气喘 3 年。1986 年绝经，5 年后继发"类风湿性关节炎"，手关节肿痛，喘发且愈益严重。现咳吐稀涎，胸部满闷，按其胃脘部硬满不舒。近日更发足跟痛。走路后喘加重，休息可减。脉关沉弦尺弱。舌暗红，苔薄白腻。

先予麦味地黄汤加当归、白芍。10 剂。

二诊：咳喘与足跟痛依然，再予木防己、桂枝、苏子、前胡、半夏、当归、茯苓各 10g，党参 15g，生石膏（先煎）、熟地黄、山茱萸、生山药各 20g，炙甘草 6g。3 剂。

三诊：咳喘与足跟痛均减，手关节仍肿痛。再予原方加杏仁 10g，薏苡仁 30g。15 剂。

四诊：诸症均缓解，咳喘已止，关节肿痛消失。

按： 此乃标本兼治之法。以木防己汤治其膈间支饮引起的咳喘，另以六味地黄与苏子降气汤合方加减补肾降气、纳气，终于取得良好效果。

本病足跟痛由于肾虚，而手关节肿痛乃属于水饮溢于四肢所致。后者亦属木防己汤的适应证。

案 4. 关节肿胀疼痛

王某，男，21 岁，河北财贸学院学生。1993 年 4 月 22 日初诊。

手足关节肿胀疼痛已 20 天，现体温 37.5℃。诉由多次跳远运动后，用凉水洗脚引起。起初足趾关节、足背、踝关节肿痛，渐至膝关节、手关节亦肿胀疼痛。近一周以来，颞颌关节亦痛。痛处触之有热感，不能走路。脉浮弦滑数，关脉沉取有力。舌红，苔黄腻。予：木防己、桂枝、杏仁、通草各 10g，滑石（先煎）、薏苡仁各 20g，生石膏（先煎）、金银花藤各 30g。4 剂。

二诊：体温 36.6℃，脉已转缓。诸关节红肿热痛已减大半。

原方 7 剂。

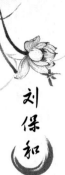

三诊：除膝关节及左踝关节外侧仍肿外，余处均消。颞颌关节疼痛亦除。

原方加苍术、黄柏、草薢各 10g。7 剂。

四诊：诸症均除。继服 15 剂而愈。

按：《金匮要略·痰饮咳嗽病脉证并治》曰："四肢历节痛，脉沉者，有留饮。"本案乃水饮溢于四肢，并化热阻滞于关节所致。将木防己汤移用于此进行加减，方由防己、桂枝、石膏、杏仁、滑石、白通草、薏苡仁组成，而成吴鞠通"加减木防己汤"，疗效显著。

此症已非支饮，而是溢饮。本方防己、桂枝通阳化饮，佐石膏、滑石、杏仁、薏苡仁、通草清利湿热，故效。

小半夏加茯苓汤乃由小半夏汤加味而成，小半夏汤证由于"心下有支饮"，木防己汤证由于"膈间支饮"，其实病位均在中、上焦。此处相当于胃的中脘与上脘。水饮聚于此，导致胃气不降，或更上逆阻肺气不降，因而出现小半夏加茯苓汤证的呕吐及木防己汤证的喘满。

治疗方法，《金匮要略》云"病痰饮者，当以温药和之"，即加强胃阳的作用。小半夏加茯苓汤用生姜散水，半夏、茯苓化湿利水，实际上增强了胃阳的功能。木防己汤有桂枝温阳、通阳，均寓有此意。但木防己汤更有石膏之辛凉，则因水饮中寓有热邪，寒水与热邪胶结，故既用桂枝之辛散温阳，又用防己、石膏之辛散清热，解决"心下痞坚"的支饮证，于是胃气得降，诸症自愈。加减木防己汤，专治暑湿热痹之关节肿、热、疼痛，病属实证，故以木防己汤去人参，再加杏仁、薏苡仁、通草、滑石，增强其宣降肺气作用。肺气降，则胃气随之而降，营卫之气得以通畅，溢于关节的水邪自然从腠理随三焦排出体外。我们可以从中体会降胃气、降肺气与畅三焦的关系。

2. 上输于脾，脾气散精，上归于肺

胃为阳，在上，脾为阴，在下，为什么却说是"上输于脾"？这是因为"游溢精气"是胃与小肠，尤其是小肠的功能。"小肠者，受盛之官，化物出焉"，小肠在脾之下，小肠化生的精微物质向上输送于脾，故曰"上输于脾"。必须说明，小肠之所以有"化物"的功能，也

要靠脾的运化功能的主宰。所以此处气运动障碍，主要是脾气、脾阳、脾阴的功能障碍，从而导致脾的运化功能失调，不能"为胃行其津液"，导致水的停聚，并继发一系列疾病。

（3）泽泻汤证

原文：

心下有支饮，其人苦冒眩，泽泻汤主之。

泽泻五两　白术二两

上二味，以水二升，煮取一升，分温再服。

（《金匮要略》）

主症：饮水后胃脘饱满，眩晕，前额有贴物感。

案 5. 眩晕，下肢肿

李某，女，40 岁。石家庄电信局职工。1991 年 1 月 24 日初诊。

近半年来常眩晕，今晨晕又发，伴恶心，时欲吐，并吐出黏涎。自觉胃脘部有悸动感，纳呆。脉沉弦。苔水滑。予：半夏 10g，茯苓 15g，生姜 10g。2 剂。

二诊：眩晕大减，纳增。原方 4 剂。

三诊：眩晕仅余少许。昨因进食甜食后胃脘堵满，口渴，饮水后胃脘饱胀。前额不舒，似有贴物之感。下肢有水肿（＋），按之凹陷不起。予：泽泻 30g，白术 10g。3 剂。

四诊：眩晕与脘堵均除。前额贴物感仅余少许。但饭后仍有不消化之感，嗳气。下肢水肿消失。上方加枳实 10g。7 剂。

五诊：诸症均除，再予上方 7 剂而愈。

按：患者胃脘部有悸动感，并呕恶黏涎、眩晕，均属支饮停于中焦，并水气上逆、阻遏清阳之象。其前额有如贴物感，即"苦冒眩"之"冒"意。"冒"者，覆盖之意也。前额为足阳明、足太阴所主，水邪停于中焦，病涉脾胃，故反映在前额部有贴物之感，乃阳气不运之象也。

本方与上二方区别，即在于白术之运用。此证乃脾气的运化功能失职，故重在健脾，与上二方重在和胃者有所不同。

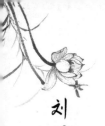

案 6. 嗜睡

葛某，女，70 岁，住石家庄市学院路。2010 年 11 月 10 日初诊。

头晕 20 年，嗜睡 10 年。西医诊为"梅尼埃病"。每当劳累时发病，且第 2 天更重。现症视物天旋地转，甚则呕恶稀涎。走路时觉偏向右倾。前额发沉，似贴物之感。不能多食，否则胃脘堵满。胃脘部自觉有跳动感，但拍击并无振水音。血压 100/70mmHg。脉浮弦无力。舌暗淡，苔白腻。予：泽泻 30g，白术 10g，枳实 10g。3 剂。

二诊：头晕消失，前额贴物感已除，已能正常进食。但仍有嗜睡感，头部不太清楚。上方加石菖蒲 10g。7 剂。

三诊：诸症均除，停药。

按：本案与上案大体相同，只是由于兼见胃脘堵满，故加枳实，为枳术汤意，以助胃气下降。以其兼见嗜睡，乃水饮湿浊蒙蔽清窍，神明蒙昧，故加石菖蒲芳香化浊，开窍醒神。

（4）苓桂术甘汤证

原文：

伤寒，若吐若下后，心下逆满，气上冲胸，起则头眩，脉沉紧，发汗则动经，身为振振摇者，茯苓桂枝白术甘草汤主之。

茯苓四两　桂枝三两（去皮）　白术　甘草各二两（炙）

上四味，以水六升，煮取三升，去滓，分温三服。

（《伤寒论》）

心下有痰饮，胸胁支满，目眩，苓桂术甘汤主之。

（《金匮要略》）

夫短气有微饮，当从小便去之。苓桂术甘汤主之，肾气丸亦主之。

（《金匮要略》）

主症：胃脘部有振水音，有从剑下气逆冲于上之感，脉弦。

案 7. 咳喘

张某，女，67 岁，涿县（今涿州市）人。1991 年 5 月 27 日初诊。

咳喘已 30 年以上，诉由产后受凉致。西医查出肺气肿 5 年，冠心病 3 年。喘时痰鸣音明显，咳白痰多、黏，难以咯出，多泡沫。胸闷，当上脘部悸动不安，甚则觉心中发抖、发颤，有气从膈间上冲于咽，遂致咽部发憋，"上不来气"。每咽痒必咳，上一层楼就要停歇一下。喜饮水，且饮不解渴，饮水后觉"在心中汪着"。常自觉胃脘部有水声，满闷不舒，拍击其胃脘部有振水音。脉两关沉弦。舌红苔薄白滑。予：茯苓、白术、泽泻各20g，桂枝、炙甘草、陈皮、枳实、生姜各10g。7剂。

二诊：咳喘及胸闷、脘痞明显减轻，未发气冲，痰出较爽。诉仍有咽中黏滞不爽之感。上方加牛蒡子、射干各10g。7剂。

三诊：咽中黏滞感已除，心中汪水感亦除，上三楼已不必停歇。诉走路多仍觉气短，吸气至胃脘部有憋堵感。上方加苏子、茜草、泽兰、当归各10g，熟地黄30g。7剂。

四诊：气短及吸气时胃堵感均减。再予原方配丸药服用。

次年3月来诊，诉原冬日必发感冒，且咳喘加重，今冬却未发感冒，咳喘较以往减轻七八成。嘱其配丸方继服。

按： 本案以苓桂术甘汤、泽泻汤、橘枳姜汤合方治其胸闷、心下悸、气冲于咽、咳喘等症，后加牛蒡子、射干解除其痰滞咽喉之症，最终以熟地黄、当归合甘草即贞元饮补肾纳气，苏子、茜草、泽兰降气活血，治其动则气短及脘堵之症，肺、脾、肾共治，气、血、痰饮同调，终于取得良好效果。

案8. 胸闷、咽憋（冠心病）

何某，男，75岁，石家庄市某局干部。2014年11月5日初诊。

查出冠心病已18年，血压170/90mmHg，现脉时快时慢，有停跳，心率80～90次/分。诉饿及少食则心中难受、空虚而悸动不安，多食又胃脘胀满不舒。常嗳气、吐酸，时有气从剑下上冲于胸则胸闷，冲于咽则咽憋，呼吸不畅。拍击其胃脘部有振水音。脉沉弦结。舌淡红苔水滑根腻。脐上水分穴有压痛。予：茯苓20g，桂枝、白术、炙甘草、茜草、红花、陈皮、枳实、生姜各10g，生龙骨、生牡蛎各30g（先煎）。3剂。

二诊：心率80次/分，律已正常，无停跳。原来尤觉左胸发凉，

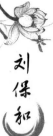
现已不凉。饮食已正常。血压 150/80mmHg。脘已不胀。拍击其胃脘部振水音减轻十分之七八。脐上压痛亦减。诉走路久仍气短、心慌、汗出。

再予原方加党参 15g，麦冬、五味子各 10g。7 剂。

三诊：诸症基本消失。嘱其继服原方 20 剂后，配丸方常服。

按： 患者久患冠心病，曾长期服用各种活血化瘀之品，效果不佳。今审其乃水饮所作，径予苓桂术甘汤加味而效。以其脐上水分穴有压痛，故宗刘渡舟教授苓桂茜红汤法，水血同治。最终合生脉饮，补益心肺气阴，可收长效。

案 9. 头晕、失眠、脉结（房颤）

孙某，女，55 岁，石家庄市阀门一厂工人。2003 年 4 月 16 日初诊。

西医诊其病为"房颤"已 2 年，现心率 130 次 / 分，心律不齐，西药治疗效果不显。现时有心慌，失眠，入睡难，头晕，恶心，咳痰稀白，四肢无力，手足冷。饮水后觉水停于胃脘部。按其中脘有压痛，拍击胃脘部有振水音。脉右关沉弦涩，左关浮软无力，时有歇止。舌淡润水滑。脐上压痛。予：茯苓 20g，桂枝、白术、炙甘草、陈皮、半夏、党参、茜草、红花、生姜各 10g。3 剂。

二诊：睡眠已转正常，头晕、恶心均除。仍胃脘不舒，时有心悸。原方加五味子 6g。7 剂。

三诊：水停胃脘之感已除，未发心悸。诉前额不舒，有贴物之感。原方加天麻 10g，泽泻 20g。7 剂。

四诊：诸症均除，心率 72 次 / 分，律齐。

嘱其原方继服 20 剂。

按： 患者"房颤"已 2 年，西医以心律平等治疗无效。查其心下悸，胃脘部有振水音，且脐上压痛，故予苓桂术甘汤加茜草、红花。以其头晕、恶心、咳痰稀白，故伍以六君子汤，诸症均向愈。后因其前额有贴物感，故加泽泻，成泽泻汤法，效果良好。本案虽近期疗效较好，但仍应常服温化水饮之中药治疗，以求长效。从本案可知，胃脘部有振水音，且脐上有压痛，是苓桂术甘汤加茜草、红花的辨证要点。

（5）小青龙汤证

原文：

伤寒表不解，心下有水气，干呕，发热而咳，或渴，或利，或噎，或小便不利，少腹满，或喘者，小青龙汤主之。

麻黄（去节） 芍药 细辛 干姜 甘草（炙） 桂枝（去皮）各三两 五味子半升 半夏（洗）半升

上八味，以水一升，先煮麻黄，减二升，去上沫；纳诸药，取三升，去滓，温服一升。

（《伤寒论》）

主症：咳痰或流涕清稀如水，脉寸浮关弦尺有根，舌淡红润苔薄白水滑。

案 10. 喷嚏、流涕（过敏性鼻炎）

庞某，男，21 岁，学生。2011 年 7 月 13 日初诊。

患过敏性鼻炎已 5 年，每晨起必频繁打喷嚏、流清水鼻涕。觉胃内有气，按之即嗳气，咽部亦有哽噎之感。但西医检查未发现异常。诉上述胃、咽不适症状与鼻炎乃同时发生。不知饿亦不知饱，已半年。但多食则觉胃部胀满，饮水后尤其不舒，必待 1 小时后胃中始舒。大便稀、黏、不净，日 3～4 次。拍击其胃脘部有振水音。脉寸浮关弦，尺部有根。舌淡红润，苔薄白水滑。予：桂枝、白芍、半夏各 10g，干姜、五味子、炙甘草各 6g。炙麻黄 5g，细辛 3g。4 剂。

二诊：晨起已不打喷嚏，流涕减少。嗳气及咽部哽噎感均除。大便同前，诉如泥状，曾服补脾益肠丸有效。

上方加茯苓 20g，白术 10g。7 剂。

三诊：胃舒服了，知饥也知饱了，喷嚏未发，晨起虽仍有鼻涕，但不稀了。大便较前成形了，多数呈软便条状，日 2 次。

原方继服 14 剂。

四诊：晨起已不流鼻涕。便已成形，日 1 次。拍击其胃脘部已无

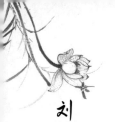

振水音。嘱其继服 14 剂。后知其诸症未再复发。

按:《金匮要略·痰饮咳嗽病脉证并治》曰:"咳逆倚息,短气不得卧,其形如肿,谓之支饮。"结合"伤寒表不解,心下有水气……"之小青龙汤证,可知"支饮"即"心下有水气",并且水气上逆而迫于胸、肺之证。

本案虽然未发咳逆,但鼻流清涕、喷嚏达 5 年以上,并伴胃脘部拍击有振水音,胃内有气,按之嗳气,咽部并有哽噎感,大便不成形,日行 3～4 次,此与小青龙汤证所述"心下有水气""干呕""或利""或噎"等症极为相符。盖此乃水停中焦,水气上逆则嗳气,并咽部有哽噎感,甚则水邪上逆,从鼻而出流清水鼻涕。水邪下流于肠间则大便稀,次数多。首诊以小青龙汤温化水饮,水邪上逆明显减轻,而喷嚏消失,流涕减少,嗳气、咽哽噎感均除,但便稀如前,继加茯苓、白术,共成与苓桂术甘汤合方,温化与健脾同用,诸症始愈。《金匮要略》云:"病痰饮者,当以温药和之。"于此案可见其正确性。本病病位在脾与中焦,肾不虚,尺脉有根,故可用小青龙汤。如肾阳虚衰,尺脉微者,则应慎用麻黄、细辛。可仿《金匮》肾气丸化裁治疗。

3. 通调水道,下输膀胱

脾为至阴之脏,其气主升,将精微之气包括津液上归于肺。肺为华盖,为水之上源,通过宣发、肃降,将水液通过三焦下输于膀胱。三焦为水道,故曰"通调水道,下输膀胱"。此时如肺气宣发、肃降功能失常,则水液不仅不能下输膀胱,反而停聚于上焦,以致变生多种病证。

(6)半夏厚朴汤证

原文:

妇人咽中如有炙脔,半夏厚朴汤主之。

半夏一升　厚朴三两　茯苓四两　生姜五两　干苏叶二两

上五味,以水七升,煮取四升,分温四服,日三夜一服。

(《金匮要略》)

主症:咽滞不爽,但不干;脉寸关间浮,按之弦。

案 11. 呕吐、咽堵

潘某，女，22 岁，河北教育学院学生。1998 年 12 月 10 日初诊。

今测体温 37.8℃。近 1 周来体温常波动在 37 ～ 38℃，伴头晕，时有恶心、呕吐。诉常觉食物有停留在咽部堵而不下之感，但西医检查咽部无异常。难入睡，心烦。无便意，常 3 ～ 4 天不大便，故用多吃香蕉及喝蜂蜜水通便。上述症状已迁延 1 月，诉由生气引起。按其剑突下有压痛。脉寸关间滑数。舌边尖红，苔薄白腻。予：山栀 10g，淡豆豉 10g，半夏 10g，生姜 3 片。3 剂。

二诊：上方服后体温已转正常，已能正常入睡，未再发呕恶。但今晨早饭后，咽喉当天突处仍觉有如肉样东西堵在其间，咯之不出，咽之不下。脉寸关间浮弦。苔薄黄。予：半夏、厚朴、苏叶、苏子、茯苓、代赭石（先煎）、竹茹、浙贝、枇杷叶、杏仁各 10g，生姜三片。4 剂。

三诊：咽堵之感完全消失。大便亦转正常，日一次软便，且易下。嘱其原方继服 7 剂停药。

按：半夏厚朴汤实即小半夏加茯苓汤再加厚朴、苏叶组成。厚朴作用部位在胸，苏叶作用部位在肺。厚朴主降，苏叶主升。苏叶助肺宣发，厚朴助肺肃降。一宣一降，则水液即可通调，从三焦下输于膀胱。此外，小半夏加茯苓汤温化水饮，降气化痰。五味药共同作用，则使停滞于胸咽的痰水下行，"咽中如有炙脔"的痰、水、气相结之证自然消失。

运用本方的要点是咽不干，如咽干，当用自拟"利咽灵"，即牛蒡子、浙贝、射干各 10g，效佳。

（7）茯苓杏仁甘草汤及橘枳姜汤证

原文：

胸痹，胸中气塞、短气，茯苓杏仁甘草汤主之；橘枳姜汤亦主之。

茯苓杏仁甘草汤方：

茯苓三两　杏仁五十个　甘草一两

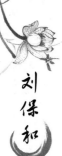
上三味，以水一斗，煮取五升，温服一升。日三服，不差，更服。

橘枳姜汤方：

橘皮一斤　枳实三两　生姜半斤

上三味，以水五升，煮取二升，分温再服。

（《金匮要略》）

主症：胸闷，饮水后有水聚于胃难以下行之感。

案12. 胸闷（心肌缺血）

孙某，女，70岁，河北医大退休职工。2010年6月12日初诊。

平时即胸闷气短已5年，近20天尤觉胸部憋闷，呼吸困难。西医查其胸片正常，心电图示"心肌缺血"。近因老伴生病住院，劳累而病情加重。诉饮水后必堆积于胃，过半小时～1小时才能下去。走路时胸闷并不加重，但坐着及躺下反而加重。左胸闷甚于右胸。不咳，无痰。胸闷在饮水停留于胃时加重，水下行后可以减轻。胸闷时自胸中部有气上冲于两锁骨上窝之感。脉寸关间浮弦，右关沉弦。舌淡红，苔薄白腻，上布水液较多。予茯苓杏仁甘草汤合橘枳姜汤：

茯苓20g，杏仁、陈皮、枳实、生姜各10g，炙甘草6g。7剂。

二诊：胸闷憋气之感减轻七八成，气从右胸上冲之感消失，但左胸上部仍有气冲之感。饮水后停聚胃中之感减轻大半。

原方加桂枝10g。14剂。

三诊：左胸气冲及胃内停水之感均除，胸闷未发。

原方继服14剂停药。

按：此属水邪停聚于胃，水气上逆迫肺气上逆所致。本方以杏仁降肺气，茯苓利水，橘、枳、姜及甘草理气和胃，气水均得以下行，故取得较好疗效。此亦"通调水道，下输膀胱"之肺气肃降作用，以肺气降，上焦得通，中焦水气随之亦降也。二诊查其左胸仍有气冲，病位在肝，故加桂枝平肝降逆以行水气，此中寓有刘渡舟教授所推荐的苓桂杏甘汤意。

4. 水精四布，五经并行

水液经三焦顺势达于膀胱后，经过膀胱与肾的阳气的共同蒸化，

"水精"，即水的精华，有用的津液就又可通过三焦布达于周身，无用的部分成为尿液排出体外。因此《素问·灵兰秘典论》说："膀胱者，州都之官，津液藏焉，气化则能出矣。"强调了"气化"，即阳气对水液蒸化的功能。这个功能正常，就能"水精四布，五经并行"。从我勾画的"人体气运动基本模式图（后天）"中可以看出，此"五经"即指除了三焦以外的肝、心、脾、肺、肾五大脏的经脉（其中胃附属于脾，共为至阴）。于是，正常的水液代谢得以进行，供给人体生理需要。如果这种蒸化功能出现障碍，则可出现各种病证。

（8）五苓散证

原文：

太阳病，发汗后，大汗出，胃中干，烦躁不得眠，欲得饮水者，少少与饮之，令胃气和则愈。若脉浮，小便不利，微热消渴者，五苓散主之。

猪苓十八铢（去皮）　泽泻一两六铢　白术十八铢　茯苓十八铢桂枝半两（去皮）

上五味，捣为散，以白饮和服方寸匕，日三服。多饮暖水，汗出愈。如法将息。

（《伤寒论》）

主症：小便不利或水泻，饮不解渴，脉寸浮关濡弦。

案 13. 尿频、口渴

李某，女，54 岁。河北司法学校教师。1995 年 12 月 14 日初诊。

患者尿频、口渴已 5 年。诉由 5 年前感冒后第 1 天出现，当时体温 39℃，伴频繁呕吐水液。经西医输液治疗后，上症消失，但遗尿频、口渴之症至今。每天上、下午都要频繁小便，共达 8 ～ 10 次之多。且口渴，饮不解渴，喝水后又必须立刻小便，小便量亦多。夜尿亦达 3 ～ 4 次，口渴，必须要喝一暖壶水。常发口疮，咽部似觉有物黏于上而咯吐不出。早晨必起来行走、活动，使周身出汗才能有便意而大便，否则即多日不大便。脉寸浮，关弦而数。舌尖红，苔薄白水滑。予春泽汤：

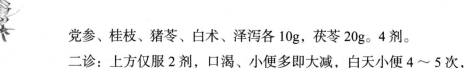

党参、桂枝、猪苓、白术、泽泻各10g，茯苓20g。4剂。

二诊：上方仅服2剂，口渴、小便多即大减，白天小便4～5次，夜间小便1次，夜间也不喝水了。原方7剂。

三诊：服3剂后，四肢及腹背新起散在红色皮疹，稍痒，未服他药治疗，现已消退。原上午11点必须大量喝水，现已不渴，其余时间饮水后也不立刻小便了。原夜间必1～2小时小便1次，现从夜间12点至早晨起床可不必排尿。口疮消失，咽中不适感亦除。

病已痊愈，嘱其继服7剂停药。后知其病未复发。

按：本病实由5年前患感冒后继发的膀胱气化不行，以致下焦水液未经膀胱气化而直接排出体外，小便频而且量多。前人谓"气化不及州都"即此病机。故五苓散证的小便不利其实亦包括小便频数和量多在内。以其下焦水液不得蒸化，津液不能达于上，故继发口渴。以其水液不归正化，不能供人体需要，人体仍处于缺水状态，故虽饮水亦不解渴。水液不能达于上而肺胃阴液不足，故时发口疮。因病程已久，达5年以上，正气已虚，故以五苓散加党参，即春泽汤，恢复膀胱气化功能并补益肺气，终于取得全效。本病在临床并不少见，多发于外感病后，应引起重视。

案14. 不出汗

秦某，男，38岁，石家庄地区染化厂工人。1992年4月28日初诊。

全身均不出汗已10余年。曾服麻黄附子细辛汤，后有半年可以出汗，但不多，此后又不出汗。即使夏日亦然。伴阴囊湿冷，下肢沉重，晨醒咽干甚。小便常发黄，尿道时有热感，亦10年以上。头晕，周身无力。饮食睡眠尚可。脉关沉弦浮濡，尺沉迟。舌淡嫩，苔中白浊腻。予：苍术、白术、桂枝、猪苓、泽泻、防风、防己、木瓜、草薢各10g，茯苓20g，肉桂、炙甘草各6g。7剂。

二诊：现运动后已能出汗，下肢沉重及阴囊湿冷感可减1/3，小便黄及热感已除。仍全身无力，小腿肚憋胀而凉，晨起咽干甚。

上方加制附片6g（先煎），赤芍、白芍各10g。7剂。

三诊：诸症均除。再予原方 7 剂，停药。

按： 此寒湿兼夹水邪阻滞于下焦，膀胱气化不行。"膀胱者，州都之官，津液藏焉，气化则能出矣。"膀胱阳气不能蒸化水液，亦不能开通腠理，故水液不能从毛窍而出则无汗。水液不达于上，则晨起咽干甚。水湿之邪浸渍于下，故阴囊湿冷且小腿肚憋胀而凉。湿邪阻滞，三焦气化不畅，故周身无力而沉重。

本方五苓散助下焦气化，并伍以防风、防己风药胜湿，开通腠理，木瓜、萆薢渗湿于下，上、中、下分消走泄，水湿得化，诸症自愈。后加附片、赤芍、白芍，寓真武汤之意，乃进一步温振肾阳，从本施治。

患者尿黄而热，乃水湿之邪内郁，阳气不运之象，"通阳不在温，而在利小便"，水湿去，阳气通达，内郁之热自然消失，故对此类尿黄热之症，不可用寒凉之品。

案 15. 腹泻

刘某，男婴，7 月，本院职工之子。1992 年 11 月 23 日初诊。

腹泻，日 7～8 次，已 3 周。曾服小儿至宝锭，始效，后不效。便稀，呈绿色，夹泡沫。饮食较平时减少，精神较差。脉濡滑。舌淡润苔中根薄白腻。予：茯苓 10g，桂枝、白术、猪苓、泽泻、陈皮、焦神曲、焦麦芽、鸡内金各 6g。2 剂。

二诊：昨日大便 3 次，转较稠。今晨大便 1 次，又较稠。

原方 2 剂。

三诊：昨日大便 2 次，已成形。

嘱其继服 3 剂。后大便转为日 1～2 次，性状正常。停药。

按： 本案腹泻，由下焦及膀胱气化失常，水液偏走大肠所致。予五苓散利小便而实大便，并加和胃消食之品，幼儿腹泻很快痊愈。

（9）真武汤证

原文：

太阳病，发汗，汗出不解，其人仍发热，心下悸，头眩，身瞤动，振振欲擗地者，真武汤主之。

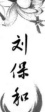

少阴病，二三日不已，至四五日，腹痛，小便不利，四肢沉重疼痛，自下利者，此为有水气。其人或咳，或小便利，或下利，或呕者，真武汤主之。

茯苓　芍药　生姜各三两（切）　白术二两　附子一枚（炮，去皮，破八片）

上五味，以水八升，煮取三升，去滓，温服七合，日三服。

（《伤寒论》）

主症：小便不利或水肿，背冷，苔水滑。

案 16. 水肿

夏某，女，29 岁，河北教育学院教师。1990 年 6 月 4 日初诊。

1985 年冬季产后患肾盂肾炎，当时发热，尿血，尿热，经西医治愈。后即发全身一直怕冷，后背尤甚。两肩酸困沉重。坐在凉处则两腿发胀、沉重。平时上下肢均有水肿（+），躺卧及晨醒后面部浮肿。两腿站立时觉无力、颤抖。饮水多则胃脘部有胀满及停水感，并胸闷而气短。拍击其胃脘部有振水音。脉沉细而偏迟。舌淡红，苔水滑。予：制附片 10g（先煎），白术 15g，白芍 10g，茯苓 30g，生姜 10g。2 剂。

二诊：躺卧及晨醒面部浮肿未发，四肢轻微浮肿。胃脘已不胀满，拍击仍有振水音。舌质已稍红，苔仍水滑。

原方继服 3 剂。

三诊：上下肢均不肿。拍击胃脘振水音消失。唯仍觉腰眼及背部发凉。

原方继服 2 剂。

四诊：诸证均除。嘱其继服 7 剂停药。后未复发。

按： 本案以真武汤治疗水肿，仅 7 剂即全部消失，可见本方之卓越疗效。以"背为阳"，肾阳虚必表现为背部怕冷，此为用附子治疗的重要指征，《伤寒论》早有明示。此外苔水滑及胃脘部有振水音，亦可作为水邪不化的重要根据。真武汤重在对水邪的蒸化，故用之有效。

（10）瓜蒌瞿麦丸证

原文：小便不利者，有水气，其人苦渴，栝蒌瞿麦丸主之。

栝蒌根二两　茯苓　薯蓣各三两　附子一枚（炮）瞿麦一两

上五味，末之，炼蜜丸梧子大，饮服三丸，日三服。不知，增至七八丸。以小便利，腹中温为知。

（《金匮要略》）

主症：口咽面部有热象，饮不解渴；腰腹怕冷，手足冷。

案 17. 痤疮

张某，女，21 岁，石家庄十二化建工人。2007 年 4 月 19 日初诊。

面部满布痤疮，已半年，此落彼起，始终不断，并且即痒又痛。大便干，便不净，每日 1 次。怕冷，不怕热，手凉。自幼即尿频，白天上午可小便 4 次，夜尿 2 次。月经 15 岁初潮，经行小腹发凉，略有疼痛，喜热熨。脉沉弦细，右尺偏沉紧。舌淡红胖润，苔白。予：天花粉 15g，茯苓 15g，生山药 20g，制附片 6g（先煎），瞿麦 10g。7 剂。

二诊：上方服至 4 剂，痤疮见消，并未长新疮。现仍便干不净。按其脐左有压痛。上方加柴胡、枳实、白芍各 10g，炙甘草 6g。7 剂。

三诊：痤疮完全消失，大便正常且便下已净。原方嘱继服 14 剂。后知其病未复发。

按：《内经》云："地气上为云，天气下为雨；雨出地气，云出天气。"本病上午小便频数，其实亦属肾阳不足而膀胱气化不行的小便不利。水液不能蒸腾于上，则头面反现热象而出痤疮。本方以附子、茯苓、瞿麦蒸腾水液并宣布水液于上；天花粉甘寒育阴，并引天阳下降；生山药斡旋于中，助阴阳相交，则上热下寒之症自除。后以其便干不净，脐左压痛，故用四逆散加入方中，疏肝以利三焦的畅通，诸症皆愈。

案 18. 咽痛、红、肿

刘某，女，22 岁，本院学生。2005 年 7 月 2 日初诊。

患者经常发生咽痛、咽干，虽服抗生素及清热解毒中药，初用可缓解，但继服则无效。病已 2 年。现又发咽痛 1 周。视其扁桃体红肿，

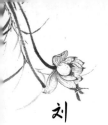

咽唾液时疼痛。咽干欲饮，但饮不解渴，饮后即尿。诉夏日手足心热，但冬日又手足冷，已5～6年。经行小腹发凉，喜热熨。脉弦细，寸关间滑，尺弱。舌边尖红，苔中根白腻。予：天花粉20g，茯苓15g，生山药15g，瞿麦10g，制附片6g（先煎）。7剂。

二诊：原夏日手足心热，服上方后，手足心汗出而热减。咽痛已减大半，咽干减，已不再多饮水。嘱其原方继服7剂。

三诊：诸症已除。停药。

按： 患者常发咽痛、咽干，欲饮而饮不解渴，饮后即小便，显系上热之象，而经行小腹发凉，喜热熨，又为下寒之象。夏日手足心热，乃阴虚之象，冬日手足冷，又为阳虚之象。病情错综复杂，而其辨证要点则在于饮不解渴，且饮后即小便。联系其脉象虽寸关间滑，但尺脉却弱，证明下焦阳虚乃病本之所在。下焦肾阳不足，不能化水成气，津液不达于上反而流失于下，成小便而排出体外，故虽饮水亦不能解渴。此亦属仲景所谓的"小便不利"。盖此"小便不利"者，乃泛指小便不正常也，并非单指小便少，或小便困难。水液不达于上，上焦阳气即不能达于下，于是在头面诸窍即可呈现热象。以瓜蒌瞿麦丸升阴降阳，诸症自愈。

案19. 牙龈肿痛

李某，男，28岁，河北省辛集市人。2011年8月28日初诊。

患者饮食后觉胃脘部发胀，自揉此处有水声，但当胃脘不适时，自揉之却觉舒适。西医查其有"早搏"，但自己无感觉。以前体力劳动多，有时忍饥也坚持劳动。体瘦，平时怕冷，虽夏日亦手足凉，腰部觉有冒凉风之感。知饥，饿时又觉胃中空虚，欲速进食。但近日吃东西后又觉咽部有物堵塞之感。咽干而欲饮水，但喜热饮。脉两关浮弦，按之无力。舌尖红，苔白腻，上罩水液。予：黄芪30g，桂枝10g，白芍15g，白术10g，茯苓20g，炙甘草10g，干姜6g，生姜3片，大枣6枚。7剂。

二诊：上方服后，咽堵感已消失，胃脘已不觉胀感，但拍击其胃脘部仍有振水音。站久腰酸。怕冷，诉冬日手足更冷。近3天又发牙龈肿痛，视其左下臼齿齿龈红肿，触之有痛感。予：天花粉、生山药、茯苓各20g，瞿麦、车前子、川椒目、怀牛膝各10g，制附片6g（先煎）。7剂。

三诊：牙龈肿痛消失，胃脘部振水音减轻大半。手足仍凉，仍腰酸，晨起咽干。

上方加制附片至10g。嘱其连服14剂。

四诊：手足已转暖，诸症均除。嘱其继服14剂停药。

按：本案亦呈现上热下寒之势，其根本原因仍来源于下焦阳虚，水邪不化，地气不能上为云，以致上焦反呈热象，牙龈肿痛而且咽干。予瓜蒌瞿麦丸上清、下温、中运，使水邪得化，诸症自除。

瓜蒌瞿麦丸与真武汤为一相对应方剂。其中，附子对应附子，白术对应山药，白芍对应天花粉，茯苓对应茯苓及瞿麦。仅真武汤中生姜无对应之品。两方虽均用附子温下元，但真武汤重在健脾气，滋肝阴，故尤其适用于"身𥆧动、振振欲擗地"及"四肢沉重疼痛"与水肿者。瓜蒌瞿麦丸重在天花粉清上热而润燥，瞿麦利小便而解毒，山药滋脾阴，故尤其适合虽然下寒，但上热尤其明显者。两者均因肾阳不足而水邪停聚，如水邪停聚于中焦，则在胃脘部均可出现振水音。

（原载于《北京仲景书院首期国医传人班第二次集中培训讲座》，
2017年3月28日由北京中医药管理局和河南省中医药管理局举办）

编者按：《刘保和〈西溪书屋夜话录〉讲用与发挥》一书由中国中医药出版社出版，2013年4月第1版第1次印刷，经2015年11月及2017年7月第2、3次印刷后，仅相隔8个月，至2018年3月即第4次印刷，至2018年9月，又仅隔6个月，即第5次印刷，显见读者的欢迎程度。大家普遍称赞书中讲的都是"干货"。其实，所谓"干货"就是讲出了"主症"，对治病有用而已。如此简单的事情，只要诚心诚意为读者着想，任何作者都能做得到。这也证明刘师在本文所说的"中医的书籍和论文是否有价值，并不在于内容如何深奥，也不在于罗列多少医案，体现其治病何等神奇，而在于能否把辨证要点，即'主

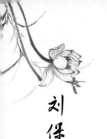

症'告知读者"是多么正确。

本文所谈内容与以上三篇立论的角度不同。本文是从一种疾病的辨证方面谈如何运用经方，以上三篇则从经方组成方面谈如何对应一种证候。其实就是同病异治与异病同治。一个从证选方，一个从方言证，两者均以体现病机的主症为核心，读者如能从中体会其相互对应和关联，推而广之，就能使知识更加全面，视野更加开阔，对任何疾病的治疗都能应付裕如，游刃有余。

本文谈的是后天疾病，因为是在"饮入于胃"，即在《灵枢·经脉》所说"谷入于胃"以后才发生的疾病。这些疾病的病位在三焦，并与其他后天脏腑相关联，亦证明病属后天。所以《内经》才说"合于四时五脏阴阳，《揆度》以为常也"。"常"即后天。张仲景在《伤寒杂病论》的"自序"中也说"人禀五常，以有五脏"，此处"常"即指后天，而"天布五行，以运万类"则指先天。

要想对此深入理解，还应再读《内经》。《素问·玉版论要》与《素问·玉机真藏论》都说，"《揆度》《奇恒》道在于一，神转不回，回则不转，乃失其机"。前者并说"《奇恒》，言奇病也"，奇病，即奇恒之腑病。奇者，异也；恒者，常也。"奇恒"即"异常"，所以奇病就是"异常"的病，乃异于后天的先天性疾病。又说"《揆度》者，度病之浅深也"，既然"《揆度》以为常"，显然此"度"的疾病乃后天疾病，是研究后天疾病的浅深。《内经》此段论述意义非常重大，它告知我们，不仅疾病有先后天之分，而且人体不论先天与后天皆"道在于一"，其运动规律都是一致的，即"神转不回，回则不转，乃失其机"。"神"是指人体气的运动及其内在规律。此"神"要与宇宙自然的运动相一致，即与五行之气的运转相一致。这个运动要顺应五行之气的运转，而不能相逆、相反。顺应则为"神转不回"，不顺应则为"回则不转"，于是"乃失其机"，终至气机逆乱而灾害至矣。《内经》所说"四时五脏阴阳"，此"四时"即五行，而五行生五脏，不论四时与五脏，均体现为阴阳的运动，故排列次序为"四时—五脏—阴阳"。但此段经文强调的是后天之"五脏"，故曰《揆度》以为常也"。

明白了以上道理，即可以理解刘师勾画的"枢轴—轮周—辐网"协调运转的圆运动模式图对应的是《揆度》，而代表先后天的陀螺图则对应的是《揆度》与《奇恒》二者的全部。但不论《揆度》与《奇恒》，都是"道在于一"，即"神转不回"。这就告知我们，不论对后天疾病还是对先天疾病，都要遵循《金匮要略》"阴阳相得，其气乃行；大气一转，其气乃散"的指示，采取斡旋气机、升降阴阳的方法，不仅使正气正常运转，而且使邪气得以消散。

基于以上理念，刘师治疗癌症即从先后天并治着手，首先宣降肺气，启动陀螺的旋转，同时舒达肝气，使其与肺气相辅相成，升降相因。此外，即根据具体病情，或升脾降胃，或交通心肾，或畅利三焦，如此陀螺旋转起来，重心向下，直达脑髓（实即命门），在旋转中实现人体先天之气（元阴、元阳、元气、元精、元神）的重组，变无序为有序。在这个过程中，尤其要重视温养奇经，和降冲气，填精补髓，补益和固护命门，消除和封堵奇邪，从而最终达到根治癌症的目的。

以上所说，显然是刘师在中医治癌理论上的重大创新，虽均来源于《内经》《难经》理论，恰又与现代医学的发展不谋而合，足以证明中医药学是中国古代科学的瑰宝，也是打开中华文明宝库的钥匙，确应切实把中医药这一祖先留给我们的宝贵财富传承好、发展好、利用好。关于癌症的详细具体的治疗方法，刘师将有专著以飨读者。

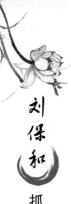

学习中医要从少年开始

中医药是中华文化的瑰宝和中华文明的结晶。要把老祖宗留给我们的中医药宝库保护好，传承好，发展好。其中如何"传承好"是核心和关键。只有传承好，才能保护好，也才能发展好。在党中央的亲切关怀下，中医师承教育为中医学术的传承做出了重要贡献，取得了令人瞩目的成绩。今后如何在此基础上更上一个阶梯，需要我们共同探讨。

我从教学与临床实践中体会到，要把中医药学传承好关键在于人才。什么人才？归根结底就是要有中医思维的人才，而且要早出这样的人才，多出这样的人才。

我们现在的师带徒或培养中医的"优才"，不论省级的还是国家级的，确实都能传承老师的学术思想和临床经验，较大程度地提高了辨证论治水平，从而弥补了中医院校教育的不足。但是，我总觉得能有这样机会的人员还是太少，而且年龄也偏大，错过了学习中医的最佳年龄段，不能达到多出人才，出好人才的目的。因此，从真正传承好中医学的角度而言，仍然有一些缺陷。

在人的一生中，什么时候才是学习中医的最佳年龄段？应当是少年时期。清代医家王旭高就是一个例子，他就是在少年时期向舅父高锦庭学习中医之后才成为享誉大江南北的中医大家的。大家都知道踢足球要"从娃娃抓起"，包括音乐、美术、舞蹈、戏剧在内的艺术学科，其人才都需要从娃娃开始培养。中医也是。中医不仅是技术，更主要的也是艺术，所以现代著名医家焦树德教授说："中医是非常灵活的医疗艺术，不是医疗技术。中医如同音乐，和音符的变化一样，人体的生命现象处于一种动态变化的过程中，中医治病就是调整这种平衡。"说明中医的思维方式与其他艺术形式一样，主要是形象思维，要有优秀的想象力。而这种想象力必须从少年时代就开始培养。焦树德教授又说："现在中医师水平为什么差别这么大？就是因为有些人没有亲眼见过中医的高明，信心不足。"这就说明，一定要尽早地使学习中医者与高明的中医生活在一起，工作在一起，在潜移默化之中体会中医的优越性，建立起学习中医的信心和决心，打下把自己一生献给中医事业的思想基础和坚定信念。

不仅如此，中医这个学科的特点也决定了必须尽早学习。著名中医学家秦伯未先生谈到学中医的经验时说，学习中医要"一读二背三临证"，其中最主要的是"背"。书读百遍，其义自见。只有背得烂熟，才能成为有源头的活水，才能真正理解中医学的真谛。就算暂时不理解，今后也能在某一个节点把它彻底领悟。而如果不背诵，就算有这个机会，也没有领悟的可能。背诵，针对的不仅是经典著作，还包括大量方剂的药物组成、功用、主治，是需要超强的记忆力，是需要"童子功"的。

那么，从教育学的角度应该怎么办？我认为从小学开始，就应当在课本中介绍中国古代著名医家的行医故事，介绍中医理论的最经典词句。到初中阶段，应当开设中国传统文化课程，其中就包括中医的基本知识、基本概念。到高中阶段，就可以请中医专家到校讲课，讲中医是怎样看病的，中医和西医有何不同，中医为何用植物、动物及金石介类药物就能治病，而不使用化学合成药，中医较西医有何优势，为什么说中医是科学。这样就可以吸引大量优秀学生，尤其是有优秀想象力的学生立志学习中医，为中医队伍输送优秀人才，奠定传承中医、保护中医、发展中医的人才基础。

我热爱中医学，我也希望我的孩子学习中医。因此，就有意识地让他们了解中医，培养他们学习中医的兴趣和愿望。下面，我就摘录我的孙子刘大任在今年暑期写的一篇作文，谈他对中医的感想，题目是《中医真奇妙，我喜欢》。

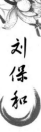

　　我今年 17 岁，就要升入高三了，再不到一年，就要参加高考了。关于报考什么专业，毫无疑问我和全家一致认为要报考中医专业，将来当一名中医医生。为什么？因为爷爷是中医，我从小受他的影响太大了。我目睹他看病，感到中医太奇妙了，简直不可思议，激起了我下决心学习中医的强烈愿望。

　　幼年时期，我和爷爷奶奶生活在一起，他们带我向河北师大的一位钢琴家学习弹奏钢琴。遗憾的是，上小学后就不在爷爷奶奶家住了，也就中断了学习，但也打下了对音乐感兴趣的基础。以后我也常到爷爷家，看到他的书架上摆满了中医书，随便拿一本也看不懂，也就不看了。

　　上了初中以后，我到爷爷家，经常看到他给患者看病。他问了病人的病情后，再摸一摸脉，然后让病人躺在沙发上，摁病人的肚子，然后就开方。病人吃了爷爷的药以后，效果都挺好。我就感到很神奇，问爷爷："为什么您看病不让病人化验，也不拍 X 光片、CT 片，开了药还有效？"爷爷说："这就是中医的优越性，中医从外面看病人，就能得到病人身体内部的信息。"我又问："中医能治好病，为什么一些人还说中医不科学？"爷爷说："这是因为他们根本不懂科学是怎么一回事。其实，只要对人有用，对治病有效，这就是科学。至于现代科学讲不清楚中医治病的道理，那是由于还没有达到中医的水平。"我又问："鲁迅先生不是说中医是有意无意的骗子吗？"爷爷说："鲁迅这句话是针对一个骗人的中医说的，其实鲁迅并不反对中医，他的儿子周海婴说过，他的父亲和母亲都吃中药，她母亲的妇科病就是吃乌鸡白凤丸才治好的。"我又问："那为什么现在有些专家仍然说中医不科学？"爷爷说："还是我刚才说的那句话，他们不明白什么是科学。"于是爷爷让我看他的那本书《刘保和〈西溪书屋夜话录〉讲用与发挥》，给我讲他们认为中医不科学，是因为他们认为阴阳五行不科学。其实，阴阳五行不是哲学，是科学。恩格斯就说过："一切存在的基本形式是空间和时间。"这就是科学，是最基本的科学。而阴阳是指空间，五行是指时间，怎么能说阴阳五行不是科学呢？中医学以阴阳五行学说为基础，当然中医学就是科学。之所以有些人不承认中医学是科学，归根结底是不懂得阴阳是指空间，五行是指时间。

爷爷看病的效果非常好。我爸爸的一位高中同学，现在在河北师大工作的蔺阿姨，患哮喘20多年，有时喘得昏迷过去，长期服用激素也无效。省级的西医院甚至要切开她的气管。她又喘又咳，因为剧烈的咳嗽导致三根肋骨骨折。她找爷爷治疗，服用爷爷制定的"呛咳饮"，仅一周喘就停止了，接着又服用宋代医家陈无择运气方的"苁蓉牛膝汤"，把骨折也治好了。现在已经过去两年多了，她再也没有出现过咳喘，西医都感到奇怪。同我们住在一栋楼的一位老奶奶，患高血压20多年，头晕，走不了路，爷爷让她服用"血府逐瘀丸"，只服一般人的二分之一量。老奶奶服用一周，血压就转正常，再服一个月，所有降压药都停用，至今已一年多了，血压一直正常，什么不舒服的感觉都消失了。我在初中三年级的时候，右侧腹部疼痛半个月，西医查不出什么原因，爷爷按压我的肚脐右边，我感到非常疼，爷爷就给我开了汉代医家张仲景的"奔豚汤"，吃了三剂药就好了，再也不疼了。上高一时，课业负担重，我睡眠不好，入睡难，梦特别多，以致第二天上课没有精神。爷爷按压我的心口窝后，开了唐代医家孙思邈的"温胆汤"，服用一周，睡眠好了，不做梦了。今年元旦前后，石家庄患"流感"的人很多，我也得了这个病，发烧达39℃以上，四天不退烧，爷爷摸了我的脉，敲击我右腋下的肋肋处，我感觉心口窝剑突下特别疼，爷爷给我开了清代医家王清任的"血府逐瘀汤"，只吃了一剂药烧就退了。从看到的病例和自己患病的亲身感受，我越发感到中医的神奇。尤其是治"流感"的发烧，更神奇。因为我已经用了西药抗生素和退烧药，也服用了银翘解毒丸、连花清瘟胶囊，都无效，为什么"血府逐瘀汤"却有效呢？书上也没有说"血府逐瘀汤"能治感冒发烧呀！爷爷说这就叫中医的"辨证论治"，你在学中医以后就知道是怎么一回事了。

我问爷爷："学中医难吗？"爷爷说："说难也难，说不难也不难，关键是要看怎么学。你要先把文学基础打好。"爷爷让我背《古文观

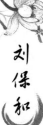
止》中的文章，还给我讲阴阳五行的"圆运动"，打下中医思维的基础。还给我抄录一些《内经》《伤寒论》《金匮要略》的原文，让我背诵。我现在能把《古文观止》的大部分文章背熟了，对那些中医经典的原文也背了很多，感觉越背越有兴趣。

我问爷爷，我在高中学的是理科，可是中医学的内容好像与文科关系更大，学理科有用吗？爷爷说："太有用了。中医学是科学，数理化是科学，中医与数理化的关系太密切了。中医学来源于天文学。《内经》说的阴阳'高下相召'就是物理学，它比牛顿万有引力定律的提出早了足足两千年。'阴阳交泰，故化变由之成也'，难道不是化学吗？由于阴阳升降出入才有动物的'生长壮老已'和植物的'生长化收藏'，这难道不是生物学吗？阴阳五行的圆运动，更是数学。"爷爷把圆运动改换成一个波浪形的时空曲线，纵坐标是空间，横坐标是时间，爷爷说这就是宇宙的运动，是最典型的科学。

由于爷爷的指导，我在耳濡目染之中了解了中医的特点、中医的优势。我深深地感到，中国的传统文化太伟大了，我们要弘扬中国的传统文化，要"文化自信"。我一定要学好中医，为中医事业的传承发展做出自己的努力。

以上摘录我孙子的这篇作文，虽然表达的是对中医的一些粗浅认识，但毕竟体现了对学习中医的强烈兴趣和愿望。相信他通过以后系统的中医学习，更深入地了解中医学，能够成为一名具有中医思维的好中医。同时，也证明从少年时代就向学生灌输中医思维，对中医学的传承发展是多么必要。

《刘保和〈西溪书屋夜话录〉讲用与发挥》所出现方证主症索引

　　为了方便读者学习《刘保和〈西溪书屋夜话录〉讲用与发挥》一书中抓主症用方的经验，我们将该书所出现方证的主症汇总如下，并标明其出现的页码，供读者参考。

　　化瘀灵 / 膈下逐瘀汤：脐上压痛。

　　四逆散 / 柴胡疏肝散：脐左压痛。

　　《金匮》奔豚汤：脐右压痛。

　　六味地黄丸：脐下压痛。

　　《金匮》当归芍药散：脐中压痛。

　　（以上均在 P53 ～ 54）

　　四逆散：临床凡见病人脐左并伴脐右下少腹部压痛，舌质正常，但舌中有裂纹，苔薄白，脉沉弦偏细者，用此方必然有效。（P54）

　　化瘀灵：①脐上水分穴压痛明显；②脉沉涩；③患者诸症常觉休息时加重，活动后减轻，尤以周身沉重、手足憋胀表现更为突出，常诉睡一宿觉周身沉重，难以转侧，醒来手足憋胀，两手发胀难以拳握，但下床活动一会儿反而减轻。（P67）

　　苓桂茜红汤：对胃脘部拍击有振水音，并伴脐上水分穴压痛者，不论出现何种症状，均有明显效果。（P70）

　　血府逐瘀汤：敲击右肤胁牵引剑下疼痛。（P72）

　　叶氏通补奇经法：全身怕冷，有寒冷彻骨之感。（P98）

　　甘麦大枣汤：紧张。（P112、P116）

　　王氏培土泄木方：饿时心中（即胃）空虚难受，欲速食，但又不

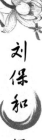

能多食，少食即饱，过一会儿又觉饿，饭量很小，饮食喜热恶凉。见此主症，不论任何疾病，均可予此方治疗。（P123）

栀子豉汤：以拇指按其剑突下均可出现憋闷或疼痛，这是运用栀子豉汤的主症之一。（P133）

二陈汤加焦三仙、木瓜：小儿虽活泼，却厌食、不觉饿。（P136）

乌梅丸：①口苦咽干而下腹部、下肢畏冷；②饮食欲冷，但食后不舒；③脉浮弦按之无力或细弱无力。（P147）

温胆汤：主症之一是既悲伤又愤怒。（P36、P152）

天麻钩藤饮：只要见到头晕而胀喜凉爽、失眠或睡眠不实、腰膝酸软三大主症，不论任何疾病，均有肯定疗效。（P181）

温胆汤：多梦、心烦，乃痰热阻滞。（P182）

炙甘草汤：虽然病人在安静时即觉心悸，但活动后心悸更甚，这种心悸除具有一般所谓的心慌感觉外，并觉动荡不宁，恐惧不安。（P199）

大定风珠：脉虚弱尤以尺脉无力；口燥咽干；安静时觉心前区悸动明显，活动后更加严重，并觉动荡不宁，恐惧不安。（P201）

大建中汤：头旋虽甚，但非头重不举，而是腹中疼痛剧烈，上冲皮起，出见有头足，伴严重呕吐。（P225）

附子理中汤：手足不温，腹痛便溏。（P225）

《近效》白术附子汤：头目眩晕特甚，以致头沉重而不能抬举，并伴不知食味，脉虚软无力。（P230）

自拟呛咳饮：①呛咳；②咽干，尤以夜间与晨起为甚；③心烦。（P263）

加味杞菊地黄丸：头目眩晕而觉躺卧减轻，腰膝酸软而晨起觉舒，两尺脉无力。（P291）

解郁消愁汤：悲愁、纳呆、少寐。（P378）

补肝气血阴阳法：累。（P412）

独活寄生汤：累，尤以下肢酸软无力。（P416）

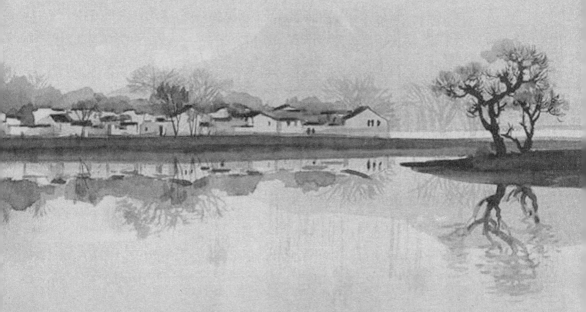

下　篇

学生继承

（按姓氏笔画排序）

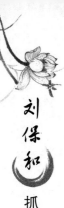
王辉医案

血府逐瘀汤案

张某，男，36岁，2015年11月13日初诊。

患者5天前突然出现左眼视力下降，伴眼胀痛，经过眼科检查，诊为"左眼视网膜分枝静脉阻塞"，眼底可见大片浓密出血。患者是脑力劳动者，工作紧张，经常熬夜，饮食生活不规律，此次因连续疲劳工作3天后发病。眠差，睡不实，时有偏头痛，易急躁，食欲一般，大便干，小便正常。舌暗苔腻，边有瘀斑。脉弦略涩。

予生蒲黄汤加减：

生蒲黄25g，旱莲草、丹参、生地黄、郁金各15g，荆芥炭、栀子、牡丹皮各10g，川芎、甘草各6g。

7剂，每日1剂，水煎服。

二诊：11月20日。

药后未见明显好转，仍视物不清。追问患者病史，诉平日运动较少，工作压力大，心情郁闷，常于午夜出现腿部烦闷不适，需在房间走动后才能缓解。舌脉同前。敲击右胠胁引剑下痛。

予血府逐瘀汤加味：

桃仁、红花、当归、川芎、桔梗、赤芍、枳壳、柴胡、香附、泽兰各10g，茺蔚子、生地黄、牛膝各15g，甘草6g。7剂。

三诊：11月27日。

药后觉视物较前清晰。查眼底出血较前部分吸收。夜间不安腿症状较前减轻，睡眠略好转。

上方加酸枣仁20g。14剂。

四诊：12月11日。

药后左眼视力较前明显提高，眼底出血基本吸收，余诸症亦大部缓解。

嘱改用血府逐瘀口服液口服半月以巩固疗效。后知其眼疾已愈。

自按：本患者长期脑力劳动，熬夜，易耗伤肝血，加之工作压力大，心情抑郁，肝气疏泄不畅，久之气血瘀滞，脉络瘀阻。患者夜间腿部烦闷不适，需在房间走动后才能缓解，舌暗有瘀斑，脉涩，均为血瘀、脉道不通的典型表现。尤其敲击右胠胁引剑下痛，更是血府逐瘀汤证主症。应用此方后使肝气疏泄，瘀血得化，脉络得通，则眼底出血明显吸收，视力提高，诸症缓解。三诊考虑患者血瘀日久，肝血不足，故加用酸枣仁补肝血，安神，以固其本。

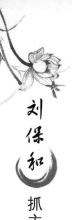
王春霞医案

王氏温肝方加减案

谭某，女，70岁，北京密云石城镇农民。2016年12月16日初诊。

五更泻已3年，近2周以来，白天亦大便稀，不成形，日10次以上，严重时需服止泻药。自诉小腹发凉，时而疼痛，疼则欲便，便后则痛止，大便爽快，无不净感。腰酸。无口干口渴。舌淡嫩苔薄白。脉沉弱。

予王氏温肝法合痛泻要方加减：

吴茱萸、肉桂、防风、五味子、陈皮各6g，巴戟天、淫羊藿、白芍、小茴香各10g，苍术、白术各15g。

5剂，每日1剂，水煎服。

二诊：12月21日

服药后五更已不大便，白天大便3次，较前成形，未服止泻药，觉小腹转暖，腹痛减轻。继予上方5剂。

三诊：12月26日

患者打电话告知大便已正常，停药。

自按：本案患者五更泻3年，众所周知，四神丸为治疗五更泻的主方，笔者从中选取吴茱萸和五味子，乃从肝论治。《灵枢·经脉》曰："是主肝所生病者，胸满呕逆飧泻。"五更为凌晨3～5点，正当肝气升发之时，若肝阳不足则升发不利，木不疏土，就会出现腹痛而泻。虽"诸病水液，澄澈清冷，皆属于寒"，但要分清脾寒、肾寒、肝寒。刘师在《刘保和〈西溪书屋夜话录〉讲用与发挥》中明确谈到三者的区别，笔者不在此赘述。本案方中吴茱萸、肉桂、小茴香乃温肝主药，既温散又温养，配合白芍、五味子补肝之体，以助肝阳升发，另加防风，取风能胜湿之意，并与白芍、白术、陈皮相伍，为痛泻要方。刘师指出痛泻要方证主症为腹痛，痛则欲泻，泻则痛止，且便下爽快，无不净感，本案患者恰具此症，故与王氏温肝方药合用，完全符合从肝论治的大法。此法与温阳利水渗湿之真武汤、胃苓汤从脾、肾论治者完全不同。

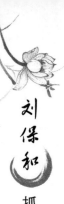

石晶晶医案

1. 七味祛痰汤案

李某，女，66岁，住内蒙古丰镇市。2014年1月28日初诊。

患者诉咳嗽20余天，咳声不扬，胸部憋闷，痰白质黏不易咳出，觉痰在天突下至胸骨10cm处，痰出则咳嗽、胸闷减轻。周身乏力，视物模糊，双足发热，睡觉时要伸出被外。咽干夜甚。纳可。眠欠佳，入睡难。大便干，2～3日一行。小便调。脉沉弦，寸关间有力。舌红少苔。

方拟七味祛痰汤合沙参麦冬汤：

桔梗、杏仁、枳壳、紫菀、前胡、陈皮、沙参、麦冬、桑叶、玉竹、天花粉各10g，炙甘草6g。

7剂，每日1剂，水煎服。

二诊：2月4日。

诉咳嗽减轻一半，痰咳易出，胸闷减轻。双足发热减轻三成。大便仍偏干。咽干已愈。近2日生气后两胁胀满。

上方去沙参麦冬汤加柴胡、白芍各10g。继服7剂，诸症消失停药。

自按： 七味祛痰汤为刘师经验方，方由桔梗、杏仁、枳壳、紫菀、前胡、陈皮、炙甘草组成，共奏宣降肺气，祛痰止咳之功。刘师用此方主症为"咳嗽，天突穴至其下10cm胸骨内觉有痰，故胸上部闷，咳痰不爽，久而不愈"。该患者痰阻肺气不降兼阴液不足，故见咳嗽、胸闷、咽干、双足发热诸症，除给予七味祛痰汤宣降肺气外，并合沙参麦冬汤滋养肺阴，更助肺之肃降，则咽干、足热等症减轻。二诊，给予柴胡、白芍合枳壳、炙甘草为四逆散，以疏肝理气，诸症均愈。

2. 清气化痰丸合栀子豉汤案

霍某，女，46 岁，住内蒙古丰镇市。2013 年 2 月 5 日初诊。

自诉咳嗽、胸闷、气短 1 月余。咽痒则咳，咳声不扬，痰黏色黄，咳吐不爽，痰出则咳嗽胸闷均减。觉痰在膻中部位，吸气只能吸到膻中处。目睛发红。口咽干。纳可，眠差，入睡难。二便调。舌红苔白腻。脉弦滑数，右寸甚。剑突下压痛。

方拟清气化痰丸合栀子豉汤加味：

杏仁、瓜蒌、茯苓、枳实、黄芩、胆南星、陈皮、清半夏、焦栀子、淡豆豉、焦山楂、焦神曲、焦麦芽各 10g，黄连、炙甘草各 6g。

5 剂，每日 1 剂，水煎服。

二诊：2 月 10 日。

咳嗽、胸闷明显减轻，咳痰易出，吸气已能达到剑突下。目干涩，头疼，头蒙。舌红，苔白腻。脉弦滑数。上方加羌活、防风、淡竹叶、当归各 10g，龙胆草、川芎各 6g，生大黄 3g（后下）。服用 7 剂后，诸症消失，遂停药。

自按：清气化痰丸方载于《医方考》，由瓜蒌仁、陈皮、黄芩、杏仁、枳实、茯苓、胆南星、半夏等组成，功能清热化痰，理气止咳。该方主治痰热证。方中胆南星清热降火化痰为主药，辅以黄芩、瓜蒌仁清热化痰，以助胆南星之力；治痰当需理气，"善治痰者，不治痰而治气，气顺则一身之津液亦随气而顺矣"（《证治准绳》），故以枳实、陈皮下气消痰；脾为生痰之源，肺为贮痰之器，故佐以茯苓、半夏健脾燥湿化痰，杏仁宣肺下气。诸药相合，共奏清热理气化痰之功。刘师用此方之主症为"咳嗽，自觉痰在两乳之间的膻中部位，难以咳出而胸闷"。此案，笔者从诸多症状中察觉出以上主症，给予清气化痰丸理气、祛痰、止咳，使气顺则火自降，热清则痰自消，痰消则火无所附，诸症自可解除。患者眠差，心烦，剑突下压痛，体现了热郁胸膈之病机，为栀子豉汤证之主症，故给予栀子豉汤清除胸膈间郁热。二诊给予泻青丸清泻肝经火热以除其目赤诸症。

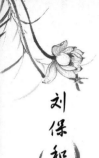
3. 化痰方案

张某，女，48 岁，住内蒙古丰镇市。2013 年 2 月 15 日初诊。

两肩及脾俞、胃俞一带筋肉疼痛两年余，生气后呈憋胀感，遇凉后背有紧缩感。乏力，周身关节疼痛，双下肢酸沉。左胁下疼痛，拒按。爱生闷气，胸闷，胃脘部堵闷。头蒙。时觉咽部有痰。口干，不欲饮水。入睡难，易醒，醒后不易再睡，梦多。大便偏干，日 1 次。舌红苔腻偏黄。脉弦滑。

方予化痰方加味：

茵陈、瓜蒌、清半夏、竹茹、薤白、石菖蒲、浙贝、藿香、生麦芽、黄芩、香附、郁金各 10g。

5 剂，每日 1 剂，水煎服。

二诊：2 月 20 日。

笔者因开学已返校，患者来电：两肩及背部不适大减，双下肢发沉、胸闷、胃脘不舒、头蒙均减轻，做梦减少但有时仍入睡难。左胁下疼痛原仅偶有，近未觉疼痛。嘱上方继服 14 剂后停药。之后打电话询问，患者诉已无明显不适。

自按：此患者为笔者邻居，寒假回家时要求为其诊病。《丹溪心法》曰："痰之为物，随气升降，无处不到。"临床所见痰浊为病，表现多种多样。刘师详阅河北中医学院张德英教授所著《痰证论》一书，从书中用药总结出一首有效的化痰方剂，取名为"化痰方"，拟方歌为"张氏化痰蒌夏茵，茹薤菖贝藿芽芩"。全方由瓜蒌、半夏、茵陈、竹茹、薤白、石菖蒲、浙贝、藿香、生麦芽、黄芩组成，并指出"头昏蒙、胸脘痞闷、双下肢沉重"即为本方证主症。此患者症状表现复杂，遍及全身，乍一看不知从何入手，然抓住患者这 3 大主症，即予"化痰方"加味而愈。《素问·痿论》云："阳明者，五脏六腑之海，主润宗筋，宗筋主束骨而利机关也……阴阳总宗筋之会，会于气街，而阳明为之长。"宗筋，为十二经脉及其络脉气血渗灌、濡养的筋肉组织，此案由于痰湿阻滞，脾胃化生的水谷精气不能濡养宗筋，且痰湿内蕴气机不畅，故见肩部及脾胃俞一带疼痛。宗筋利机关功能障碍，故见关节痛；痰湿阻滞，气血运行不畅，故见周身乏力；湿性趋下，阻滞下肢气血运行，故下肢沉重；痰浊上蒙清窍则头蒙；痰湿阻滞气机，停于胸部则胸闷，滞于胃脘部则胃脘堵闷；痰热内扰心神则失眠、多梦；痰热阻滞津液布散，则口干。拟方以瓜蒌、半夏、竹茹、石菖蒲、浙贝化痰开窍，茵陈、藿香、黄芩、薤白理气祛湿清热。患者肩背憋胀及左胁下疼亦由气滞所致，故以生麦芽、茵陈助肝疏泄，以利气机调畅。此外方中更加香附、郁金理气止痛。方证相符，故诸症迅速痊愈。

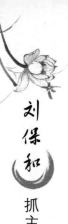

刘洪敏医案

1. 柴胡桂枝干姜汤案

陈某，男，50 岁，河北理工大学教授。2016 年 5 月 11 日初诊。

患者半年以来常心烦，晨起口苦、咽干。近 1 周以来，凌晨 2 ～ 3 点又发盗汗，身上发冷而醒、全身哆嗦，醒后再难入睡。晚饭后脘腹发胀、嗳气吞酸。大便每日 1 ～ 2 次、便下稀黏不爽。舌质红，苔白腻。脉左弦细，右浮弦无力。敲击右肤胁引柴桂姜处痛。

方以柴胡桂枝干姜汤：

柴胡、桂枝、干姜、黄芩、天花粉、炙甘草各 10g，牡蛎 20g。

5 剂，每日 1 剂，水煎服。

二诊：5 月 16 日。

患者夜间盗汗、周身发冷、哆嗦好转大半，已不再醒。晚饭后脘腹胀满及嗳气吞酸诸症已除，大便已转正常。

继用原方 5 剂治疗。

三诊：5 月 21 日。

夜间盗汗、周身发冷、哆嗦消失，但近日喜叹息，易发愁。下午 4 点有腹胀。大便虽成形，但排便费力。

予柴胡桂枝干姜汤合逍遥散加减：

柴胡、桂枝、干姜、黄芩、天花粉、炙甘草、当归、白芍、茯苓、薄荷、合欢皮、郁金、浮小麦、百合各 10g，牡蛎 20g。5 剂。

上方服后，诸症消失而停药。

自按： 根据刘师腹诊经验，敲击右肤胁引右胁肋下缘与乳中线交叉点处疼痛为应用柴胡桂枝干姜汤主症。为书写方便，简称为"柴桂姜处痛"。抓住主症，应用后果然效果良好。三诊患者有肝郁气滞证候，故合逍遥散加减，以舒肝解郁。

2. 血府逐瘀汤合桂枝茯苓丸案

李某，女，60岁，住唐山市路北区翔云西里。2016年5月11日初诊。

患者周身乏力，口干口渴1月。喝凉热水均可。嗓子发咸。不欲饮食，饭后有饱胀感。喜悲伤，欲哭，想长出气。小便量多，夜尿多达3～4次。大便有便不净感。睡眠可。舌淡胖，苔白。脉沉细，两寸上鱼际。敲击右肽胁引剑下痛，脐左下压痛。

方以血府逐瘀汤合桂枝茯苓丸加减：

柴胡、白芍、枳壳、炙甘草、当归、川芎、生地黄、桃仁、红花、怀牛膝、桔梗、茯苓、牡丹皮各10g，桂枝6g。

7剂，每日1剂，水煎服。

二诊：5月18日。

患者周身乏力、口干口渴症状减轻一半。饭后饱胀感及嗓子发咸消失。夜尿1次，大便仍有便不净感。

继予原方7剂。

后患者来诉，诸症均已消失，嘱其停药。

自按： 根据刘师腹诊经验，敲击右肽胁引剑下痛，为应用血府逐瘀汤指征（见《刘保和〈西溪书屋夜话录〉讲用与发挥》第71～72页）。脐左下压痛，为应用桂枝茯苓丸指征。二者相合应用，临床取得满意疗效。

3. 小柴胡汤合化瘀灵、火神中焦方及四逆散合桂枝茯苓丸、牛膝木瓜汤案

李某，女，40岁，住唐山市新华楼。2016年10月31日初诊。

患者20余日来出现胃脘部胀满，诉由生气后引起，以中脘部为主，不知饥，不欲进食，不吃饭也胀，吃饭后胀甚。饭后中脘部有停滞感，嗳气。口干，想喝热水，偶有咽痛，口黏。夜尿2～3次。大便1日1次，不成形，偶有大便不净感。舌质暗红，苔薄白。脉弦细。敲击右肽胁引右肋弓下痛，脐上压痛甚于脐中。

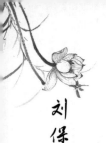

予小柴胡汤合化瘀灵、火神中焦方：

柴胡、黄芩、清半夏、党参、炙甘草、旋覆花、茜草、泽兰、郁金、当归、桃仁、柏子仁、陈皮、苍术、厚朴、枳壳、砂仁、白豆蔻、茯苓、炒白术、石菖蒲各6g，生姜3片，大枣4枚。

6剂，每日1剂，水煎服。

二诊：11月6日。

患者诉服上方3剂后，中脘部胀满即减轻一半，饭后已无停滞感。口干口苦减轻，知饥，较原来想吃饭。饭后仍有嗳气。感觉眼皮肿，颜面肿，手指发胀，两腿酸软累。入睡可，睡着后多梦，睡醒后不解乏。夜尿仍2～3次。大便1日1次，不成形，偶有大便不净感。舌质暗红，苔白略腻。脉两寸上鱼际，两关弦细略数。敲击右胠胁引剑下痛减轻大半，脐左及脐左下压痛。

予四逆散合桂枝茯苓丸、牛膝木瓜汤加味：

柴胡、枳壳、白芍、桃仁、牡丹皮、蒲黄、当归、茯苓、桂枝、香附、川芎、红花、郁金、青皮、陈皮、怀牛膝、木瓜、杜仲、菟丝子、枸杞子、天麻、松节各6g，炙甘草4g，生姜3片，大枣5枚。6剂。

三诊：11月12日。

中脘部胀满消失，饭后已无嗳气。眼皮肿、颜面肿、手指发胀、两腿酸软累感均减轻一半。睡着后梦已不多，睡醒后周身已觉轻松。夜尿1次。大便1日1次，已成形，仍偶有不净感。舌质暗红，苔白。脉弦细。

继服原方6剂，巩固疗效。

自按：本患者根据刘师抓主症的方法进行辨证。根据患者主诉及腹诊，初诊采用小柴胡汤合化瘀灵及火神中焦方，二诊脐左及脐左下压痛故用四逆散合桂枝茯苓丸，而两腿酸软累、夜尿仍次数多，乃肝虚之象，故加入陈无择牛膝木瓜汤治疗，患者病情明显好转。

4.《良方》温经汤案

李某，女，40岁，住唐山市开平区贾庵子村。2015年12月7日初诊。

患者阵发性心悸 2 年，加重 1 周。2 年前无明显诱因出现阵发性心悸，发作时以心前区为主，持续 10～20 分钟可缓解，伴有胸闷、气短，发作后周身乏力。用生脉饮等治疗，无好转。现服用酒石酸美托洛尔片，心悸仍时有发作。饥饿时心悸明显。饮食可，饭后无不适。口干口渴，但不想喝凉水。来月经时痛经，小腹发凉，喜温。口唇色紫暗。舌质淡胖，舌边齿痕，苔薄白。右关脉弦细。脐右下压痛。

予以《良方》温经汤加减：

党参、当归、川芎、莪术、乌药、桃仁、红花、炙甘草各 10g，干姜 3g，肉桂 6g，小茴香 5g。

6 剂，每日 1 剂，水煎服。

二诊：12 月 13 日。

患者未出现心悸及乏力症状，精神好，饮食、二便正常。12 月 10 日来月经，经行 3 天，痛经 1 天，有血块，小腹发凉，喜温。舌质淡边有齿痕，苔薄白。脉弦细。

再予原方化裁：

党参、当归、川芎、莪术、乌药、桃仁、红花、炙甘草、小茴香、延胡索各 10g，干姜 5g，肉桂 6g。9 剂。

三诊：12 月 22 日。

患者服药至今，诉未出现心悸症状。有时仍周身乏力，干较重活儿后加重。精神好，饮食、二便正常。口唇转红润。

上方党参改为人参 10g。6 剂。

后随访，知患者心悸未再复发。

自按：患者中年女性，平素郁怒伤肝，肝郁气滞，血行不畅，又曾贪凉饮冷，致寒凝经脉。血瘀寒凝，不仅导致月经不调，更导致心脉失养而心悸。依据刘师腹诊经验，以其脐右下压痛，予以《良方》温经汤加减，温经补虚化瘀，效果良好。

5. 膈下逐瘀汤合牛膝木瓜汤、当归芍药散案

刘某，女，35 岁，住唐山市乐亭县。2016 年 12 月 5 日初诊。

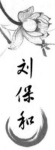
患者关节肿痛4月。4月前，正当小产后3周，开车后出现左手麻，左手关节肿痛及双肘关节、两肩关节疼痛，夜间加重，白天减轻。到唐山市某中医院就诊，类风湿关节炎相关检查阴性。口服中药治疗，效果不明显。现知饥，但饭后有停滞感，嗳气。不敢喝凉水，否则会引起腹泻、腹痛。夜尿3～4次，大便不成形，有便不净感。入睡难，躺卧约1小时才能入睡，易醒，醒后虽尚能入睡，但睡醒后仍觉周身沉困。舌边齿痕，苔薄白。脉弦细，左关尤甚。脐上压痛甚于脐中、脐下。

予膈下逐瘀汤合牛膝木瓜汤加减：

桃仁、牡丹皮、赤芍、白芍、当归、乌药、延胡索、川芎、五灵脂、枳壳、香附、木瓜、天麻、杜仲、枸杞子、松节、菟丝子各6g，生姜3片，大枣5枚。

5剂，每日1剂，水煎服。

二诊：12月10日。

患者双肘关节疼痛减轻六成，双肩关节疼痛减轻四成，左手麻木、肿痛好转，但仍有酸痛。饭后已无胃脘部停滞感。夜尿1次。大便已成形，1日2次。脐中压痛明显。

上方加炒白术、茯苓、泽泻各6g。7剂。

三诊：12月17日。

患者双肘关节疼痛消失，双肩关节疼痛减轻七成，但左肩关节受凉略有酸沉。左手麻木、肿痛减轻大半。大便成形，一日1次。腹诊压痛均减。

上方加肉苁蓉、鹿角片各6g。14剂。

四诊：12月31日。

身体各处疼痛、肿胀、麻木均已消失，纳、眠、二便正常。

嘱其上方继服14剂停药。

自按：本例患者小产后气血虚弱时伤于风冷，"伤于风者，上先受之"，故双肘关节、双肩关节肿痛。因左主血，右主气，瘀血留滞经脉，故左侧较重。根据刘师腹诊经验，一诊应用膈下逐瘀汤、牛膝木瓜汤以活血祛瘀、疏肝解郁、滋补肝肾，效果尚可。二诊在原方基础上，加白术、茯苓、泽泻，合当归芍药散意以健脾祛湿；三诊加肉苁蓉、鹿角片温补肝肾以通阳散寒，终于使诸症痊愈。

6. 瓜蒌薤白半夏汤合膈下逐瘀汤及小柴胡汤合火神中焦方案

王某，女，69岁，住唐山市路北区乔屯楼。2017年2月18日初诊。

患者阵发性心前区疼痛已3年，近3天发作严重。诉2014年12月10日生气后出现胸骨后撕裂样疼痛，持续10分钟，服速效救心丸后好转。后此症仍不时发作。2015年10月20日再次发作，当时正在社区诊所输液，急查心电图：①窦性心律；②ST-T改变。服速效救心丸5粒、阿司匹林肠溶片200mg，持续30～40分钟后缓解。心率快时则胸骨后隐痛，甚则撕裂痛。自2016年以来，劳累则发病。发作时双臂不能动，动则双臂内侧痛，并连及胸骨后痛，觉后背如背着石头，又沉又凉，用暖水袋焐着才觉舒服。不想饭吃，饭后觉食物在中脘部停滞，常嗳气、反酸。口干、咽干、口苦，晨起口黏。喝热水比喝凉水舒服，但喝水多则呕吐。小便正常。大便1日1次，成形，有便不净感。失眠已20年，入睡难，且易醒，醒后再难入睡，一夜断续睡3～4小时，晨醒后也不解乏。有胃炎、胆囊炎病史20年。两寸脉弱，两关脉沉弦略滑。舌质胖大紫暗，苔黄厚腻。脐上压痛。

拟瓜蒌薤白半夏汤合膈下逐瘀汤加减治疗：

瓜蒌15g，清半夏、陈皮、茯苓、炒白术、杏仁、焦三仙各10g，薤白、厚朴、白豆蔻、牡丹皮、桃仁、乌药、延胡索、赤芍、炙甘草、当归、川芎、五灵脂、枳壳、香附各6g。

5剂，每日1剂，水煎服。

二诊：2月23日。

患者未出现胸骨后撕裂样疼痛，胸闷、胃脘部胀满、反酸、口苦口黏均有所好转。入睡较易，一夜可睡4～5小时。后背部沉凉感减轻一半。两臂内侧疼痛感减轻三成。大便仍有便不净感。

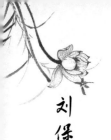

原方继服 5 剂。

三诊：2 月 28 日。

诸症继续好转。胸闷与胸骨后疼痛未再发生。入睡已易，一夜能睡 5～6 小时。仍有口苦、口黏。饭后仍有停滞感。敲击右胠胁引右肋弓下痛，脐左下压痛。

拟小柴胡汤合火神中焦方加减：

柴胡、黄芩、清半夏、党参、茯苓、陈皮、苍术、炒白术、厚朴、砂仁、白豆蔻、石菖蒲、枳壳、当归、赤芍、焦三仙各 10g，木香、炙甘草各 6g，生姜 3 片，大枣 5 枚。5 剂。

四诊：3 月 21 日。

患者自服上方至今，胸闷、胸痛、臂痛、背沉凉诸症均消失，纳食与睡眠已转正常，大便不净感已除。仍时有嗳气。

嘱其原方继服 14 剂停药。

自按：患者为老年女性，平素饮食不节，过食生冷，以致损伤脾胃，运化失常，聚湿生痰，痰阻脉络，又因家庭琐事，郁怒伤肝，肝失疏泄，肝郁气滞，故而气滞血瘀，气、痰、瘀相结，痹阻胸阳，而成胸痹。《金匮要略》曰："胸痹不得卧，心痛彻背者，瓜蒌薤白半夏汤主之。""胸痹，胸中气塞，短气，茯苓杏仁甘草汤主之。"本例患者一诊应用瓜蒌薤白半夏汤治疗痰饮壅盛，痹阻胸阳，合茯苓杏仁甘草汤宣肺化饮，再加入厚朴、白豆蔻等化痰温中理气。以其腹诊脐上压痛最甚，且兼胃寒之象，证明有寒痰停聚于脐上，故宗刘师抓主症方法，配伍膈下逐瘀汤活血化瘀、温中散寒，并加焦三仙醒脾开胃。二诊效不更方。三诊，饭后仍有停滞感，此为湿阻中焦，敲击右胠胁引右肋弓下疼痛，证明三焦气机不畅，故予小柴胡汤合火神中焦方疏利少阳，化湿除滞，更加当归、赤芍活血通络，终于取得良好效果。

李奇医案

血府逐瘀汤案

王某，女，35岁，山西人，在石家庄市打工。2014年11月20日初诊。

诉间断性胃脘部隐痛不适2年余，每于饭后及夜间加重，无烧心、反酸。曾多处求治，疗效不佳。追溯病史，述平素心情急躁，爱发脾气。七八年前因家庭纠纷与人打架，曾身受多处外伤。问及此处，余恍然想起刘师常用血府逐瘀汤治疗类似病症。经询问得知患者身上经常无明显诱因出现紫斑，双下肢多见。于是嘱患者正坐，敲击其右胠胁处，果然牵引剑突下疼痛。查看舌脉：舌暗红，苔薄腻；脉沉弦涩。因患者在外打工，不方便熬药，遂嘱其口服血府逐瘀丸。每服1丸，每日3次。10天后，患者来电话，诉服用2天后即症状好转，此后即未发胃痛。现觉"浑身比原来舒服了"。

自按： 刘师擅长脉诊与腹诊，主张运用方剂应"抓主症"，较大程度提高了辨证论治水平，使方剂的疗效经得起重复。应当指出的是，刘师所说的主症，并非是病人最感痛苦的症状，而是能反映疾病本质的症状，是由医生确定的。刘师在临床中重视血瘀证的治疗，尤其重视对病因的探求。本病乃由七八年前外伤引起，瘀血内停，进而阻滞气机，瘀阻气滞，故见胃脘部隐痛不适、心情急躁易怒。刘师应用血府逐瘀汤的主症为敲击右胠胁引剑突下疼痛。此类患者多在受外伤5年后发病，该患者恰恰相符。另，患者胃脘部不适夜间加重，身上不定处出现紫斑，舌暗红，脉沉弦涩，均为血瘀之象。症因相应，方证相符，故疗效显著。

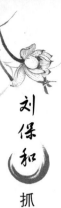

<h1 style="text-align:center">张乾医案</h1>

1. 奔豚汤案

（1）郑某，男，14岁，住石家庄市裕华区。2016年3月6日初诊。

患者因流鼻血及右侧头痛10天就诊。10天内右侧鼻腔出血已4次，今日一次量较多。右侧轻微头痛。此外无其他明显不适。既往：无出血病史及其他病史。脉左关及右寸滑数。舌尖红苔白。脐右压痛明显。

以奔豚汤治疗：

葛根、黄芩、半夏、当归、川芎、白芍各10g，桑白皮25g，炙甘草6g，生姜2片。

7剂，每日1剂，水煎服。

患者用药后，未再出血，且服2剂后头痛即愈。嘱停药。

自按：根据《难经》理论，脐右压痛主肺病，肺主宣发肃降，尤以从右而降为主，肺气不降可以引起肝气上逆、肝血瘀滞，《金匮要略》奔豚汤证即属于此类证候，其主症即脐右压痛。奔豚汤方中甘李根皮药房常不备，用桑白皮代之，疗效亦佳。笔者根据刘师经验，凡腹诊脐右压痛明显者采用奔豚汤治疗，对各种疾病均取得佳效。本例右侧鼻腔出血，右侧头痛，显与肺气上逆有关，故选用奔豚汤治疗迅速取效。

（2）田某，男，35岁，住石家庄市开发区。2016年5月4日初诊。

患者因日光性皮炎5年就诊。平时无明显不适，每年5月1日前后天气变暖时即出现皮肤发热，皮疹瘙痒。手背、前臂及颈后皮疹较多。现已发作1周。脉左关及右寸滑数。舌暗红苔薄黄。脐右压痛明显。

以奔豚汤治疗：

黄芩、半夏、当归、川芎、白芍各10g，葛根15g，桑白皮20g，炙甘草6g，生姜3片。

7剂，每日1剂，水煎服。

二诊：5月11日。

患者服3剂后皮疹即完全消退。嘱其停药。后知其未再复发。

自按：本案患者春夏之交则发"日光性皮炎"，乃肺有郁热所致。肺热则肺气不降，金不制木则肝气上逆。肺主皮毛，肝主藏血，肝气逆而肝血瘀滞，郁于皮毛，故皮肤发热而瘙痒并起红疹。根据腹诊特点，以奔豚汤清肺抑肝，皮炎即迅速痊愈。

2. 温胆汤合下瘀血汤案

王某，女，23岁，住石家庄市小马村。2016年4月21日初诊。

患者3年来，每逢春季即感觉特别疲劳（"累"），今年感觉疲劳已有半月余。以往患者曾多次接受中医调理，均未能改善，所以只是认为自己"体质偏虚"。此次并诉后背上半部分累感明显，两臂无力，但又觉伸展活动后舒服。两腿外侧一碰就疼。胸闷，咽部有痰。喜食凉，但食后胃脘不舒。手麻，睡眠时会因麻而醒。大便每日1次，排不净。平素爱生气也爱发愁。身体偏肥胖，尤其腰腹部及大腿脂肪较为集中。舌暗红苔薄白。脉沉滑。剑突下按之憋闷；石门穴处压痛。

方以温胆汤合下瘀血汤加味：

陈皮、半夏、茯苓、枳实、竹茹、天麻各10g，炙甘草6g，桃仁、土鳖虫各3g，生大黄2g，生姜3片。

5剂，每日1剂，水煎服。

二诊：4月26日。

患者诉用药后"累"感明显减轻。胸闷及咽中痰滞感消失。腿外侧一碰就疼的症状减轻大半。大便畅，能排净。近几日未出现手麻症状。

原方继服10剂。

三诊：5月6日。

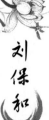

症状继续减轻。后以此方加减服用至 5 月 20 日复诊，患者诉已无明显不适症状。随访至 2017 年春未再复发。

自按：患者具刘师应用温胆汤的主症，即：①按其剑突下觉憋闷（或有轻压痛）；②梦多心烦；③平素爱生气也爱发愁。属少阳痰热证，乃三焦气机不畅之象。石门穴处压痛，符合刘师发现的下瘀血汤证的腹诊特点，证明本病并兼瘀血内结，患者胸闷、腿外侧一碰就疼、夜眠因手麻而醒均与此有关。

由此可见本患者"累"的症状在每年春季突出，乃痰热内阻、肝血瘀滞而三焦气机不畅，肝气不得升发所致，病属实证，故两方合用而愈。

3. 补肝气血阴阳方案

刘某，女，45 岁，邢台市沙河镇农民。2016 年 3 月 24 日初诊。

患者诉由今年 2 月底开始出现乏力，双下肢乏力明显，酸困、烦扰不宁、喜敲打，头昏，善忘。大便偏干，常 2 ～ 3 天 1 次，排不净。经期提前 3 ～ 4 天，量多，有血块，经期小腹稍痛，不凉。末次月经 3 月 20 日。舌淡红略胖苔白。脉沉涩少力。腹诊：脐中、脐左、脐下及石门穴处压痛。

予当归芍药散、六味地黄丸、四逆散及下瘀血汤合方治疗：

当归、川芎、白芍、茯苓、白术、泽泻、牡丹皮、熟地黄、山茱萸、山药、柴胡、枳实各 10g，桃仁 6g，土鳖虫 3g，生大黄 3g，炙甘草 6g。

7 剂，每日 1 剂，水煎服。

二诊：3 月 31 日。

患者诉服药后两腿酸困烦扰之感及头昏基本消除，但乏力症状无改善。再次详细询问其乏力的情况，患者诉此症状已经有 3 年，每年初春开始出现，经中西医治疗无效（曾服用补中益气汤、生脉饮、十全大补汤、金匮肾气丸并静点参附注射液及营养药物），到麦收时自行缓解。所谓乏力感是"特别累，不干活也不活动就感觉累得跟干了许多活儿一样"，并且身体各关节屈伸无力，睡觉时候常蜷卧。舌淡胖苔薄白。脉沉细涩少力。腹诊：脐中及脐下压痛，石门穴左一寸处轻压痛。

予王旭高补肝气血阴阳方合下瘀血汤方法：

杜仲、当归、川芎、川断、怀牛膝、乌梅、白芍、肉苁蓉、熟地黄各10g，天麻、白术、菊花、桃仁各6g，肉桂、川椒、土鳖虫、生大黄各3g，细辛2g，生姜2片。

7剂。

三诊：4月15日。

诉服上方7剂后诸症好转五成以上，自己又按原方于当地购药7剂，共服用14剂。现已经不觉"累"，精神好转，愿意出去走路活动。昨日来月经，没有不适感。上方去桃仁、土鳖虫及生大黄，嘱其继续服用2周。11月回访，知患者此后未再服药，诸症消失。回访至2017年春季，知其未再出现乏力症状。

自按：

（1）关于补肝气血阴阳方证的主症

刘师发现，应用王旭高补肝气血阴阳方的主症就是一个字："累"。这种"累"，同时常伴有四肢关节虽欲伸展却运动无力。典型表现是"疲惫不堪""睡时蜷卧"。本例患者采用补肝气血阴阳方，取效迅速而显著。

（2）关于本方的讨论

《内经》曰："肝者，罢极之本。"刘师认为，这句话应当释为"肝乃人体气运动从阴转阳的开始之主宰"。刘师在《刘保和〈西溪书屋夜话录〉讲用与发挥》一书中讲：治疗肝虚（泛指肝的气、血、阴、阳之虚，因而主持"罢极"的功能不足，继而变生各种疾病）方法有二：一为补益气血阴阳，一为升发肝气。以《夜话录》中所列补益肝的气血阴阳四法药物相合治疗本病，能很快取效。其中补肝气法中的诸多"风药"起到了很好的升发肝气的作用。笔者体会到有一部分病人腹诊时虽然脐中及脐下压痛，但应用当归芍药散及六味地黄丸却无效，根据"累"这一主症，给予上方治疗则效果明显。笔者用此方治愈多例

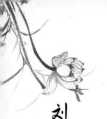
因"累"而就诊的患者，均为女性，从事营业厅或办公室工作，平时活动较少，接触电脑较多，腹诊均为脐中及脐下压痛，虽然也有脾虚及肾虚症状，但曾予健脾、补肾却无明显效果。笔者分析：对于这些人来说，最终病位在脾肾，但原发病位则在肝，"肝乃人体气运动从阴转阳的开始之主宰"，补益肝的气血阴阳，使肝的疏泄功能恢复正常，则脾肾之疾即可消失。足见《内经》治病应治原发病位的指示完全正确。

4. 化瘀灵、奔豚汤合当归芍药散案

胡某，男，27岁，住石家庄市赵县。2016年10月19日初诊。

患者因身体困倦、沉重，晨起不解乏3～4年就诊。视其身体健壮，但面色晦暗。既往经常鼻出血，上中学时最严重，经省医大二院及和平医院检查，未能确诊病因，但排除血液系统疾病。现出血虽较中学时少，有时也会无诱因出现鼻腔出血。昨天即鼻出血，但出血量不大。舌尖红苔白。脉沉滑数。腹诊：脐上压痛甚于脐右及脐中。

予化瘀灵、奔豚汤合当归芍药散加减：

旋覆花、茜草、桃仁、柏子仁、郁金、泽兰、川芎、白芍、白术、茯苓、黄芩、半夏各6g，当归、泽泻、葛根、桑白皮各10g。

7剂，每日1剂，水煎服。

二诊：10月26日。

患者服上方7剂，未再鼻出血，困倦及身体沉重感较前减轻七成，晨起不解乏较前好转五成。舌尖红苔白。脉沉滑数。腹诊：脐上压痛减轻大半，脐右压痛较前减轻一半，脐中压痛消失。原方继服7剂。

三诊：11月2日。

患者困倦及晨不解乏的症状消失，面色较前明显红润，未出现鼻出血。脐上、脐右、脐中压痛均消失。停药。随访至今诸症未复发。

自按："化瘀灵"是刘师常用之方，全方由七味药组成，功能辛润通络。其腹诊主症为脐上1寸处压痛。跟刘师抄方，曾亲见很多疑难杂症服此方而愈。且刘师用量轻巧（每一味药常用3g量），较其所愈之顽疾沉疴，真可谓四两拨千斤，实在令人惊叹。笔者学习刘师经验，

亦常用此方。以其腹诊特点为根据，治愈许多疑难杂症，疗效之佳非一般活血化瘀方剂可比。对本方的开发和利用是刘师对中医瘀血证诊断和治疗的一大贡献。此方源于叶天士的"辛润通络"法，刘师在书中对此法形成的理论脉络进行了详细的梳理论述，为真正的络病说正名，而且为其将来的发展指明了方向。

5. 当归芍药散合温胆汤案

焦某，男，18 岁，石家庄市第四十四中学学生。2016 年 10 月 17 日初诊。

患者困倦异常，时时欲眠，上课不能正常听讲已近 2 月。自觉身体沉重，伴有轻微头晕，颈部疼痛。体型偏胖。咽喉感觉有痰。脐周怕凉，受凉则腹胀或腹痛，但大便不畅。舌淡红苔白润。脉濡滑数，按之细数。腹诊：脐中压痛，按其剑下有憋闷感。

予当归芍药散合温胆汤加味：

苍术、白术、茯苓、泽泻、当归、川芎、白芍、陈皮、半夏、枳实、竹茹、荷叶、佩兰、杏仁、白豆蔻、桔梗各 10g。

7 剂，每日 1 剂，水煎服。

二诊：10 月 24 日。

患者服上方后，症状减轻一半。舌淡红齿痕明显，苔白微腻。脉濡滑。腹诊脐中压痛较前减轻，按其剑突下憋闷感消失。

上方加薏苡仁 30g，藿香 6g。

7 剂。

患者服完上方，家长代诉已能正常上课听讲，精神较前明显好转。大便也通畅。欲放寒假时再来调理身体。嘱其停药。后知其未再复发。

自按：根据刘师抓主症经验，患者脐中压痛、脐周怕凉，并且剑突下按之憋闷，因此选用当归芍药散配合温胆汤及宣通肺气之品治疗。

6. 当归芍药散合下瘀血汤案

张某，女，32 岁，住石家庄市雅清街。2016 年 5 月 29 日初诊。

患者因痛经来诊。诉痛经已经 6 年，时轻时重。月经量少，色黑，小血块较多，末次月经 5 月 25 日，今日经净。平时容易腹泻，经期大便稀且次数增多。脐周怕凉，白带多。舌淡红苔薄黄。脉沉细涩。腹诊：脐中压痛甚于石门穴及石门穴左侧。

予当归芍药散合下瘀血汤：

当归、川芎、白芍、茯苓、白术、泽泻各10g，桃仁、土鳖虫各6g，生大黄2g。

7剂，水煎服，每日1剂。

患者仅服用上方7剂。一月后再来月经时，微信告知痛经未发。半年后患者带其他病人来我处，诉月经正常，一直未出现痛经情况。对其进行腹诊检查，脐中仍有压痛，但程度较前大减，石门穴及其左侧压痛已无。

自按： 当归芍药散如用于育龄期女性，刘师掌握以下特点：腹诊脐中压痛，脐周怕冷，经期腹泻。符合以上主症，即可用当归芍药散治疗，疗效肯定。

7. 桂枝茯苓丸合当归芍药散、四逆散、六味地黄丸案

全某，女，49岁，保定市唐县农民。2015年8月17日初诊。

3年来，患者曾因间断眼睑及双下肢水肿，多次于当地检查，但未能确诊。1周前就诊于河北省医大二院，经住院化验检查考虑为"特发性水肿"。医予短时间利尿药物治疗后嘱其出院。今天来此就诊时眼睑及双下肢水肿较轻，未诉其他不适。经期已不规律，现已2个月未来月经。既往：痔疮手术2次。医大二院检查提示患子宫肌瘤，否认其他病史。舌尖红苔白。脉沉涩。腹诊：敲击右胠胁引右肋弓下痛。

予刘绍武调肾汤合当归芍药散：

柴胡、黄芩、黄芪、郁金、银花、丝瓜络、当归、川芎、赤芍、泽泻各10g，茯苓15g，白术、党参、炙甘草各6g，川椒5g，车前子、苏子各20g，白茅根30g。

7剂，每日1剂，水煎服。

患者用药7剂，水肿迅速消退，打电话告知"痊愈"。停药。

二诊：2016年1月6日。

患者上次服药后水肿其实仍有反复，但因程度较轻未予重视。末

次月经 2015 年 11 月 2 日。近 2 月以来水肿再次加重，于当地及保定市两次就诊于中医院，服用药物无好转，故再次来诊。观其双眼睑及双下肢水肿明显。平时爱发愁。舌尖红苔白。脉弦而数。腹诊：脐中压痛甚于脐左及脐左下。问其以往月经期间有否腹泻？平时脐周有否感觉凉？均答曰：有。又问白带多否？答曰：多而清稀。

予当归芍药散、桂枝茯苓丸合四逆散治疗：

当归、白芍、白术、茯苓、泽泻各 10g，柴胡、枳实、川芎、桂枝、牡丹皮、桃仁各 6g，炙甘草 4g。

10 剂。

三诊：1 月 22 日。

诉服上方 10 剂后未再服药。服上方 2 剂后即来月经，经行 5 天，有腹痛，但程度不甚；经量少，色黑，有血块。水肿彻底消退，未有反复。诉近日饿了心慌，脚凉。腹诊：脐中压痛明显减轻，脐左及脐左下压痛亦减，脐下压痛。

上方合六味地黄丸加味：

上方加党参、黄芪、熟地黄、山茱萸、山药各 10g。10 剂。

2 月 2 日来电话，诉上方服用 10 剂，水肿未复发，饿了心慌症状消失，询问是否能停药。答曰：可停药。7 月去电询问，患者诉水肿未复发，身体无明显不适，3 月又来一次月经，量少，色黑，有少量血块，后未再行经，已绝经。

自按：

关于桂枝茯苓丸证主症。

刘师经过反复实践，确定其主症为脐左下压痛。此处压痛的具体部位应在左外陵穴处（在左天枢穴下 1 寸，任脉阴交穴向左旁开 2 寸处取穴）。见此症的任何疾病均可用桂枝茯苓丸治疗，其中即包括月经不调而停经或闭经患者，常有服 1～2 剂月经即来者。

8. 桂枝茯苓丸合四逆散案

李某，女，24 岁，石家庄市开发区职工。2016 年 6 月 20 日初诊。

患者因左脸颊及下颌长痤疮而就诊。诉月经已推迟半月未至。经

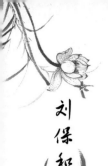

前乳房胀痛，长痤疮，痛经，经色黑，有血块。平时容易生气。现右腿上有一块如一元钱硬币大小的青紫斑，按之稍有痛感。舌淡红苔薄白。脉弦细。腹诊：脐左及脐左下压痛。

以四逆散合桂枝茯苓丸加味：

当归、苦参、柴胡、枳实、白芍、黄芩、茯苓、牡丹皮、桃仁、赤芍、旱莲草各10g，侧柏叶20g，桂枝6g。

7剂，每日1剂，水煎服。

二诊：6月27日。

患者诉服上方1剂即月经来潮，行经5天，无痛经及其他明显不适。面部痤疮在2天内迅速消退。嘱其继服7剂后停药，下次月经之前来诊。但患者未能如约。2月后去电话询问，得知其月经正常，无痛经，且未再长痤疮。

自按：本案治疗较为简单，效果明显。既往患者曾去各处治疗月经不调及面部长痤疮，服用中药不少，但收效甚微。查看其既往病历，他医多给予清热解毒"祛痘"之品，或合用活血化瘀药物治疗，均未能取效。病人对此次疗效之好也很感奇怪。笔者认为这就是刘师研究抓主症选方的宝贵之处。如对有些病症医者都知道是瘀血所致，但选用何方更为恰当，则很难有确切的把握。刘师经过多年不断地总结和验证，对很多经方、时方都确定了精准的应用指征。根据这些抓主症的经验而用方，疗效是肯定的。

9. 厚朴温中汤案

范某，女，60岁，石家庄市行唐县农民。2015年10月3日初诊。

因口苦、口酸1年就诊。患者系我家乡亲戚，2015年春节曾找我诊治，当时诉口苦，饮食无味，别无他症。脉弦细。舌苔黄腻。给予小方一试：① 苏叶2g，黄连1g。泡水喝，每日1剂。②柴胡6g，龙胆草3g，生牡蛎15g。水煎服，每日1剂。服用后均无效。后到一药房抓药时，有坐诊医生建议使用黄柏，当时取黄柏10g，单味药煎水。服用2剂后，患者觉胃脘部冰冷异常，似有冰块始终堵在剑突下的部位，同时食欲锐减，情绪低落，周身不适，莫可名状。此后又到行唐县中医院、河北省中医院、河北省医大二院消化科及中医科就诊，服用中药 100 余剂，胃脘部的冰冷感逐渐好转，但仍觉口中酸苦异常，饮食无味，其他无明显症状。来此就诊前已在省医大二院接受西医三联疗法治疗 1 个月（被诊为浅表性胃炎，幽门螺杆菌阳性），效果不明显。患者诉口苦、口酸，饮食无味，或者吃什么都是酸苦之味。知饥、耐饿，食量可，饥饿状态和饱食后均无明显不适。患者以前经常吃生冷硬物，从未有任何不适，但近 1 年来，却觉胃脘部"凉"，不想吃凉物，且知道有"胃病"，也不敢吃凉的和硬物。无胃痛及胃胀感。口不渴，饮水量正常，不敢饮冷水，饮温水感觉舒服。睡眠与二便均正常。舌淡红苔白略腻。脉缓稍细，按之尚有力。腹诊：全腹部无压痛；敲击右胠肋无牵引痛。

根据刘师抓主症经验，嘱其停用其他药物，给予厚朴温中汤原方治疗：

厚朴、陈皮、茯苓、草豆蔻、干姜、木香各 6g，炙甘草 4g。

7 剂，每日 1 剂，水煎服。

10 月 10 日患者来电，诉服药后效果明显，胃脘部"凉"的感觉减少七八成，口苦及口酸症状亦减轻七八成，饮食也有味道了。嘱其原方继服 7 剂。10 月 20 日去电询问，患者诉症状全部消失，嘱其停药观察，注意饮食。随访至今未复发。

自按：

1. 厚朴温中汤主症

胃脘部"凉"。以前学习方剂，对方剂、方证及主症未用心思考，方剂的运用很随意，对一些名方经常减去些药物，比如生姜、炙甘草、大枣等更是随意删减。跟随刘师学习后，才知道要用好方剂，必须尊重原方，重视每一味药在方中的功能，重视方药的煎服法，细节决定成败。

厚朴温中汤出自李东垣的《内外伤辨惑论》，《方剂学》讲其方治疗脾胃寒湿气滞证，功效行气除满，温中燥湿。方解谓以厚朴为君药，以其辛苦温燥，故能行气消胀兼燥湿除满。

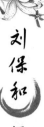

我们现在应用本方是以胃脘觉"凉"为主症，这就要重新审视这个方剂。首先方名"厚朴温中汤"，着眼点应放在"温中"上，好比黄连温胆汤，方子的主力应在"温胆汤"这一队药物。本方中祛寒的主要药应是干姜，配上炙甘草叫作甘草干姜汤，温和中焦而祛除寒邪，振奋胃肠功能。单看药物组成，如果再加上炮附子则成为四逆汤；加人参、白术则成为理中汤或附子理中汤，均是祛寒的常用方。那么陈皮、茯苓、草豆蔻、木香加厚朴的意义何在？参看刘师在《刘保和〈西溪书屋夜话录〉讲用与发挥》中关于温通胃阳的论述即可明了。这些芳香行气、化湿温散之品可以温通胃阳，助胃气之降，则浊阴上逆之症可除。回想患者口苦、口酸、舌苔白腻均系胃受寒凉，胃气少降，浊阴上逆所致。本案患者并无胃胀症状，但却以胃脘部凉为主。可见本方的主要作用在于"温"通，而非单纯行气除胀。

2. 如何理解口苦并非主症

刘师在《刘保和〈西溪书屋夜话录〉讲用与发挥》一书中指出："抓主症体现了中医治病求本的宗旨，是方剂疗效可以重复的前提和诀窍。"并给"主症"下了定义：主症是最主要、最重要的症状，是数量不多，却能体现疾病本质的症状。主症并非一定是患者感觉最为痛苦的症状（主诉），而且更多的却是患者并不自觉，只是由医生才察觉出来的症状。抓主症主要体现在方剂的运用上，只有抓住了"体现疾病本质的主症"，才能使"中医的疗效""中医方剂的疗效"经得起重复。使用方剂治病，要想百发百中，就得努力找到体现其本质的主症。正因如此，我认为本案口苦并非主症。

说起"口苦"，我手里有个专方，是余国俊先生总结的"柴胆牡蛎方"，由柴胡、龙胆草、生牡蛎组成。我在跟刘师学习之前经常用，遇到口苦的症状，总是把这三味药列在方首，或单独使用，或再辨证加味，好像这样心里有底。虽然或有效或无效，但依然这样用，也未曾考虑问题所在。幸运的是后来受到刘师的指点，有了真正的中医思维，我终于认识到口苦并非均为热证。

一般认为口苦是热证，可见于心火、肝胆火、胃火等证，也可见于柴胡桂枝干姜汤证等寒热夹杂证。本案患者口苦，乃由于胃有寒邪阻滞于中，浊阴不降，阳浮于上所致。可见，其本乃单纯寒证。"治病必求于本"，故以厚朴温中汤温中散寒降逆而效。

10. 解郁消愁汤案

（1）王某，女，61岁，住石家庄市裕华区山水郡小区。2016年4月28日初诊。

患者因双下肢发木1年余来诊。自诉双下肢发木，感觉"别扭"。无食欲，常不知饥饿，进食后也无明显不适。睡眠不实。爱发愁。平时每日大便1～2次，有时解不净。其他无异常。舌淡红胖大质嫩，苔薄白。脉浮弦稍数。

以刘师解郁消愁汤治疗：

柴胡、当归、白芍、白术、茯苓、炒枣仁、远志、香附各10g，生龙骨、生牡蛎各20g，陈皮、半夏、焦三仙各6g。炙甘草4g，薄荷3g，生姜2片。

7剂，每日1剂，水煎服。

二诊：5月5日。

患者食欲及睡眠均有所好转，两腿发木的症状改善。现夜间舌干，口苦。

上方加川芎5g。7剂。

三诊：5月12日。

患者已知饥饿，饮食正常，睡眠已实，两腿发木症状消失。停药。至今未复发。

自按：本方为刘师自拟方，由逍遥散加味化裁而来，为"木郁则达之"的代表方剂。用治肝郁病，其三大主症"悲愁、纳呆、少寐"虽与逍遥散同，但刘师谓其临床疗效却大大超出了逍遥散原方。笔者临床常用，证明此言不虚。

（2）任某，男，39岁，住石家庄市西三教小区。2017年3月12日初诊。

患者因"无食欲、小腹胀、睡眠不好1个月"来诊。自诉不知饥

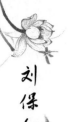

饿。小腹发胀，胀得心烦。睡眠不实，梦多，常做噩梦，晨醒来不解乏。平时每日大便1～2次，有时解不净。其他无异常。舌边尖稍红苔白。脉弦细。详细问诊知患者平日思虑较多，有很多烦心事，忧愁。某中医院谓其"脾胃不和"，治疗1个月症状无改善。并诉服中药就"上火"，口唇四周出疱疹，心情烦躁。腹诊：脐中及脐左压痛。

以解郁消愁汤治疗：

柴胡、当归、白芍、白术、茯苓、炒枣仁、远志、香附、陈皮、半夏、焦三仙各10g，生龙牡各20g（先煎），薄荷4g（后下），炙甘草6g，生姜2片。

7剂，每日1剂，水煎服。

二诊：3月19日。

患者诉药后食欲及睡眠均有所好转，现已经稍有饥饿感。小腹胀基本缓解。梦减少，仍睡不实，晨起觉得累。想吃凉物。舌尖红苔黄腻。脉弦细偏数。腹诊：脐中、脐左压痛减轻。

上方加牡丹皮、栀子各6g。7剂。

三诊：3月26日。

患者已知饥饿，饮食正常，睡眠较前明显好转。

上方加减治疗，服药至4月16日，患者诉已无明显不适。心情好，做事情也有兴趣。嘱其继服7剂停药。随访至今知其身体良好，无何不适。

自按：本方证除具"悲愁、纳呆、少寐"三大主症外，刘师体会，其腹诊还应具脐中及脐左压痛的特点，以病位在于肝脾也。

11. 九味羌活汤案

符某，男，40岁，石家庄市退役军人。2016年2月28日初诊。

患者因左腿膝盖刺痛18年就诊。诉18年前当兵时于冬季挖沟，此后出现左膝盖刺痛至今。每年冬季较重，且受天气变化影响明显。晨起咽干，有时口苦。身体较为健壮，无其他不适症状。10年来曾内服、外用中药均未治愈，此次是带女儿来治疗咳嗽，自己顺便想吃几剂中药试试。舌胖大苔薄白。脉弦细略紧。腹诊：无明显压痛。

以九味羌活汤加味：

防风、羌活、生地黄、黄芩、苍术、白芷、川芎、老鹳草各10g，细辛3g。炙甘草6g。

7剂，每日1剂，水煎服。

二诊：3月10日。

患者服上方7剂，膝盖痛基本缓解，未诉其他不适。

上方加怀牛膝、木瓜、独活、桑寄生各10g。7剂。

三诊：3月17日。

膝盖痛完全缓解。停药观察至今，知其阴雨天亦未出现任何不适症状，病未复发。

自按： 刘师在《刘保和〈西溪书屋夜话录〉讲用与发挥》"搜肝搜风法"中详细介绍了九味羌活汤在高血压病中的应用，指出应以病人在阴雨天病情加重，周身酸困沉重，兼见口苦、咽干为其辨证要点。笔者体会，任何疾病的症状加重与阴雨天气密切相关时，均应考虑先用此方。如类风湿病，笔者即常用此方治疗。当患者遇天气变化再无明显感觉时，可改用陈无择"运气方"牛膝木瓜汤巩固，效果良好。

12.《良方》温经汤案

安某，女，25岁，石家庄市居民。2016年1月8日初诊。

患者因右足弓处疼痛、月经量少、脱发来诊。自入冬以来，出现明显脱发，有时候手麻。月经量少，有少量血块，经期腹泻，小腹凉，手足冷，口唇干。知饥，饿时胃脘发空。大便偏稀溏。不爱喝水。有时感觉胃凉，嗳气、反酸。舌暗红苔薄白。脉细弦。腹诊：脐右下压痛甚于脐中及脐左。

以牛膝木瓜汤加味：

怀牛膝、木瓜、枸杞、菟丝子、天麻、杜仲、当归、川芎、白术、茯苓、党参各10g，白芍15g，松节6g，肉桂、干姜、白豆蔻、木香各3g，炙甘草5g，生姜2片，大枣2枚。

7剂，每日1剂，水煎服。

二诊：1月15日。

患者诉服药后胃部症状已经消失。足弓处疼痛无明显改善，此处可触及花生仁大小肿块，按压之有轻微痛。腹诊同前。

予牛膝木瓜汤合《良方》温经汤、当归芍药散加减：

当归、川芎、白芍、赤芍、白术、茯苓、党参、牡丹皮、莪术、怀牛膝、木瓜、杜仲、枸杞子、菟丝子、制首乌各10g，炙甘草、泽泻各6g，肉桂5g。7剂。

三诊：1月27日。

患者上方共服12剂。1月22日来月经，第1天小腹痛，血色深，有血块。仍小腹凉，大便次数多。详细问诊：患者2013年新兵入伍，当时高强度训练，3个月未来月经（患者诉很多女兵如此）。右足弓处可触及黄豆粒大小硬块，按压之微痛。舌淡红苔薄白。脉细弦无力。脐右下及脐中压痛减轻。

再予原方10剂。

四诊：2月25日。

患者自服上方至今，诉2月20日来月经，昨日经净，无小腹凉及腹痛，量正常，色深，有少量小血块。头发油脂分泌多，但脱发已经很少。右足弓处小肿块已经消失，现走路及跑步都不疼。舌淡红苔薄白。脉细弦无力。腹诊：脐右下与脐中已无明显压痛。

再予原方7剂。

患者2月后来诉，服上方7剂后，自行停药。脱发诸症均未复发，来月经已无明显不适。

自按：按照刘师抓主症经验，患者脐右下压痛，小腹觉凉，不耐饥饿，可给予《良方》温经汤治疗。本例患者在脐右下压痛消失后，右足肿块也随之消失。笔者在解决此问题后常想：要是没跟刘师学习，我会采用什么方法去治疗呢？估计治不了。幸甚得遇恩师！

13. 培土泄木方合养血息风方案

李某，女，84岁，住石家庄市宋村。2015年6月9日初诊。

心悸、头晕有1月余，伴上肢麻木、手颤。知饥，不耐饿，饿时心悸，必速食可缓解，但也吃不多，不敢吃凉物。口不渴，饮水量正常，喜饮温水。大便正常。夜尿 2～4 次，无排尿不适。睡眠尚可。舌暗红苔白。脉细弱。

以王旭高培土泄木方合养血息风方加减治疗：

党参、茯苓、白术、木香、白芍、陈皮、木瓜、生地黄、茺蔚子、怀牛膝、天麻、制首乌、当归、枸杞子各 10g，吴茱萸 3g，炙甘草 5g。

5 剂，每日 1 剂，水煎服。

二诊：6 月 14 日。

患者症状缓解很快，5 剂后心悸、头晕、肢麻、手颤症状均好转六成。诉前额发胀。舌红苔白。脉已较前有力。

上方加桑叶 5g。14 剂。

半月后家属来电诉，患者心悸及头晕症状消失，不想再喝药。嘱其停汤药，服用十全大补丸善后。

自按： 培土泄木方详见刘师书中论述，其主症为：饿时心中（即胃）空虚难受，欲速食，但又不能多食，少食即饱，过一会儿又觉饿，饭量很小，饮食喜热恶凉。此患者并伴有头晕、肢麻、手颤和心悸，显为肝风所致，且由血虚生风，故合用王旭高养血息风方有效。刘师以此方治疗许多早搏等心律失常患者，均取得令人惊异的疗效。

14. 清暑益气汤案

刘某，女，32 岁，住石家庄市山水郡小区。2015 年 8 月 4 日初诊。

患者诉连续 4 年每年暑期均感不适，头重如裹，气短乏力，汗出较多，腰酸痛沉重。进入较密闭空间，即有憋闷和晕厥感（曾有两次乘坐公交车时出现短时间晕厥）。知饥、食量可，饥饿时会感觉胃发空。口淡，喜饮温水。月经周期规律，量少，色正常，经行小腹稍凉，无血块。舌暗红苔白腻。脉细软少力。

予清暑益气汤加味：

党参、黄芪、当归、麦冬、五味子、青皮、陈皮、神曲、黄柏、葛根、升麻、泽泻、香附、苏叶、苍术、白术各 10g，炙甘草 5g。

7 剂，每日 1 剂，水煎服。

二诊：8 月 18 日。

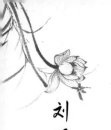

上方自服 14 剂，诉除腰酸、痛、沉重、容易累外（站立时间稍长出现），其他症状已经明显改善（减轻七八成）。舌质暗红，苔已净。脉细软。

上方加鹿角片 10g（先煎），怀牛膝 10g，泽兰 10g。

患者服用本方 14 剂后自行停药。3 天后带孩子诊病，诉未出现胸部憋闷及晕厥症状，头部不适感消失。乏力症状轻微。腰疼和沉重感未再出现，但站立时间久了仍觉酸累。后随访知 2016 年夏季未再出现上述症状。

自按：刘师常用清暑益气汤治疗具有下述指征的一切疾病：疾病首次发作时间多在一年的 3 ～ 9 月，病发则少气乏力，汗出神疲，四肢懒动，饮食减少。病轻者一般到 10 月份可自然缓解，但以后每年 6 ～ 9 月又复发，病重者则始终不能缓解。刘师曾以此方治脊髓炎而下肢瘫痪者两例，其中一例瘫痪达 3 年，均获得治愈的效果。此法在李东垣《脾胃论》中有述。

15. 四合汤及培土泄木方案

王某，女，43 岁，石家庄市某职工医院医生。2016 年 3 月 23 日初诊。

患者因间断胃疼 20 余年，加重 4 个月就诊。在某医院服用某中药汤剂及接受"抗幽门螺杆菌三联疗法"治疗无好转。舌淡红苔白腻。脉沉细涩。腹诊：剑突下压痛明显，中脘穴也有压痛。

予四合汤治疗：

百合、乌药、丹参、砂仁、良姜、香附、五灵脂、蒲黄各 6g，檀香 3g。

5 剂，每日 1 剂，水煎服。

二诊：4 月 6 日。

患者诉服用上药后胃痛很快减轻并逐渐缓解，5 剂后胃痛消失，吃饭较前增多，但因工作较忙耽搁来诊。此次为调理月经而来。诉月经已有 7 ～ 8 个月未潮。知饥，不耐饿，不敢吃凉的，也不能多吃。舌胖大齿痕明显。脉细弱无力。腹诊：剑突下无压痛；脐中及脐上有压痛，脐左轻压痛。

以培土泄木方加味：

党参、白术、茯苓、陈皮、半夏、白芍、木香、当归各 10g，炙甘草、川芎、砂仁（后下）各 6g，吴茱萸 3g。7 剂。

三诊：4 月 13 日。

患者于昨日已来月经，量少、色偏暗，小腹微觉冷痛。大便偏稀，未觉其他不适。舌淡胖齿痕明显。脉细少力，左脉涩滞。

上方加山药 10g。7 剂。

四诊：4 月 20 日。

本次月经共行 6 天，第 2 天后经量渐多，色转红，有少量血块，小腹冷痛渐减，总经量相当于正常的 2/3。昨日大便已转正常。腹诊诸压痛均明显减轻。嘱其原方继服 14 剂停药。后随访，知其月经已转正常，胃痛亦未复发。

自按：患者闭经，根据主症，采取培土泄木方治疗，迅速取效，可见"抓主症"的优越性。

16. 四合汤合化瘀灵案

李某，女，58 岁，住石家庄市小马村。2016 年 8 月 19 日初诊。

患者间断胃痛及胸闷已近 2 年，时发心脏早搏，因而心悸明显，近半年来发作较频繁。舌麻，舌面有如覆物感 2 个月。2 年前曾于省医大二院就诊，考虑冠心病、慢性胃炎。胃镜检查提示：慢性浅表性胃炎。冠脉造影无明显异常。大便有时干。舌淡红苔白根厚。脉弦涩。腹诊：剑突下压痛明显，脐中、脐上及脐左压痛。

以四合汤合化瘀灵治疗：

百合、乌药、丹参、蒲黄、五灵脂、香附各 10g，檀香、砂仁、良姜、旋覆花、茜草、当归、桃仁、柏子仁、郁金、泽兰各 6g。

7 剂，每日 1 剂，水煎服。

二诊：8 月 26 日。

患者胃痛消失，偶有胸闷，心悸减轻，舌麻及舌面不适感消失。舌苔薄白。脉濡弦。腹诊：剑突下压痛消失，脐中和脐上压痛。

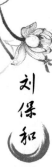
上方加白术、茯苓各6g，高良姜改为4g。7剂。

三诊：9月2日。

患者诉胃痛及胸闷均消失，已很少出现早搏。嘱其继服14剂停药。

自按：以上两例病人胃痛均用四合汤而治愈。本方由百合汤、丹参饮、良附丸、失笑散四方组合而成，是焦树德教授的经验方。焦老虽说此方可治长期难愈的胃脘痛，但对辨证要点交代得并不清晰与明确。刘师反复使用，发现本方证除具胃痛较久，脉沉弦涩外，尤以剑突下压痛明显为其主症。笔者根据刘师经验选用四合汤治疗多例胃脘痛患者，疗效确切，而且效如桴鼓。

17. 四逆散合温胆汤案

李某，男，7岁，住石家庄市三三零二小区。2016年9月30日初诊。

患儿因右侧面部及眼睛不自主挤弄2年就诊。爱吃凉物。晚餐后到睡眠时容易咳嗽甚至呕吐。经常鼻塞，打鼾。有多动倾向，脾气急，易怒。舌尖红苔白润。脉两关滑数。坐位剑下按之憋闷；平卧位脐左压痛明显。

以四逆散合温胆汤治疗：

柴胡、枳实、白芍、陈皮、半夏、茯苓、竹茹各10g，炙甘草6g。

5剂，嘱家长给其1剂水煎分2日4次服，共服用10天观察疗效。

二诊：10月10日。

家长诉患儿服药第一天后睡眠即不打鼾了，未出现晚间咳吐现象，鼻塞减轻明显，挤弄面部及眼睛的动作减少。现患儿自诉眼睛痒。舌尖红及脉两关滑数之象均减。腹诊：脐左压痛已轻，坐位剑下按之仍觉憋闷。

上方加白蒺藜6g，桑叶4g。5剂，仍服用10天。

10月20日微信回访，家长诉患儿诸症均除，由于注射免疫疫苗未来复诊。后随访，知至今未再复发。

自按：

1. 关于四逆散证的主症

对四逆散证主症，刘师在书中讲述甚详，且附多个典型病例。其主症是脐左压痛，且常伴有脐右下腹部压痛。舌质正常，舌中有裂纹，苔薄白，脉沉弦偏细。

2. 关于面部抽动症的思考

先说另一个病症：不安腿综合征。

对不安腿综合征，笔者原来没有治疗经验。偶然的机会遇到一例偏头痛患者，给予散偏汤治疗后，偏头痛治愈，其宿疾不安腿也随之而愈。当时不解其故，跟同事开玩笑说"看来不安腿综合征跟头部有关系"。后来看刘师的书才明白其中道理，不安腿是肝气不疏的表现。散偏汤中有柴胡、香附、白芍等药物，起到了治疗本病的作用。四逆散作为治疗肝气病的主要方剂，是本病的常用方，且效果显著。

关于面部抽动症，很多资料证明众多医家皆从肝风论治。但笔者治疗多例患儿，却表现为肝气病特点，应用四逆散效果明显。临床也曾遇到"上肢不安"者，根据腹诊特点给予四逆散亦能治愈。本案是否与"不安腿""不安臂"相类，因而表现为"不安脸"，尚需进一步体会。

18. 天麻钩藤饮案

赵某，女，73岁，住石家庄市国大全城小区。2016年4月13日初诊。

患者因间断头晕、头胀就诊。头晕、头胀10年余，头部喜凉爽，腰酸膝软，睡眠不实。舌暗红苔白略厚，脉弦数。

以天麻钩藤饮加味：

天麻、钩藤、杜仲、桑寄生、栀子、黄芩、益母草、茯神、柴胡、茺蔚子各10g，怀牛膝15g，石决明20g，首乌藤30g。

7剂，每日1剂，水煎服。

二诊：4月20日。

头晕明显减轻，睡眠改善，腰膝酸软好转。咽干且痒，夜间及晨起明显，咳嗽，痰不多。左耳痒，当安静时有虫钻之感，并耳堵明显。

头汗多，足冷。动则出汗。舌尖红苔黄。脉弦数偏细，左脉力大于右脉。

上方加沙参、麦冬、枇杷叶各 10g，川芎、香附各 3g，柴胡改为 3g。7 剂。

三诊：4 月 27 日。

头晕头胀症状已经减轻六七成。睡眠可。咽干减轻，已经不痒。耳部仍有虫钻感。舌中根有黄厚苔。脉弦沉细而略数。

上方加生牡蛎 30g，石菖蒲 6g。7 剂。

四诊：5 月 4 日。

耳部虫钻之感已经消失，其他诸症继续减轻。现出汗较为突出，一动即出汗。舌根黄厚苔已除。脉弦细沉而略数。予：

天麻、钩藤、杜仲、桑寄生、栀子、黄芩、益母草、茯神、沙参、麦冬、枇杷叶各 10g，怀牛膝、黄芪各 15g，石决明 20g，浮小麦、生牡蛎、首乌藤各 30g，石菖蒲 6g，川芎、香附各 3g。7 剂。

五诊：5 月 11 日。

出汗减少。头晕、头胀已很轻微。耳朵未再出现不适症状。嘱服知柏地黄丸善后。

自按：刘师已于书中明确指出天麻钩藤饮证的主症——头晕而胀喜凉爽、失眠或睡眠不实、腰膝酸软。且强调说明：三大主症缺一不可，否则就应当考虑其他方剂。

19. 乌梅丸案

杨某，女，27 岁，住石家庄市南王村。2016 年 1 月 28 日初诊。

患者因经常口腔溃疡，便秘，并发痔疮 5～6 年就诊。食欲欠佳，虽爱吃水果，想吃凉的，但吃了胃里及脐周均有不适。口苦咽干。现右颊黏膜有两个溃疡面，色粉红稍暗，疼痛不甚，但消退较慢。大便不干，常 3～4 天 1 次，便下不爽，现正发痔疮，肛门疼痛。怕冷，手足凉，腰凉，小腹凉，腿凉。体型消瘦，面色白而少华，皮肤欠温。舌淡红苔白腻。脉弦细无力。腹诊：脐中、脐下及脐左压痛。

予乌梅丸原方：

乌梅20g，当归、党参各10g，制附子（先煎）、桂枝、黄连、黄柏、干姜各6g，川椒、细辛各3g。

7剂，每日1剂，水煎服。

二诊：2月4日。

口腔溃疡已消退。肛门疼痛已不明显。嘱其原方继服7剂。

2月11日，患者来电话诉：药后自觉身体暖和舒服，精神及体力明显好转。口腔溃疡及痔疮均已痊愈。大便2天1次，便质尚可。询问是否还须服药。嘱其停药，注意饮食调养。

自按：刘师总结乌梅丸证的主症为以下3点：①口苦咽干而下腹部、下肢畏冷；②饮食欲冷，但食后不舒；③脉浮弦按之无力或细弱无力。其中尤以脉诊最为重要。本例患者虽然来治口腔溃疡，但因具有上述主症，故用之有效。

20.下瘀血汤案

（1）申某，女，37岁，住石家庄市赵县。2016年6月23日初诊。

患者因间断性精神异常13年，入睡困难10余年，加重1年余就诊。诉2003年人工流产使体质出现变化，一生气就出现狂躁难以自持。月经色黑，有血块，但无痛经。2014年春节后，每次月经前均出现暴躁易怒甚至狂躁症状。2015年春节后因生气病情加重，月经前精神异常，打人、毁物，经量也极少，色黑，如渣状。就诊于省医大一院，考虑为"精神分裂症"，给予西药治疗。初服时效果明显，症状较为轻微，但用药1年后效果转差。现每次月经前1周即觉得心中堵闷，委屈欲哭，周身不适，头部发胀，四肢烦扰不宁，失眠、乱梦，睡觉时不能听到任何声响，否则就惊惶、心慌、出汗。症状加重时精神失控，呼喊叫骂，打人、毁物。食欲极差，不知饥饿，不想喝水，但想吃凉物。腹胀。大便10～15天1次，便干色黑，常用甘露醇通便，便下不畅。入睡难，容易醒，晨醒不解乏，手胀，周身无力，自己想活动但无力气。头昏沉。腿烦不宁，腰骶部有下坠感，小腹下坠感更为明显。下肢有青紫斑。末次月经5月29日。现患者已能感觉到不适。舌暗红多齿痕，苔白腻。脉沉涩。腹诊：自中脘穴至气海穴一线

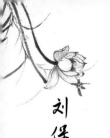

均有压痛，石门穴压痛尤其明显，脐左下及脐左亦有压痛。

予下瘀血汤原方：

桃仁、土鳖虫各 6g，生大黄 3g（后下）。

7 剂（免煎颗粒），水冲服，每日 1 剂。

二诊：6 月 30 日。

上方服后患者感觉周身舒服，虽亦有心烦意乱，但没出现神志狂躁表现。于 6 月 28 日来月经，色黑，量少，不畅。大便色黑，已不干，每日 1 次。感觉晨起有精神，想活动，但是仍没力气。心情较好。今日晨起大便已经不黑。仍有腰酸、腰痛。腹诊较前无明显变化。舌脉同前。

予下瘀血汤合陈无择苁蓉牛膝汤加减：

肉苁蓉、怀牛膝、白芍、党参、鹿角片（先煎）、熟地黄各 10g，炙甘草、当归、乌梅、木瓜、桂枝、牡丹皮、桃仁各 6g，土鳖虫 4g，生大黄 3g（后下），生姜 2 片。

患者以上方服用至 8 月 3 日再次复诊，诉 7 月 27 日至 8 月 2 日来月经，量较前增多，色黑，无血块。仅仅感觉腰酸，余无特殊不适。经前 1 周至经行当日未出现情绪变化及任何不适。食欲转好，睡眠踏实，晨醒解乏。入睡仍较困难，有时需要服用氯硝西泮片。其他药物均已停用。舌边尖红苔白略厚。脉右弦细少力，左沉涩无力。继续以上方为基础调整服用。至 8 月 26 日来月经。经量增多，颜色好转，未出现任何不适，体质明显好转，已能自然入睡，未用西药。纳食很好，大便规律。舌淡红苔薄白。脉沉细，左侧脉力弱于右侧。腹诊石门穴压痛已经消失。再予苁蓉牛膝汤加减善后。后知患者体质明显改善，现已能正常参加工作。随访至今诸症未复发。

自按：刘师总结下瘀血汤证的腹诊特点是：石门穴、关元穴或其左侧、右侧 1 寸处压痛。

（2）关某，男，37 岁，石家庄市居民。2017 年 4 月 5 日初诊。

患者因严重失眠 2 年余，自 2015 年底间断于我处就诊用药治疗。予以疏肝解郁、清透郁热等法治疗，原来彻夜不眠，现每晚能睡 4 ～ 5

小时，但仍诉入睡困难，并时觉胸中有股"怨气"，导致胸闷异常、想呼喊。下肢烦扰不宁、憋胀，必敲打、跺脚始舒。发作时坐立不安，感觉自己"要疯了"。因此去省医大一院住院，查冠脉造影示：未见异常。今日患者再次来诊，要求"彻底治疗"。遂详细询问患者，知其并无明显肝气不疏的原因。舌质暗红，舌尖红，苔薄黄。左脉滑偏数，右脉未及（冠脉造影穿刺损伤）。腹诊：石门穴左侧压痛明显。

予下瘀血汤原方：

桃仁 10g，土鳖虫 6g，生大黄 5g。

10 剂（免煎颗粒），每日 1 剂，水冲服。

二诊：4 月 15 日。

患者服上方后大便偏稀，便后无不适感。胸闷、烦躁感发作明显减少，程度较前减轻 2/3。双腿未出现不适感。

继续服用上方共 25 天，胸闷、烦躁、"快要疯了的感觉"等症状消失，睡眠已转正常。嘱其停药，观察至今，尚未复发。

自按：刘师认为石门穴及其两侧各 1 寸处属于冲脉穴位，冲为血海，此处压痛乃下瘀血汤证主症。当患者出现发狂或如狂之症时，更应注意石门穴的探查。

21. 下瘀血汤合温胆汤案

孙某，女，45 岁，住石家庄市宋村。2015 年 5 月 8 日初诊。

患者因口中黏腻、上肢憋胀 1 年余就诊。诉 1 年前常感觉双上肢憋胀，口中黏腻，舌苔厚，每日刮舌苔后仍觉舌面黏腻。多名中医给予健脾化痰、活络祛湿、补肾化痰等方法治疗近 10 个月未见明显效果。至今口中黏腻时轻时重，双上肢憋胀感一直未能缓解。患者衣着整洁但面垢而色暗，似多日不曾洗脸。诉晨醒不解乏，上肢胀，手胀，双腿憋胀，小腹也胀，身沉重，头昏沉，活动后症状稍减。因子宫肌瘤行子宫摘除术已 7 年。舌暗红苔白厚。脉沉涩。腹诊：按其剑突下轻微疼痛但憋闷异常，石门穴压痛明显。

予下瘀血汤合温胆汤加减：

陈皮、半夏、茯苓、枳实、竹茹、桃仁各 10g，土鳖虫 6g，生大

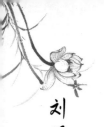
黄 3g（后下）。

7 剂，每日 1 剂，水煎服。

二诊：5 月 15 日。

服上方前 2 剂，大便前腹痛，大便偏稀，便后无不适感。2 天后大便已经成形，每日 1 次，无腹痛。7 剂药后口中黏腻感若失，小腹、双腿及双上肢憋胀感消失。腹诊剑突下压痛消失，按压此处憋闷及石门穴压痛均明显减轻。面部晦暗明显改善，面色较前有光泽而且干净了许多。患者家人也感觉她像突然洗了一次脸一样。原方继服 7 剂。

三诊：5 月 22 日。

患者各种症状消失。按压剑突下憋闷及石门穴压痛均已消失。嘱其停药观察，随访至今未复发。

自按：刘师发现剑突下按之憋闷是温胆汤证主症之一，故本案以下瘀血汤合温胆汤治疗，乃治其痰瘀相结也。

22. 逍遥散合桂枝茯苓丸案

孟某，男，41 岁，住石家庄市裕华区众美凤凰城。2016 年 2 月 25 日初诊。

患者因左侧腘窝疼痛半年余就诊。半年前无明显诱因出现左侧腘窝疼痛，久坐或久站则疼，走几步就可缓解，疼痛为针刺样。曾做软组织相关检查未发现明显异常。近期食欲差，睡眠浅，平素容易发愁。做网店生意，有时担忧生意前景就难以入睡。舌淡红苔薄白。脉弦细，右关浮弦少力。腹诊：脐中、脐左及脐左下压痛。

以逍遥散合桂枝茯苓丸治疗：

柴胡、当归、白芍、白术、茯苓、桃仁、桂枝、牡丹皮、赤芍各10g，炙甘草 6g，薄荷 3g，生姜 2 片。

7 剂，每日 1 剂，水煎服。

服上方 7 剂，患者左腘窝疼痛消失，食欲、睡眠均好转。嘱服用逍遥丸善后。

自按：患者除具逍遥散证主症外，以其脐左下压痛，具桂枝茯苓丸证主症，故两方合用效佳。

23. 逍遥散合养血息风方、交泰丸案

刘某，女，61岁，石家庄市退休工人。2016年2月18日初诊。

患者因失眠来诊。诉难入睡，且易醒，醒后再难睡。20年前曾于工作中烧伤，面积较大，之后心情悲观，逐渐出现失眠，近5年来更加严重，现每晚只能断续睡3小时。容易抽筋，皮肤干，心悸，头晕，食欲差。有时口苦。口不渴，喜欢饮温水。舌暗红，苔白。脉弦细。腹诊：脐中、脐左、脐下压痛。

以逍遥散合养血息风方加减：

柴胡、当归、白芍、白术、茯苓、制首乌、生地黄、茺蔚子、怀牛膝、天麻各10g，生牡蛎20g，川芎、泽泻、炙甘草各6g，薄荷3g，生姜2片。

7剂，每日1剂，水煎服。

二诊：2月25日。

皮肤干燥明显好转。食欲及睡眠状况依然。大便不成形。晨起口苦，周身酸困不适。舌暗红有齿痕苔薄黄。脉弦细略数。腹诊：脐中、脐左、脐下压痛。

予当归芍药散、养血息风方、交泰丸合方：

当归、白芍、川芎、白术、茯苓、制首乌、生地黄、枸杞子、茺蔚子、怀牛膝、天麻各10g，泽泻6g，黄连4g，肉桂2g。7剂。

三诊：3月3日。

入睡已不困难，仍时睡时醒，醒后再难睡。每晚能睡4小时。抽筋、皮肤干、心悸、头晕均明显改善。晨起口苦减轻。食欲仍较差。舌质暗红，齿痕减轻，苔薄黄润。腹诊如前。

再予逍遥散、养血息风方、交泰丸合方化裁：

柴胡、当归、白芍、白术、茯苓、生地黄、制首乌、枸杞、木瓜、茺蔚子、怀牛膝、天麻各10g，黄连4g，薄荷、炙甘草各3g，肉桂2g，生姜2片。7剂。

此后继予上方加减服用月余，患者诉睡眠已无障碍，虽有时仍醒，但醒后可以很快再入睡，每晚能睡6～7小时。其他症状基本消失。

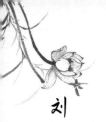

嘱停药。

自按： 逍遥散为"木郁则达之"代表方剂。用治肝郁病，刘师指出其三大主症为"悲愁、纳呆、少寐"，以血虚、肝郁、脾虚为其病机。凡符合这三大主症者应用本方，疗效肯定。对血虚较重者可添加养血之品，本案患者兼见心悸、头晕，乃血虚生风，故与王旭高养血息风方合用而效。

24. 小柴胡汤合桂枝茯苓丸案

（1）陈某，女，36岁，住石家庄市桥西区。2016年5月31日初诊。

患者因纳呆、恶心半月，头晕2天就诊。诉出差2月，近半月出现纳呆、厌油腻、恶心，近2天又出现咽干、头晕。昨已返石，故来就诊。末次月经5月4日，经行6天，颜色可，有少量血块。常出荨麻疹，曾查过敏原，对多种食物过敏。舌暗红苔白，齿痕明显。脉细沉涩。敲击右胠胁引右肋弓下痛，脐左下压痛明显。

予小柴胡汤合桂枝茯苓丸：

柴胡、黄芩、半夏、党参、桂枝、茯苓、牡丹皮、桃仁、赤芍各10g，生姜2片，炙甘草6g，大枣2枚。

7剂，每日1剂，水煎服。

二诊：6月7日。

患者诉食欲恢复，厌油腻减轻，已无恶心症状。仍觉头昏沉，不如以前精神。前天来月经，疼痛轻微，有少量血块。来月经时总想吃凉的。舌暗红苔白，齿痕减轻。脉沉细滑。腹诊诸处压痛均有减轻。

上方加佩兰、茵陈、焦麦芽各10g（此处用生麦芽效果更好，但当时店内缺货）。7剂。

三诊：6月20日。

患者服上方7剂后自行停药，现已无明显症状，且服药期间从未出现荨麻疹。近2日感觉食欲有所下降，故再次来诊。查舌暗红，齿痕已不明显，苔白中根厚。脉细滑。敲击右胠胁引右肋弓下痛较初诊亦明显减轻，脐左下压痛程度较轻。

再予上方合增食灵：

柴胡、黄芩、半夏、党参、茯苓、牡丹皮、桃仁、赤芍、佩兰、陈皮、木瓜、焦三仙各10g，桂枝、炙甘草各6g，生姜2片，大枣2枚。7剂。

患者服上方7剂后停药。7月10日带朋友来我诊所，诉用药后至今一切正常，无不适，且一直未出现荨麻疹。

自按：刘师指出敲击右胠胁引右肋弓下疼痛是小柴胡汤证主症，且常兼脐左下压痛。如兼见瘀血证候，可与桂枝茯苓丸合用。

（2）崔某，男，50岁，河北省行唐县农民。2016年9月21日初诊。

患梅尼埃病6年余。现右耳鸣响，耳堵，头昏脑涨，喜吹凉风，不想睁眼。口苦，咽干，想吃凉物，平时不爱喝水，喝水喜凉。知饥，耐饿，有时会有烧心、反酸，偶尔恶心。脉沉弦滑数。舌质暗红有齿痕，苔白。敲击右胠胁引右肋弓下痛，脐左下压痛。

予小柴胡汤合桂枝茯苓丸加味：

柴胡、黄芩、半夏、党参、桂枝、茯苓、牡丹皮、桃仁、赤芍、陈皮、石菖蒲、白术、天麻、钩藤各10g，泽泻20g，生姜2片，炙甘草6g，大枣2枚。

7剂，每日1剂，水煎服。

二诊：10月14日。

上方一直服用至今日，诉原来症状持续减轻，发作明显减少。最近因家中事务生气，口苦，心烦，嗳气频繁，轻度恶心，右耳堵闷，右耳鸣响加重，周身憋胀。饮食、二便、睡眠未见异常。舌暗红苔薄白。脉沉滑数而弦。敲击右胠胁右肋弓下已经不痛，脐左压痛明显，脐左下压痛较前减轻。

予四逆散、桂枝茯苓丸、王旭高疏肝理气方合方化裁：

柴胡、枳实、白芍、茯苓、牡丹皮、天麻、钩藤、黄芩、香附、郁金、苏梗各10g，栀子、桂枝、桃仁、青皮、炙甘草各6g。

以上方加减治疗2个月，患者症状彻底消失，停药至今无复发。

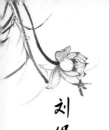

自按:

对于小柴胡汤与桂枝茯苓丸,刘师常以两方合用,且腹诊也相互呼应。小柴胡汤合桂枝茯苓丸包含了柴胡桂枝汤的全部药物组成,且增加了桃仁、茯苓、牡丹皮等药物。笔者以此方治疗更年期肩背、上臂不适症状,也取得了显著效果。

刘师所总结的腹诊理论和经验,非常客观,有很强的可操作性和非常可靠的可重复性。笔者根据刘师的腹诊理论对多种疾病反复实践,试图从中找出一些共性之处。比如对更年期综合征常选用小柴胡汤＋桂枝茯苓丸＋十味温胆汤治疗,与大多数病人病情较为切合,效果显著。再比如产后及流产术后患者多有脐下和石门穴处压痛,笔者采用苁蓉牛膝汤＋下瘀血汤治疗,多数患者取得了良好效果。这些也许不是最佳方案,但其共性值得进一步探索。作为这些探索的依据,刘师的理论和经验无比珍贵。

25. 血府逐瘀汤合下瘀血汤案

黄某,女,62 岁,石家庄市退休职工。2016 年 1 月 11 日初诊。

患荨麻疹 1 年,诉春季较重,自觉体内发热则起皮疹,常发于腰束带处及围巾处。不爱吃凉的,吃了凉的胃里不舒服。大便黏腻,排不净。入睡难,做梦多,晨起觉得累。双下肢烦扰不宁。45 岁时因子宫肌瘤行子宫摘除术。舌暗红苔白,脉左细涩,右弦滑数。敲击右肢胁引剑下痛,脐左、脐上及石门穴压痛明显。

予血府逐瘀汤合下瘀血汤:

柴胡、枳壳、赤芍、当归、川芎、生地黄、桃仁、红花、桔梗、怀牛膝各 10g,炙甘草 6g,生大黄(后下)、土鳖虫各 3g。

7 剂,每日 1 剂,水煎服。

二诊:1 月 18 日。

患者皮疹已很少出现。大便较前通畅。睡眠好转,入睡快,晨起觉得身体较前轻松很多。双下肢烦扰症状消失。体内已不觉发热了。舌暗红苔薄。脉左细涩,右脉弦滑,数象已减。腹诊石门穴压痛消失,余处压痛亦减轻。

前方继服 7 剂。后知患者未再出皮疹，睡眠正常。停药。

自按： 敲击右肤胁引剑下痛是血府逐瘀汤主症，患者因有石门穴处压痛，故合用下瘀血汤。

26. 血府逐瘀汤案

（1）杜某，女，31 岁，石家庄市职工。2015 年 7 月 30 日初诊。

患者因身出皮疹就诊。胸腹部、背部、左侧颈部皮肤可见较多红色皮疹，颈部皮疹瘙痒较甚。唇干、口渴，口干，喝水较多，不欲食冷。大便干或黏滞不爽。小便色黄，无排尿不适。入睡难，容易醒，醒后不易再睡。晨起双手发胀。月经量极少，色黑，有血块，经期腰腹痛。有时胃脘部刺痛。双下肢常有青紫斑出现。舌边尖红，苔白罩黄。脉浮弦数，左关明显。敲击右肤胁引剑下痛，脐左及脐上压痛。

予血府逐瘀汤加味：

柴胡、枳壳、赤芍、桃仁、红花、生地黄、川芎、当归、牛膝、桔梗、大黄各 10g，炙甘草 6g，蝉蜕 5g。

7 剂，每日 1 剂，水煎服。

二诊：8 月 6 日。

皮疹基本消退，其余症状也减轻。诉仍感觉梦多。晨起胸闷。舌红苔薄白。脉弦滑。敲击右肤胁引剑下痛，脐左及脐上压痛减轻。

上方大黄减量至 5g，加瓜蒌、竹茹各 10g。7 剂。

7 日后患者来诉，药后无明显不适，皮疹彻底消退。嘱其停药。后未再复发。

自按： 患者因痒疹明显，故加蝉蜕散风清热透疹；因便干或黏滞，故加大黄导滞；因胸闷、梦多，故加瓜蒌、竹茹清化痰热。但因主症不变，故均以血府逐瘀汤为基础方。此为刘师抓主症处方用药的重要规律。

（2）李某，女，67 岁，石家庄市退休职工。2016 年 3 月 23 日初诊。

患者因头痛半个月就诊。全头痛以偏左为甚，左侧似剜痛，右侧似抽紧痛。服用多种中西药物效果欠佳。头部核磁共振检查未见异常。

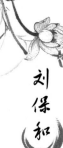

有时口苦，口干，不渴，饮水量正常。夜尿1～2次，无排尿不适。睡眠欠佳，诉近期受头痛影响，睡眠尤其不好，入睡难且容易醒，晨起觉累。舌暗红苔白。左脉弦滑数，明显大于右脉，尺脉稍弱。敲击右肪胁引剑下痛，脐左及脐上压痛。

予血府逐瘀汤：

柴胡、枳壳、赤芍、桃仁、红花、当归、川芎、生地黄、桔梗、怀牛膝各10g，炙甘草6g。

7剂，每日1剂，水煎服。

二诊：3月30日。

诉服药1剂后头痛若失，出现难得的深沉睡眠，竟然将喝中药的事忘了。隔1日又出现头痛才开始继续服用中药。至今已服用6剂，头痛基本缓解，仅有时觉头后发胀。睡眠正常。诉此次头痛由着急引起，感觉较前明显健忘。舌暗红苔白。脉滑数，左脉大于右脉。敲击右肪胁引剑下痛及脐左及脐上压痛程度减轻。

上方加石菖蒲10g，远志6g。7剂。

7日后其子微信告知：患者头痛已愈，未复发，现精神状态良好，寐可。嘱其停药。

自按： 患者明显健忘，此兼夹痰浊蒙蔽心窍所致，故二诊加菖蒲、远志开窍、化痰、养心、益智，但主症如前，故主方不变。

（3）王某，男，50岁，住石家庄市。2016年3月3日初诊。

患者头蒙、头胀已15天。去省医大二院查血压偏高（160/100mmHg），余无异常发现。在附近社区医疗站输液，并静点甘露醇注射液，未见明显效果。头蒙胀，心烦。知饥，耐饿，食量可，饥饿状态和饱食后均无明显不适。有时口苦，口不渴，饮水量正常，一般情况下喜饮温水。既往于2014年曾患脑梗死，无明显后遗症。舌尖暗红苔白腻。脉沉涩。敲击右肪胁引剑下痛，脐左及脐上压痛。

予血府逐瘀汤：

柴胡、枳壳、赤芍、桃仁、红花、生地黄、川芎、当归、桔梗、怀牛膝各10g，炙甘草6g。

7剂，每日1剂，水煎服。

二诊：3月10日。

患者服药至2～3剂时，各种症状均明显好转，至今头蒙胀及心烦均已消失。诉除易发脾气外，余无不适。舌暗红，苔薄水滑。脉沉涩，但涩象较前好转。敲击右肢胁引剑下痛，脐左压痛甚于脐上。

上方加川楝子、茯苓各10g。7剂。

患者服上方后未再继续服药，至6月份又因睡眠欠佳来诊。诉近半月以来，难入睡，且易醒，醒后再难睡。并告知上次服完药后感觉良好故停药。腹诊：仍是脐上及脐左压痛。继续给予血府逐瘀汤加减7剂，失眠告愈。

自按：

1）血府逐瘀汤证主症

敲击病人右肢胁引剑突下疼痛，或兼脐左、脐上压痛。

2）刘师腹诊对治未病的意义

刘师发现瘀血病患有一个有趣的规律：在大怒或受到较重外伤后，恰好5年以后出现一系列继发症状，而这些继发症状都体现为瘀血证候。这是对瘀血证的重大发现。笔者由此联想到，虽然许多病人并无明显症状，西医检查也未发现异常，但腹诊却可发现瘀血指征，如有的脐上压痛，有的敲击右肢胁引剑下痛等，那么此类病人就存在很大隐患，继续发展很可能出现严重疾病。如果此时给予提前干预治疗，就可能避免很多疾病的发生和发展。

3）刘师对瘀血证选方用药的贡献

关于瘀血证的诊断和治疗，前人给我们留下了许多极为宝贵的遗产。但在对瘀血证选方用药时，面对大量活血化瘀方剂，常使我们难以取舍，很难做出准确的选择。刘师对于诸多活血化瘀方剂所主证候主症的研究，对解决这一难题做出了前所未有的贡献。他的成果使众多的活血化瘀剂有了精准的"使用说明书"。刘师将其公之于众，实属我辈之大幸。笔者为受益之人，建议诸君一定要重视。言多无用，临床实践是检验这些"使用说明书"是否正确的唯一标准。

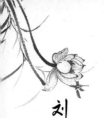
（4）高某，男，31岁，驻石家庄市军人。2016年6月21日初诊。

患者发现血压升高已1年半，治疗前血压150/100mmHg，心情紧张时可至180/120 mmHg。体检提示：总胆固醇及尿酸稍高，其他均正常。现一直服用缬沙坦胶囊，血压可控制在140/90mmHg，但稍有紧张或情绪变化血压即升高，休息、不想事情时较平稳。运动后血压较正常。夜里睡觉刚躺下时觉得全身尤以左腋下憋胀。常在下午感到头发蒙，凌晨4～5点出现胃脘针刺样疼痛。舌淡暗红苔白微腻。脉沉细略缓。敲击右肢胁引剑下痛，脐右压痛甚于脐左。

以奔豚汤合四逆散治疗：

葛根、半夏、桑白皮、当归、白芍、柴胡、枳实各10g，黄芩、川芎、炙甘草各6g，生姜2片。

7剂，每日1剂，水煎服。

二诊：6月28日。

近一周情绪较好，血压较平稳，下午头蒙亦好转。患者体会，当血压升高时左腋下即憋胀明显。舌淡暗红苔白微腻。脉沉缓，右尺有力，左脉沉缓略滑。腹诊：脐左、脐右压痛程度相等，脐上压痛并延及中脘处疼。

上方加蒲黄、五灵脂各3g，川芎加量至10g。7剂。

三诊：7月5日。

诉症状同前无明显变化，这一周血压不如上周平稳，舌脉同前。敲击右肢胁引剑下痛，脐左及脐右压痛已不明显，脐上压痛且引中脘不适。

改予血府逐瘀汤治疗：

柴胡、枳壳、赤芍、怀牛膝、生地黄各10g，炙甘草、桃仁、红花、川芎、当归、桔梗各6g。7剂。

四诊：7月12日。

患者诉服上方后感觉变化较大，凌晨胃脘痛及左腋下憋胀感均消失，血压下降（具体数值未记录）。舌尖红中根有白腻苔。脉沉略涩，两关稍滑。敲击右肢胁引剑下疼痛。嘱其将降压西药减为半量，再服上方 7 剂。

五诊：7 月 26 日。

上方患者自服 14 剂，诉感觉良好，血压 130/85mmHg，情绪也较好，未出现紧张感，周围人也说他脾气好了。因工作原因要转到外地。嘱其继服"血府逐瘀胶囊"1 月停药。

自按：对本例患者腹诊的一些讨论。

1）腹诊反复操作的必要性

诊者要仔细体会自己手指下的感觉（是否有动气、包块及抵抗力度），要密切观察患者反应，并与患者进行必要的沟通，从而掌握治疗前后证候的变化情况。有时需要反复操作才能准确用方。

2）腹诊的同时，也要结合其他诊断方法，以确保对病因病机分析的准确性。

3）要根据腹诊的变化，随时对所用方剂进行修改。

27. 养血息风方案

（1）郭某，女，61 岁，住石家庄市碧溪尊苑。2016 年 5 月 29 日初诊。

患者出现头晕已 1 年，心悸半年，近来并有四肢麻木现象。平时不爱出汗，但有上述症状时会出冷汗。舌暗红苔薄白。脉沉细涩。

予养血息风方加味。

当归、枸杞子、怀牛膝、制首乌、生地黄、茺蔚子、天麻、炒枣仁各 10g。

7 剂，每日 1 剂，水煎服。

二诊：6 月 5 日。

头晕、心悸、肢体麻木症状均减轻一半。2 天来因患感冒，咽干、咽痛，鼻干鼻塞，有黄涕，咳嗽有白痰。舌暗红苔白。脉沉细，右寸浮数。再予上方合桑杏汤化裁：

桑叶、杏仁、栀子、淡豆豉、沙参、当归、怀牛膝、制首乌、生地黄、茺蔚子、天麻各 10g，浙贝 6g。7 剂。

服上方 7 剂，上感症状消失，头晕、心悸、肢体麻木症状已除。

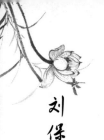
停药观察。后随访知患者头晕及心悸症状未复发。

（2）周某，女，68岁，河北省廊坊市农民。2016年4月14日初诊。

患者因"总是不由自主咬紧牙"1年来诊。不由自主咬紧牙，但自己不觉得有什么紧张情绪，也无其他不适。有时口苦。舌暗红，苔薄白。脉沉细紧。

以王旭高养血息风方加味：

当归、枸杞、怀牛膝、制首乌、生地黄、茺蔚子、天麻、白芍各10g，炙甘草6g。

5剂，每日1剂，水煎服。

二诊：4月19日。

患者诉牙关紧张已减轻八成。觉咽干明显，想吃凉的，仍有口苦，无其他异常感觉。舌暗红苔白。脉细。予：

当归、枸杞、怀牛膝、制首乌、生地黄、茺蔚子、天麻、白芍、天冬、麦冬各10g，黄芩4g，炙甘草6g。10剂。

上方服10剂后，诸症消失，仅晨起稍觉咽干。此后常见患者在附近公园健身，诉牙关紧张未再发作。

（3）刘某，女，75岁，石家庄市位同村农民。2016年2月27日初诊。

患者因不自主摇头、手颤抖8个月就诊。于省医大一院检查未能确诊。并诉两膝关节痛，容易抽筋。有时口苦，喜饮温水。舌瘦小苔中根略厚。脉弦细。

予王旭高养血息风方加味：

当归、枸杞子、天麻、制首乌、怀牛膝、茺蔚子、生地黄各10g，白芍、木瓜各15g，炙甘草、松节各6g。

7剂，每日1剂，水煎服。

二诊：3月6日。

头摇及手抖较前减轻，右膝关节疼痛减轻。左侧腘窝似有筋短之感，伸直则疼。另诉活动即喘已有2～3年。

上方易生地黄为熟地黄 10g。7 剂。

三诊：3 月 13 日。

头摇、手抖继续减轻，喘亦较前减轻，唯有左膝关节疼痛未见减轻。舌脉同前。

上方加刺五加 10g。继服 7 剂。

四诊：3 月 20 日。

喘较前续有减轻，头摇及手抖较初诊时已经减轻七八成，左膝痛及腘窝筋短感均大减，伸直也不疼了。此次诉梦多、心烦。舌苔略白厚，舌质暗红。脉弦细稍数。

上方加竹茹 10g。7 剂。

患者服上方 14 剂，后回山东老家。5 月 6 日其孙女来诉，老人现在行走时已经没有明显的气喘，腿痛也较前好转，走路比原来好多了，头摇基本消失，只是持物时手仍有抖动。

自按：

本方为王旭高《西溪书屋夜话录》中"养肝"法一组药物，刘师整理使用，命名为"养血息风方"。本方治疗因肝血虚而引起"肝风病"。由于筋脉、肌肉、皮肤失于肝血濡养，虚风旁走于四肢、肌肤，表现为筋脉拘挛、震颤、抽掣及皮肉顽麻、瘙痒等。此外，治疗肝风扰心导致的心律失常、早搏见心悸不安者亦有良效。

由于筋脉失于濡养，虚风内动，其脉多弦细、弦紧而有力，心律失常者可见脉结。笔者体会，凡有肝风表现而出现弦细或细紧之脉时应用此方，必然有效。笔者用于治疗儿童近视，尤其是急性期疗效良好。西医认为眼肌痉挛是其主要原因，此方缓解痉挛，且有养肝明目之功，故颇为对证。

血虚之人亦有兼见瘀血者，用活血化瘀之法往往会引起头晕、心慌，尤以心慌最为多见，本方在养血的基础上兼有化瘀之功，用之则无此弊。

28. 养血息风方合桂枝茯苓丸案

马某，女，59 岁，石家庄市退休职工。2016 年 10 月 11 日初诊。

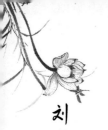

患者因睡眠异常就诊。诉夜间 1～3 点容易醒，夜醒时口干，醒后不易再睡，梦不多。大便不成形，每日 1 次，能排净。手指有时麻木，下肢皮肤干燥，足跟皮肤干裂。有时心悸、头晕。近期体检提示：颈动脉斑块形成，心脏早搏，血脂偏高。舌淡红苔薄白。脉弦细略涩滞。腹诊：脐左下压痛。

以养血息风方合桂枝茯苓丸：

当归、枸杞、制首乌、怀牛膝、生地黄、茺蔚子、天麻、桂枝、茯苓、牡丹皮、桃仁、白芍各 10g。

7 剂，每日 1 剂，水煎服。

二诊：10 月 18 日。

患者因家务繁忙，未能来诊。来微信诉服上方第 1 剂药后睡眠就开始好转，现半夜已经不醒。

嘱其原方继服 7 剂。

三诊：10 月 25 日。

患者诉睡眠特别好。心悸、头晕、指麻未发，下肢皮肤较前润泽，足跟皮肤已不干裂。嘱服用归芍地黄丸善后。

自按：患者除具心悸、头晕、指麻等血虚生风症状外，以其更兼脐左下压痛，故以养血息风方合用桂枝茯苓丸而效。

29. 栀子豉汤合升降散案

段某，男，4 岁，住石家庄市金马腾跃园。2016 年 7 月 6 日初诊。

患儿因咽部疱疹及发热 2 天就诊。自 7 月 3 日晚开始，发热、咽痛、哭闹不食。有与另一患儿接触史（两人前后隔 1 日出现症状）。两个孩子均在井陉矿区医院给予抗生素静脉输液治疗 2 天，并多次给予退热栓。就诊前 1 日大便正常，今晨未大便。小便黄少。今日从井陉来石家庄，未输液。昨夜发热，体温最高达 39℃以上，应用退热栓。现体温 37.8℃。舌尖红，苔薄黄。脉寸关间滑数，右关沉数。腹诊：剑突下及脐上均有压痛。

予栀子豉汤合升降散加味：

栀子、淡豆豉、连翘、芦茅根各 10g，蝉蜕、僵蚕、姜黄、薄荷各

6g，生大黄3g。

2剂，每日1剂，予免煎颗粒剂。以上各药混合，每1剂以热水100mL搅匀，不拘时候给药，嘱可以放冰糖。

上方服药期间未用其他药物。第一日体温未超过38.6℃。第二日体温正常，饮食恢复正常，大便通畅偏稀，每日2～3次。7月8日患儿母亲来电话告知：于社区医院查咽部疱疹已消失。血常规：淋巴细胞百分比稍高，血小板计数稍高，余正常。嘱上方药物用量减半，生大黄减为3/4量，继服2日。

7月10日患儿复诊，一切正常。停药。

自按：

1）本患儿的治疗有1个参照对象，当时在井陉有1个跟他同时患病的孩子，也被诊为急性疱疹性咽峡炎，经用头孢类＋喜炎平注射液＋利巴韦林颗粒，治疗6天高热方退，共输液10天。后家属自行停输液，继续服用利巴韦林、双黄连口服液共14天。

2）栀子豉汤合升降散加减治疗热病的经验。

栀子豉汤和升降散是两个宣透郁热的方子。刘师常两方合用治疗外感热病，如上述急性咽峡炎及扁桃腺炎、肺炎等。另外内科杂病中由郁热所致的多种疾病，均可两方合用以达到上下分消、宣散郁热的效果。

3）刘师发现上述两合方证的腹诊特点为剑突下压痛伴有脐上压痛。

4）小儿服用中药汤剂或者中药免煎颗粒有一定难度，依从性较差，常哭闹拒绝。笔者经过多次实践，用本方灌肠亦可，疗效可靠。

30. 火神中焦方案

何某，男，72岁，住石家庄市北二环。2016年5月10日初诊。

患者因脘腹胀满1年余就诊。进食或饮水后容易腹胀，不敢吃凉的。睡眠梦多。舌淡暗苔白，中有裂纹。脉弦滑。腹诊：中脘及下脘按之胀闷。

以刘师常用之"火神中焦方"治疗：

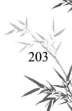

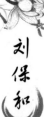

苍术、白术、陈皮、厚朴、半夏、茯苓、石菖蒲各 10g，白豆蔻、砂仁各 6g，炙甘草 3g。

7 剂，每日 1 剂，水煎服。

二诊：5 月 17 日。

脘腹胀满减轻五六成。有时感觉肛门堵满，排便不畅，大便变细，生气着急时明显。舌淡暗红苔白。脉弦滑略数。

上方合王旭高疏肝理气方化裁：

苍术、白术、陈皮、厚朴、半夏、茯苓、石菖蒲、香附、郁金各 10g，砂仁、白豆蔻各 6g，青皮 4g，炙甘草 3g。7 剂。

药后患者脘腹胀满症状消失，未出现排便不畅情况，心情也较前为好，无其他明显不适。停药。

自按：所谓"火神中焦方"，是刘师研究成都火神派卢崇汉医师医案而总结出的方剂。本方原意是打通中焦，宣畅脘腹气机，使中焦清升浊降，从而为进一步以四逆汤类方治疗下焦阳虚开辟道路，创造条件。运用本方的主症是脘腹尤以胃脘胀满不舒，遇寒及食冷物尤甚。药物歌诀只一句话："二术平陈砂蔻菖。"二术者，苍术、白术也；平，平胃散也；陈，二陈汤也；此外即砂仁、白豆蔻、石菖蒲。临床治疗具此主症的大量患者，不论何种疾病，均有显著疗效。

张凤琴医案

1. 当归芍药散合六味地黄丸案

毛某，女，49岁，河北省秦皇岛市北戴河区人，2018年1月3日初诊。

因舌痛3年加重1年而就诊。口渴夜间加重，饭后渴。舌尖、边、面皆痛，涂抹牙膏后麻木，但疼痛减轻。纳可，但不敢食热、辛辣食物，否则舌痛加重。小便浑黄，夜尿5次。大便干。心烦，眠差，入睡难。寒热往来，出汗，潮热，怕冷，眼花，眼干，痛苦面容。左脉中取弦细，按取弦紧有力，沉取空。右脉中取弦细，按取弦涩，沉取空；双侧尺脉沉弱。舌艳红，舌面大裂沟纹，苔剥落，舌颤。

予清营汤合增液汤加减：

生地黄、麦冬、北沙参、党参、丹参、白芍、大枣各15g，连翘、黄芩、牡丹皮、五味子各10g，柴胡、菊花各6g，黄连、淡竹叶各3g，玄参12g，浮小麦30g，炙甘草4g。7剂，每日1剂，水煎服。

二诊：1月10日。

舌边、尖、面痛减轻三成。夜间口渴减轻二成。心烦、失眠未减轻。小便黄，大便干。眼干，眼花仍有。寒热往来、出汗、潮热减轻二成。

原方加黄连3g，黄柏6g。7剂。

三诊：1月17日。

舌边、尖、面痛减轻五成。但昨天去海边感受风寒，先发低热37.2℃。现寒热往来，汗出，浑身痛，口苦，纳差，小便黄，大便稀1～2次/日。脉双寸浮滑数，关尺沉弦细涩。舌颤，沟纹舌，剥脱苔。

予柴胡桂枝汤合增液汤加减：

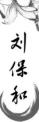

生地黄、麦冬、北沙参、党参、连翘、玄参、桂枝、白芍、生姜、大枣、柴胡、黄芩、牡丹皮、阿胶、白术、陈皮、茯苓各 6g，甘草、菊花、桑叶、荆芥各 3g。7 剂。

四诊：1 月 24 日。

效不显，仍浑身疼，怕冷，时出汗，寒热往来，舌仍痛，纳差，小便可，大便稀日 1 次。饥不欲食，喜食凉，但食后觉从里往外冷。舌脉如前。腹诊：脐中压痛甚于脐下。

予当归芍药散合六味地黄丸加味：

炒白术、干姜、当归、白芍、茯苓、泽泻、木瓜、牡丹皮、山茱萸各 6g，党参、大枣、熟地黄、山药、炒鸡内金各 10g，川芎、甘草、车前子各 3g。7 剂。

五诊：1 月 31 日。

感冒已好，舌痛消失。纳可，小便正常，大便成形日 1 次。

嘱其原方再服 7 剂停药。

自按：本例患者素体阴虚，虚火上炎，故舌痛。阴伤已久，阴损及阳，终至阴阳两伤。一、二诊用药有效，但因体虚又感外邪，中有反复。三诊用药无效。四诊宗刘师腹诊、用方抓主症理论拟方，疗效显著。以其脐中、脐下压痛，乃脾肾阴阳两虚，用当归芍药散、六味地黄丸合方化裁，终于取得满意疗效。

2. 解郁消愁汤案

陈某，女，51 岁。河北省秦皇岛市北戴河区人。2018 年 3 月 12 日初诊。

因失眠半个月而来就诊。入睡难，易醒。心烦。夜间和晨起口干。盗汗。纳差，不欲饮食，嗳气，时有恶心。易悲愁。小便正常，大便干结 2 日 1 次。已绝经 2 年。左脉弦细弱，右脉弦细滑。舌前 1/3 嫩红无苔，舌颤。腹诊：脐中及脐左压痛。

予解郁消愁汤加减：

当归、白芍、茯苓、白术、柴胡、陈皮、姜半夏、香附、炒枣仁、远志、党参、焦三仙各 10g，黄芪、牡蛎各 15g，生姜、炙甘草各 6g，薄荷 2g。

7 剂，每日 1 剂，水煎服。

二诊：3 月 19 日。

失眠、易醒已减轻八成。恶心、嗳气已除。夜间及晨起口干、盗汗均减轻五成。食欲明显改善。大便日 1 次，干结已除。患者面有笑容并自觉药效良好，诉服用 3 剂药后，郁闷已除，其丈夫夸她性格开朗了！

原方继服 7 剂。

三诊：3 月 26 日。

失眠症状已除，其他症状仅余十之一二。

原方继服 7 剂。

自按：我学习了刘师自拟的解郁消愁汤（由逍遥散加味组成），体会到此方证的主症确实是：①悲愁；②纳呆；③少寐。病机是血虚而肝郁故悲愁；肝郁而木不疏土则纳呆食少；胃不和则卧不安，且肝郁血虚、阴不敛阳而失眠、夜寐不安。此患者正值更年期，肝阴血不足，其主症也正是失眠、悲愁、纳呆，应用解郁消愁汤果然效果满意。

3. 当归芍药散合四逆散案

李某，女，53 岁。河北省秦皇岛市北戴河区人。2018 年 1 月 1 日初诊。

因腹泻 1 个月，加重 10 天而就诊。腹泻 5～7 次/日。间断性失眠 2 年，入睡困难且易醒、多梦。口干，口渴，夜间加重。纳一般。夜尿 3～4 次。大便有急迫感，味有酸臭。小腹及下肢怕冷，但又心烦，潮热汗出。脉沉弦细涩无力。舌淡红胖大，苔腻黄白相间。

予乌梅丸加味：

乌梅、茯苓各 15g，当归、党参、白芍、桂枝各 10g，黄连、黄柏、制附片、干姜、川椒、苍术各 6g，细辛、炙甘草各 3g。

7 剂，每日 1 剂，水煎服。

二诊：1 月 8 日。

大便 1～2 次/日，酸臭味减轻，急迫感减轻。小腹及下肢怕冷与

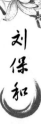

心烦、潮热汗出均减轻五成。但仍有入睡困难，易醒。夜尿 3 ～ 4 次。夜间口干，口渴。苔腻黄白相间已薄。腹诊：脐中、脐左压痛。

予当归芍药散合四逆散加味：

当归、川芎、赤芍、苍术、白术、茯苓、泽泻、黄芩、柴胡、枳壳、白芍、桂枝各 6g，葛根 10g，炙甘草 4g。

7 剂。

三诊：1 月 15 日。

大便 1 次 / 日，已成形，酸臭味、急迫感均除。心烦减轻六成。怕冷已除，偶有潮热汗出。夜尿 1 ～ 2 次。入睡已较易。腹诊：脐中、脐左压痛减轻。

嘱其原方继服 7 剂。

1 周后电话告知诸症已除。

自按： 本例患者正值更年期，脾肾阳虚，肝肾阴血不足，阳虚生寒，阴血虚生热，寒热错杂，症状纷杂。乌梅丸解决了部分症状，二诊依据腹诊用当归芍药散合四逆散加味，疗效显著。

张国华医案

1. 王旭高疏肝理气方合栀子豉汤案

杨某，女，17岁。2015年冬天找我看病时，她在黑龙江，我没有见到她，患者母亲和我是中学同学，病情由其母口述。知患者身体发胖已5年，现在上高中，精神压力较大，在2013年开始出现白发，现在全部头发中白发较多，并且有1年多没有来月经。在哈尔滨市中医院诊断为"多囊卵巢综合征"。虽服药1年余，月经始终没来。精力不能集中，爱哭多怒。根据上症予刘师讲授的王旭高疏肝理气方合栀子豉汤加味治疗：

香附、郁金、苏梗、青皮、橘叶、半夏、茯苓、牡丹皮、栀子、淡豆豉各10g，薄荷6g，生麦芽60g。每日服1剂。

后其母来述，患者服药仅1周即来月经，后又连服此方3个星期，自行停药至今已半年，月经正常。我告诉其母，不要纠结多囊卵巢，只要她月经正常，就会自我康复。

自按： 王旭高在《西溪书屋夜话录》原文肝气病开篇就讲了这个方子，"一法曰：疏肝理气。如肝气自郁于本经，两胁气胀，宜疏肝，香附、郁金、苏梗、青皮、橘叶之属。兼寒，加吴茱萸；兼热，加牡丹皮、山栀；兼痰加半夏、茯苓"。此为治肝第1法。疏肝理气是肝气病的基本治则。本方为香苏饮化裁，去掉甘缓的甘草，加入青皮、苏梗、橘叶等芳香理气之品，配合行气疏肝的香附、郁金，如此行气疏肝之力大增，而且郁金又为血中之气药，加强活血化瘀之功效。我在刘师讲解的基础上，除用半夏、茯苓化痰外，配合栀子豉汤及牡丹皮、生麦芽、薄荷，兼清郁热，更增加了疗效。

在2015年冬天向刘师学习此方后，我在临床中多次用此方治疗月

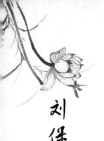

经不调患者，凡见肝气不疏，烦躁不安，多虑多怒善哭者，均能取得奇效。

2. 化瘀灵案

（1）刘某，男，12岁，小学4年级学生，家住承德。2016年1月初诊。

当时我正在去潍坊的动车上，病家通过当地一位医生来电话找到我。诉患儿正在家发病，身体抽动着，牙关紧闭，但意识清楚，右侧腮部咬出一个大洞，伴有出血，疼得哭。此病已在北京、赤峰等地治疗6年。口服解痉剂及钙类药，疗效不好。我通过口述嘱另一大夫给予治疗。先用鸡蛋揉滚肚脐以镇静安神；另用玉真散研磨粉剂2g冲服，每小时1次。待患儿症状缓解后，指导医生运用刘师之腹诊法予以诊断，知患儿脐上压痛明显。嘱予化瘀灵原方煎剂口服。每日1剂，连服7天。患儿于1周后来北京找我诊疗，知其症状明显减轻，发作次数减少。查问病情，了解到患儿于6年前因其奶奶生病，受到惊吓。查其腹诊特点如上，嘱其继用下方，服至不再发作为止。后知其连服1月，病未再发而自行停药。连续追访至今，知患儿已无症状，能够正常上学。所用处方如下：

茜草、柏子仁、旋覆花、当归、桃仁、郁金、石菖蒲各10g，钩藤（后下）、生牡蛎（先煎）各30g，天麻、泽兰各15g。

自按： 由本案可见刘师腹诊及抓主症理论的正确性。患儿脐上压痛，故用化瘀灵；以其病由惊吓所致，病发则抽动不安，故伍以钩藤、牡蛎、天麻、石菖蒲镇静安神、平肝息风。

（2）赵某，男，15岁，住石家庄市。2015年8月21日初诊。

自小学5年级开始双眼圈发黑，每年夏季减轻，到冬季明显加重。别无他症。纳可寐安。也曾服用中药但未见好转。其母正在我处治疗，当时带他来，顺便也对其诊治。查其舌尖有瘀斑。脉沉涩。脐上压痛。

予化瘀灵加减：

柏子仁、泽兰、桃仁、茜草、白芍、酒大黄、焦三仙各10g，黄芪15g，桂枝20g，旋覆花6g。

7剂，每日1剂，水煎服。

二诊：8月28日。

患者黑眼圈明显减轻。舌根略腻。脉沉涩。

上方加黄芩、郁金、远志、谷芽各10g。7剂。

患者服药后症状更加好转。后在此方基础上加减服用月余停药。追访至今，知去年和今年冬天都未出现黑眼圈，已经恢复正常。

自按： 此再次证明刘师化瘀灵之可重复性。

（3）刘某，女，36岁。住石家庄市。2016年4月2日初诊。

患者曾因落枕找我诊治。现自述经常在晨起时小腿肚子疼痛抽筋，患处喜按，喜压，甚则要有人坐在上面才觉得舒服，困扰至极。经常面红，眼睑下泛发小的脂肪颗粒。月经正常，带下量多。二便调和。舌边尖红。脉弦数。脐上有明显压痛。

宗刘师腹诊及抓主症理论，知其有：①水分穴压痛；②睡一宿觉晨起周身沉重，难以转侧，手足憋胀，两手发胀难以握拳，但下床活动一会儿反而减轻。遂用化瘀灵加味治之：

柏子仁、泽兰、旋覆花、桃仁、当归、茜草、郁金、栀子、花粉、玄参各10g，夏枯草15g，牡蛎30g，马齿苋40g。

14剂，每日1剂，水煎服。

二诊：4月16日。

患者服药后眼睑下脂肪粒明显变少。此后连服3周诸症皆无，最主要的是眼睑下的脂肪粒完全消失，在我意料之外。

自按： 在临床上只要腹诊有脐上压痛便使用化瘀灵，多有良效。可见刘师腹诊之神奇和可靠，也说明刘师50余载精研抓主症所体现的对经典理解之深刻。

3.化瘀灵合四物汤加减案

焦某，女，40岁，石家庄市某小学老师。2016年12月29日初诊。

手腕脚腕疼痛半月余。后背部胸4关节疼痛明显。月经量少。纳可寐安，二便调。小腿冷感明显。舌尖红苔白舌质暗。脉沉细。脐上压痛明显。

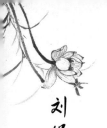

用化瘀灵合四物汤加味：

当归、川芎、白芍、柏子仁、红花、郁金、茜草、桃仁、秦艽各10g，泽兰、旋覆花、狗脊各15g，炒薏苡仁、生地黄、生白术各20g。

7剂，每日1剂，水煎服。

患者2017年1月5日复诊，诉服药后疼痛全无。继服本方10剂巩固。

自按： 刘师腹诊理论来源于《难经·十六难》，虽用药自成体系，但临床尚应加减变化。本案患者除具化瘀灵主症外，以其月经量少，脉沉细，乃血虚所致，且诸痛与小腿冷感亦与血虚不濡有关，故活血兼以养血，而合用四物汤。

4. 血府逐瘀汤案

（1）轩某，女，14岁，住石家庄市尚东绿洲。2009年7月22日初诊。

患者身体消瘦，胃脘不舒1年余。纳差，厌油腻，每天晨起恶心呕吐。精神萎靡。多梦。已经休学半年。月经13岁初潮，至今正常，无痛经。大便略干。敲击右胠胁引剑突下疼痛。

宗刘师法予血府逐瘀汤加减治疗：

柴胡、枳壳、桔梗、川牛膝、赤芍、桃仁、红花、当归、生地黄、焦三仙各10g，三棱、莪术各6g，吴茱萸3g。

5剂，每日1剂，水煎服。

二诊：7月27日。

精神明显好转，纳增。服药第3天即未再呕吐。大便已不干。舌淡苔白。脉弦。

上方继服5剂。后来诉已无症状。停药。

自按： 这是我独立开门诊后见到的比较特殊的病例。当时患者不多，所以对每个患者都记得很深刻。对于这个患者，我的理解是患者刚上初中，对环境不适应，压力较大，导致肝气不疏。肝气横逆犯胃，又导致胃气不降。长时间的呕吐又导致胃络受损，瘀血内停。木不疏土，脾气不得运化导致纳呆和大便偏干。采取刘师抓主症方法，敲击右胠胁，取得了精确诊断。在运用血府逐瘀汤的同时加入三棱、莪术，取其消食使得纳增（老师带教时提到张锡纯即用此使人吃饭食欲增加）；加入吴茱萸是针对浊阴上逆导致的呕吐。

（2）任某，女，34岁，住石家庄市大马庄园。2009年8月22日初诊。

患者因家庭琐事，导致情志不畅，已有4年。平时易哭，情绪极其低落。西医诊断为抑郁症，长期服用舍曲林、坦度罗酮、劳拉西泮。来诊时胸胁胀痛，心中烦闷。月经后期，有血块。大便3日1行。入睡难，容易醒，多梦。舌边尖红苔白。脉弦滑数，左寸关滑实有力。敲击右胠胁引剑突下疼痛，

宗刘师抓主症经验，予血府逐瘀汤加味治疗：

柴胡、枳壳、赤芍、川芎、当归、生地黄、桃仁、红花、桔梗、牛膝、香附、郁金、石菖蒲各10g，炙甘草、川楝子各6g。

14剂，每日1剂，水煎服。

二诊：9月5日。

患者服药后症状明显减轻，胁肋胀痛及胸闷好转，已能入睡。大便2日1次。

上方加薄荷10g。7剂。

患者按上方加减，服药1月有余，各种症状均大减。西药只服用舍曲林。家人诉其有时还能开玩笑。

自按：舌边尖红为肝胆有热、心经有瘀血郁火。脉弦滑数，说明患者肝郁化火里有瘀热。左寸关脉滑实有力，提示患者为实证。继而采用刘师抓主症诊断方法，敲击右胠胁在剑突下出现疼痛，故以血府逐瘀汤为主方加味治疗，效果显著。

（3）于某，女，27岁，住石家庄市大马庄园。2009年10月11日初诊。

患者来诊时胃疼剧烈，并觉胃脘有悬空感。四肢冷凉，面色萎黄。诉平时即经常胃疼，疼时伴有头晕。经常感冒。经行腹痛，连疼3天，血块多，但经量少。大便日1次。畏食冷物。寐安。舌质淡，舌根白

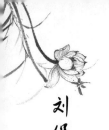

腻苔。脉沉滑尺弱。敲击右胠胁牵引剑突下疼痛明显。

予血府逐瘀汤加味：

柴胡、枳壳、赤芍、炙甘草、牛膝、桔梗、桃仁、红花、当归、川芎、生地黄、干姜、吴茱萸、黄芪各10g，细辛3g。

自按： 患者是一位邻居，来时极其痛苦。我先予以针刺止痛，继予上方2剂，服药后症减，后再用本方调理1周，患者胃痛即再未发作。

上述症状似为虚象，但其主症却为敲击右胠胁引剑突下疼痛，故以血府逐瘀汤，收到良好效果。此外因脉沉弱无力，故加黄芪补虚，干姜、细辛、吴茱萸散寒。

5. 四逆散合麻黄附子细辛汤案

计某，女，31岁，辽宁阜新人。2017年2月12日初诊。

患者诉半身麻木1月余，多地诊断为周围神经损害，但治疗无效，今由朋友介绍来诊。见患者身体消瘦，精神倦怠。查患者舌苔花剥。脉弦硬而紧。按其脐左、脐右下有明显压痛。

以四逆散合麻黄附子细辛汤加味治之：

柴胡10g，枳实6g，白芍20g，甘草6g，天麻15g，花粉15g，生白术20g，山药30g，砂仁6g（后下），防风30g，细辛3g，麻黄3g，炮附子10g（先煎），乌梅15g，葛根30g。

7剂，每日1剂。水煎服。

患者于7天后电话告知，症状明显好转，麻木已无，心中甚慰。嘱其继服7剂。

自按： 脐左压痛是四逆散的必备症状，并且常伴有脐右下少腹部压痛，临床只要见此症状并伴有舌中裂纹，苔薄白，脉沉弦偏细者，用此方必然有效。此患者上症均有，同时脉有紧象，故与麻黄附子细辛汤合方，效果满意。由此可见抓主症之巧妙。

6. 四逆散合六味地黄汤案

付某，女，24岁，住石家庄市金谈固小区。2017年2月4日初诊。

痛经，自13岁初潮始，疼痛剧烈，必须卧床。经行5天，腹部冷凉，伴有腹泻，纳呆恶心。月经量可。平时带下量多。二便调。舌淡，舌尖有瘀斑，苔薄。脉弦滑。按其脐左、脐下疼痛明显。

予以四逆散合六味地黄汤加味治疗：

柴胡、枳实、白芍、熟地黄、泽泻、牡丹皮、沙苑子、枸杞子各10g，山茱萸、生地黄、茯苓、车前子各20g，山药30g，木香、炙甘草各6g。

7剂，每日1剂，水煎服。

二诊：2月17日。

上方自服至今日。昨日经至，未发腹痛，略有大便增多。无恶心呕吐。舌尖有瘀斑，脉滑有力。于上方加醋延胡索20g，继服7剂观察。

患者7日后来诊，告知此次月经未有腹痛发作，甚喜。问是否还服药。嘱其停药观察。

自按：患者脐左压痛，故用四逆散；脐下压痛，故用六味地黄汤。本人所用方法为刘师腹诊抓主症法，临床多可重复，而且效果均好。临床不论患者所述其他症状如何，只要有腹诊主症，均可用对应方剂治疗，百发百中。此法为刘师50余年之经验，使我辈少走许多弯路。

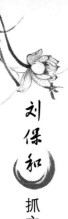

林燕医案

1. 栀子豉汤合升降散案

患儿，女，3 岁，住石家庄市。2016 年 6 月 21 日初诊。

患儿 2 天前出现发热，咽痛，吞咽时疼痛加剧，影响进食进水。曾口服"退热药"及清热利咽中成药，症状反复，遂就诊我处。现除上症外，时有口水流出。大便干，不易解。夜寐辗转。查 T 38.5℃。咽红，咽峡部散在大片疱疹，色红，扁桃体Ⅱ°肿大，西医诊断为"疱疹性咽峡炎"。舌红，苔黄，脉浮数。剑下及脐上压痛。

予栀子豉汤合升降散加味：栀子、淡豆豉、姜黄、僵蚕、蝉衣各 6g，金银花 9g，大黄 3g。3 剂（免煎颗粒）。

二诊：6 月 24 日。

家长诉患儿服药 1 剂即大便通畅，热退，咽痛减轻，可进面条、米粥，不再流口水；3 剂后疼痛消失。现患儿纳可，二便调，夜寐安。查 T 36.5℃。咽稍红，咽峡部散在数个疱疹，色淡红，扁桃体Ⅱ°肿大。舌淡红，苔薄黄。脉数。剑下及脐上压痛消失。

上方去金银花，大黄减为 1g，继服 2 剂以巩固疗效。

自按：小儿外感发热性疾病，常见咽痛、咳喘，甚至继发脑症状。刘师经验，如按其剑突下及脐上水分穴压痛，可以栀子豉汤合升降散治疗。前者可宣泄胸膈郁热，后者可宣泄三焦郁热，均可使热邪从皮毛、二便宣泄于外，取效迅捷。

2. 增食灵案

患儿，男，5 岁，住石家庄市。2016 年 12 月 15 日初诊。

患儿近半年来食欲不佳，饭量少，家长曾给予"助消化"中药汤剂及消化酶制剂，断续服用1月，服药时食欲增加，停药后症状如初。家长忧虑，遂带患儿来我处就诊。患儿不知饥饿，进餐时稍食即止，饮水亦少，二便可，夜寐尚可。家长诉患儿平素在幼儿园沉默寡言，不擅与其他小朋友交流，喜独自玩耍；在家中则小心翼翼，害怕家长生气。容易感冒。查体：精神欠佳，面色萎黄无华，双下眼睑黯黑，咽不红，扁桃体II°肿大，心、肺无异常，腹膨叩鼓音，全腹无压痛、反跳痛。舌质淡，苔薄白。脉弦细。

予增食灵加味：

陈皮、清半夏各4g，薄荷6g，合欢花、焦三仙各8g，木瓜、茯苓各9g，炙甘草3g。7剂（免煎颗粒）。嘱家长营造平和温馨的家庭氛围，多与患儿交流，外出游玩；同时鼓励患儿在幼儿园交朋友等。

二诊：12月22日。

患儿饭量较前稍增加，其余同。面色仍萎黄，但稍有光泽，双下眼睑黯黑，腹稍膨，叩鼓音。舌质淡，苔薄白。脉弦细。

效不更方，原方继服15剂（免煎颗粒）。

三诊：1月6日。

患儿纳食增加，午餐可食米饭1碗，菜1碟；晚上在幼儿园用餐后回家仍可喝粥1碗。二便调，寐安。查体：面色黄中泛白有光泽，双下眼睑黯黑变淡，腹软，全腹无压痛。问诊过程中，患儿主动回答问题，面部表情生动。家长高兴地告知，患儿在治疗期间未患感冒，可以和小朋友一起玩耍、交流。舌淡红，苔薄白。脉细。

上方去薄荷、合欢花。继服15剂巩固疗效。

自按：二陈汤加焦三仙、木瓜，因治疗小儿厌食症效果明显，刘师名为"增食灵"。该方组方来源于叶天士"培土必先远木"的思想。五行制化中，肝属木，脾属土，在病理状态下肝木常犯脾土，因此治疗脾胃疾病，疏肝是重点。

小儿本"肝常有余，脾常不足"，加之现代社会家长的溺爱，稍有不遂，则发脾气或恃宠骄横。肝主疏泄，疏泄不利则横逆犯脾，脾失

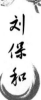

健运，胃失和降，发为厌食。方中二陈汤，理中气，降胃逆，健脾运；焦三仙化食滞，和中焦。该方尤妙在应用木瓜。木瓜味酸、温，入肝、脾经，既入肝经疏肝平木，又入脾经和胃调中。全方补而不滞，疏而不泻，温而不燥，共奏疏肝健脾和胃、助运化滞和中之效。一诊中加薄荷、合欢花意在加强疏肝解郁之功。

周忠阳医案

1. 化瘀灵合少腹逐瘀汤案

王某，女，48岁，衡水市枣强县人。2013年12月15日初诊。

患者末次月经2013年11月30日，至今一直淋沥不尽，经色暗，有块，量稍多。平素来月经前3天右乳房发胀，右头部发胀。月经来时右侧腰部（腰阳关至右侧大肠俞一带）酸胀不适，小腹发凉。既往2型糖尿病病史3年，高脂血症病史2年。诊其脉弦涩，唇紫暗，舌紫苔薄白中有裂纹。腹诊脐上及脐右下压痛。

予化瘀灵合少腹逐瘀汤：

旋覆花（包煎）、桃仁、柏子仁、当归、泽兰、茜草、郁金、延胡索、五灵脂（包煎）、蒲黄（包煎）、赤芍各6g，小茴香、干姜、没药、川芎、肉桂各3g。

5剂，每日1剂，水煎服。

12月20日。电话来诉，上方服2剂后血止，右侧腰部酸胀不适感已除。逐瘀务尽，嘱患者继服原方5剂。

自按：患者以月经淋沥不尽来诊，且平素来月经前3天右乳发胀，右头部发胀，月经来时右侧腰部酸胀不适，病偏于身体一侧，多为瘀血积于局部所致。结合舌紫脉弦涩，辨为瘀血阻滞，血不循经。刘师经验，患者脐上压痛明显，选用化瘀灵；脐右下压痛明显，伴小腹发凉，而无气虚之象，选用少腹逐瘀汤。抓住主症，均投以小剂量，化瘀而不伤正，取得了满意疗效。

2. 养心汤、安神定志丸合甘麦大枣汤案

李某，女，51岁，衡水市枣强县工人。2014年4月25日初诊。

患者间断头晕1个月。1个月前因加班劳累而出汗较多，后觉头

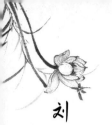

晕。偶心慌心烦。衡水市某医院查头颅 CT 示：轻度脑萎缩。予服用牛黄清心丸。服后觉头部发沉，眉棱骨处尤甚，头上如同裹着东西一样，遂停药。现晨起口干。食欲尚可，饥饿时着急吃东西。近 1 周总是胆小害怕，易受惊吓，做梦多乱梦。脾气较急，遇到事情后必须马上就办。诊其脉沉弱，舌淡红苔薄白。

予养心汤、安神定志丸合甘麦大枣汤：

党参、茯苓、茯神、炙黄芪、当归、柏子仁、清半夏、酸枣仁、石菖蒲、远志、炙甘草各 10g，川芎、五味子各 6g，肉桂 3g，生龙骨 30g（先煎），大枣 10 枚，小麦 30g。

10 剂，每日 1 剂，水煎服。

二诊：5 月 5 日。

患者诉药后头晕好转约七成，头沉已除，仍胆小易惊，夜梦多。上方加生牡蛎 30g（先煎），夜交藤 10g。10 剂。

三诊：5 月 15 日。

头晕已除，自觉胆子大了许多，夜寐安，梦已少。上方继服 10 剂，诸症均除，遂停药。

自按：随刘师学习，最主要的体会是：看病要学会抓主症。主诉有时并非主症。主诉反映的是病人最痛苦的症状，而主症才能最准确地反映病机。该患者以头晕就诊，前医开出了治疗头晕的常用药牛黄清心丸，服药后未见明显好转，反而出现头沉，头如裹着东西一样。此"首如裹"，并非湿邪为患，乃因过度劳累而汗出过多耗气伤营所致，本应温养益气、养营补虚为主，却予含羚羊角、水牛角、冰片、朱砂等诸多凉药的牛黄清心丸，凉药入口，损耗阳气，清阳不升，故见头沉如裹。今以其气营不足，头晕、心悸，故以养心汤补气养营；以其心胆气虚，胆小、梦多，故以安神定志丸益气安神；而脾气较急，心情紧张，遇到事情必须马上就办，这是刘师强调的甘麦大枣汤证主症，故以甘麦大枣汤缓急补虚。三方合用，共奏温养益气、养营补虚之功。后又加入生牡蛎重镇安神、收敛心气，夜交藤养血安神，终获全效。

封丽华医案

1. 甘麦大枣汤合四逆散案

张某，男，29 岁，河北省衡水市深县（今深州市）人。2016 年 8 月 10 日初诊。

患者为先天性囊性脊柱裂病人，出生后骶部有脊髓脊膜膨出，幼时手术切除膨出脊髓脊膜。后随着年龄增长，患者逐渐出现大便失禁或大便干，小便失禁伴尿液残留，尿频，双下肢发育畸形，下肢走路异常等。查膀胱彩超残留尿达 150 ～ 200mL，尿流动力学检查异常。10 年前患者经针灸治疗近 1 年，大小便异常及尿频、小便急迫、尿液残留等基本消失，下肢走路好转。患者此后跟随父亲去广州打工，并在一两年后结婚。几年前患者因离婚财产损失等问题，心情一直不好，开始酗酒，每日三餐大量饮酒，几个月后再次出现小便异常，并逐渐加重，持续半年余无好转而再次就诊。现患者尿急、尿频，心里一紧张或一喊叫就小便突然失禁而尿液全部排出。查膀胱彩超未见残留尿液。脉沉细弦。舌淡红，苔薄白，中有裂纹。腹诊脐左压痛。

予甘麦大枣汤合四逆散：

小麦 50g，大枣 6 枚，炙甘草 10g，柴胡 10g，白芍 15g，枳实 6g。

4 剂，每日 1 剂，水煎服。

患者服后电话复诊，诉小便失禁及尿频好转五成。嘱患者原方加桑螵蛸、桑寄生、菟丝子、枸杞子、郁金各 10g，生龙骨、生牡蛎各 20g，香附 6g。继服 14 剂。后家属来电话告知患者服后症状完全消失，已再次去广州打工，生活一切正常。半年后回访，知患者病无复发。

自按：囊性（显性）脊柱裂为先天性疾病，幼年手术后，成年后仍会出现明显生殖泌尿系统及下肢的发育异常，特殊针灸手法治疗后

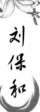
一般会有显著效果。该患者10年前经针灸治疗后临床症状基本消失，后因家庭问题，心情不好而酗酒，再次出现小便异常。一紧张或一喊叫即小便失禁，是甘麦大枣汤证的主症；有明显情志刺激史，且脐左压痛，乃肝气疏泄失常，应予四逆散疏泄肝气。两方合用后有明显效果，但未痊愈，考虑患者病久，二诊时给予补肾及理气药物以加强疏肝作用而收功。

2.《千金》苇茎汤案

梁某，女，36岁，石家庄市行唐县人。2012年1月16日初诊。

患者主因头痛、鼻塞、咳痰3天就诊。3天前感冒后头痛，咳嗽有痰，色黄，经服西药效果欠佳。饮食、大小便均正常，舌淡红，苔薄，脉浮略数。

予《千金》苇茎汤加味：

芦根30g，薏苡仁、桃仁、冬瓜仁、桔梗、杏仁、浙贝、辛夷、荆芥、蔓荆子、羌活各10g，甘草6g。

2剂，每日1剂，水煎服。

二诊：1月18日。

上方服后诸症均痊愈。嘱其继服2剂。后知其病未再发。

自按：咳吐黄痰，是刘师运用《千金》苇茎汤的主症，并加杏仁、桔梗宣降气机，辛夷宣畅肺气通鼻窍，蔓荆子、羌活解表治疗头痛。方证相符，故能迅速取效。

3.桂枝茯苓丸合小柴胡汤、血府逐瘀汤加减案

柴某，女，23岁，河北省张家口市人。2013年1月5日初诊。

患者半年前行刮宫术流产，术后第2天虽不再出血，但流出深棕色像膜一样的东西。流产后第19天又再次流血1周，颜色深，有血块。诉流产前月经正常，每次行经5天，月经周期规律。流产后月经错后1周左右，来经小腹部胀痛，腰酸，腰部及腹部凉，经血干净后仍有少许咖啡色类分泌物。身体虚弱，走路略多则乏力、出汗、气短。就诊前20天与丈夫生气，现已错后20天仍未来经。进食后胃脘胀满。大便日1次，黏滞不爽。咽部有异物感，晚上咽痒咳嗽。左脉沉细弦，

右脉沉。舌边有齿痕，苔黄腻。敲击右肢胁引右肋弓下疼痛。脐上、脐左、脐左下压痛。

予桂枝茯苓丸合小柴胡汤、血府逐瘀汤加减：

桂枝、茯苓、桃仁、牡丹皮、赤芍、香附、郁金、苏梗、黄芩、党参、清半夏、当归、红花、怀牛膝、桑寄生、川断各10g，炙甘草、柴胡、枳壳各6g，生姜4片，大枣3枚。

3剂，每日1剂，水煎服。

二诊：1月8日。

服上方后，进食后胃脘胀满、咽部异物感及晚上咽痒咳嗽均消失，大便较前明显通畅，但仍黏滞解不净。仍乏力。

嘱其继服上方2剂，并开另一个方子在此后服用：柴胡、枳实、炙甘草各6g，白芍、当归、党参、茯苓、白术、竹茹、花粉各10g。4剂。

三诊：1月14日。

1月10日即来月经，但量少，有咖啡色分泌物。服第2个处方后月经量渐多，现已转为正常。腰酸、腹痛、腹凉及大便不畅均已消失。全身均觉轻快有力。

继予下方，嘱其月经净后服用：

当归、白芍、生地黄、制首乌、菟丝子、枸杞子、覆盆子、川断、山茱萸、黄芪各10g，薄荷、木香各6g，桑寄生15g，甘草3g。14剂。

半年后患者来电话诉，上方服后未再用药，月经一直正常，现已怀孕1个月。

自按：流产伤及肾气，造成气血不足，吵架生气又导致气滞，故出现胃脘胀满、来经时腹胀痛、月经错后等症状。按照刘师腹诊方法：敲击右肢胁牵引右肋弓下疼痛；脐上、脐左、脐左下压痛，故给予桂枝茯苓丸合小柴胡汤、血府逐瘀汤及疏肝理气药物治疗。服药3剂即效果明显。二诊时，患者仍有轻度腹胀及大便不爽，故原方继服2剂，服药后月经来潮，后予四逆散配合四君子汤加减，以疏肝健脾养血化痰为主，诸症均消失。最终培补肝肾、益气养血，以收全功。

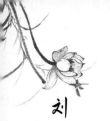

4. 小柴胡汤加味案

齐某，男，84岁，河北平山县下槐镇人。2015年4月5日初诊。

患者上腹部当右肋弓下胀满半月，饭后加重，劳累时加重，晨起及饭前消失，干活儿时出现，平卧休息后减轻至消失，无反酸、烧心，时有干呕欲吐。不想吃饭已10天，知道饿，但无食欲，近几日有饿时心里空的感觉。两肩部怕冷10天，但不疼。舌质暗红，舌前部无苔，舌中后有黄腻苔。脉弦紧有力。敲击右胠胁引右肋弓下痛。

予小柴胡汤加味：

柴胡、黄芩、炙甘草、陈皮各6g，半夏、焦山楂、白术、炙杷叶、香附、郁金、苏梗各10g，党参15g，炒麦芽20g，生姜3片，大枣4枚。

5剂，每日1剂，水煎服。

二诊：4月10日。

其子告知，患者服3剂诸症即消失，后2剂未服，身体已无不适。嘱其将后2剂服完停药。

自按：患者以上腹部右肋弓下憋胀、肩部冷、无食欲、干呕等为主要症状。胁肋部及肩部均为少阳经所过，无食欲为肝气疏泄不利，干呕为胃气上逆。根据刘师腹诊及抓主症理论，敲击右胠胁引右肋弓下疼痛为小柴胡汤证主症，故予小柴胡汤为主方，再适当加入疏肝健脾、理气降逆之品，临床疗效明显。

赵丹丹医案

1. 柴胡桂枝汤案

（1）贾某，女，23 岁，河北省邢台市人。2016 年 7 月 6 日初诊。

患过敏性鼻炎 1 年余，近 1 个月加重。目内眦痒，鼻痒，常连打喷嚏数个，流清涕。上述症状遇冷空气或睡醒刚睁开眼时发作，夜间亦时有发作，影响睡眠。曾用淡盐水清洗鼻腔，口服香菊胶囊，效果不佳。平素纳食尚可，近来嗜食辛辣，不吃辣椒或者大蒜等刺激物就不想吃饭，可食冷。口干，饮水多。大便 1～2 天 1 次，便先成形，后稀软。面黄，乏力，头昏沉，嗜睡。月经周期调，经行第 1 天痛经严重，血块多，喜温熨。唇暗，舌淡红，苔薄白，根微黄。脉弦缓，两寸脉弱。敲击右胠胁引右肋弓下痛并剑突下压痛。

此太阳少阳合病，兼清阳不升，予柴胡桂枝汤合益气聪明汤加减：

柴胡、党参、清半夏、桂枝、赤芍、白芍、蔓荆子各 6g，黄芩 10g，生黄芪、葛根各 15g，升麻、防风、炙甘草各 3g，生石膏 15g（先煎），生姜 3 片，大枣 3 枚。5 剂，每日 1 剂，水煎服。

二诊：7 月 11 日。

2 剂药后症状即已减轻，现目内眦痒、鼻痒、喷嚏、流涕已减轻九成。夜寐安。睡醒刚睁眼时已不再有上述症状，仅在进冷空调屋时会出现。纳可。大便较前成形。乏力、头昏沉、嗜睡减轻。舌淡红，苔薄白。脉弦缓，两寸脉较前有力。

上方柴胡、桂枝、白芍各改为 10g。7 剂。

三诊：7 月 18 日。

目内眦痒、鼻痒、喷嚏、流涕等症已基本消失，余症均有好转。嘱其避风寒，上方继服 7 剂停药。

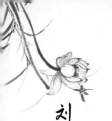

（2）徐某，男，26岁，北京市人。2016年11月23日初诊。

患过敏性鼻炎3年，近1周因受风加重。目内眦痒，鼻痒，连打喷嚏数个甚至数十个，流清涕，鼻塞，遇冷空气或者清晨醒来发作，未规范治疗。患者自述儿时常患过敏性荨麻疹，口服抗过敏药物治疗。平素纳可，夜寐安，偶有口干口苦，小便调，大便每日1次，便干。舌红，苔根黄腻。脉弦滑，沉取两寸脉弱。敲击右胠胁引右肋弓下痛并剑突下压痛。

此太阳少阳合病，予柴胡桂枝汤合过敏煎加减：

柴胡、黄芩、清半夏、桂枝、白芍、生黄芪、辛夷（包煎）各10g，党参、防风、乌梅、五味子、炙甘草各6g，细辛2g，生石膏20g（先煎），生姜3片，大枣3枚。

3剂，每日1剂，水煎服。

二诊：11月26日。

患者1剂药后即见效，近3日未发目内眦痒、鼻痒、打喷嚏、流清涕、鼻塞等症状，自觉已痊愈。舌红，苔白。脉弦滑。嘱其避风寒，继服上方7剂停药。

自按：过敏性鼻炎是一种常见疾病，属中医"鼻鼽"范畴，主要症状是鼻痒，目内眦痒，喷嚏连续，流清涕，鼻塞，上述症状常在睡醒刚睁开眼时，或遇冷空气后发作。足太阳膀胱经主表，为人身之藩篱，抵御六淫邪气，若风寒袭之，或遇冷空气后欲祛邪外出，即可出现喷嚏、流涕等症。"膀胱足太阳之脉，起于目内眦，上额交巅"（《灵枢·经脉》），膀胱经循行起始于目内眦，风邪侵袭，故可见目内眦痒，"平旦阴尽，阳气出于目"（《灵枢·卫气行》），患者受风寒之邪侵袭，正气不足，则邪气留恋于半表半里，睡醒时，阳气出于目，正气来复，祛邪外出，故出现上述症状。

刘师发现敲击右胠胁引右肋弓下痛，是邪恋少阳之主症，主方应以小柴胡汤；而剑突下压痛则为太阳病不解，乃桂枝汤证主症。此病系太阳少阳合病，故用柴胡桂枝汤和解表里，调和营卫，扶正祛邪。

案（1）患者伴乏力、头昏沉、嗜睡，结合两寸脉沉，证明清阳不升；面黄，大便先成形，后稀软，为脾气虚弱，所以选加益气聪明汤药物补气升清利窍，其中生黄芪益气，风药健脾升清。以其痛经，血块多，故加用赤芍，与桂枝汤共奏温经止痛之功。案（2）患者敲击右胠胁引右肋弓下痛，又兼剑下压痛、遇冷流涕等症，为太阳少阳合病，故以柴胡桂枝汤为主，兼用细辛、辛夷辛散之品宣通鼻窍。考虑患者儿时常患过敏性荨麻疹，病程较长，故加用祝谌予"过敏煎"，以柴胡代银柴胡，配防风、乌梅、五味子等药，有收有散，祛邪外出。太阳少阳合病，多兼正气不足，追其根源，或下焦元阳受损或中焦阳气不足。若伴有四肢逆冷，脉沉迟者，可加用四逆汤；脾阳不足，畏寒泄泻者，可加用理中汤；中焦水饮停聚，可加用苓桂术甘汤；中虚而清气不升，可加用补中益气之品或风药健脾升清。

跟诊刘师3年，侍其左右，见治过敏性鼻炎多例，皆得心应手，效若桴鼓。我初涉岐黄，中医路上幸得刘师教导，照葫芦画瓢，运用于临床，亦每多良效，足见刘师方法的可重复性。

2.四逆散合当归芍药散案

刘某，女，41岁，河北省邢台市人。2014年7月7日初诊。

患者3个月来因婚姻不和，频繁吵架后出现阵发头晕。曾有两次生气后起床下地时晕倒。现阵发头晕，右侧转头时明显，伴有干呕。纳差，口干。心烦易怒，时有悲伤。大便每日1行。夜寐欠安。经前两乳胀满，月经周期调，有少量血块，无痛经。舌红苔黄腻，脉弦滑。腹诊脐左、脐中压痛。

予四逆散合当归芍药散加味：

柴胡、枳实、白芍、当归、泽泻、清半夏、炒白术、天麻、茯苓、陈皮、钩藤（后下）各10g，川芎、炙甘草各6g。

6剂，每日1剂，水煎服。

二诊：7月13日。

患者自觉服药后轻松很多，头晕可减轻八成，做日常活动时已不头晕，仅长时间低头时觉头晕。晨起头懵。舌苔黄腻减三成。

依上方加白蒺藜、菊花各10g。6剂。

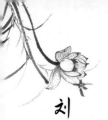
三诊：7月19日。

患者头晕已基本消失，继服6剂停药。嘱其畅情志，节饮食，适劳逸。

自按：此案患者因婚姻不和，情志起病，暴怒伤肝，肝气上逆，肝气甚则化风，肝风上扰清窍，出现头晕。肝木横克脾土，痰浊上扰，因而干呕。脾虚日久，气血生化乏源，血不养肝，进而导致肝郁，出现悲伤、纳差、寐差等症，故此患者为肝气病、肝郁病并见，兼有肝风。验之腹诊，脐左压痛，主肝病；脐中压痛，主脾病。有是证，用是方，用四逆散加当归芍药散加味，两方相合又含逍遥散之意，恰可舒肝解郁，调其情志。丹溪云："无痰不作眩。"其脉弦滑，舌红苔黄腻，为痰盛之象，另加半夏白术天麻汤和钩藤，以燥湿化痰，平肝息风。二诊时加白蒺藜、菊花，增强平肝息风之效，以收全功。

赵丽萍医案

旋转乾坤汤案

刘师从事中医临床工作 50 余年，擅长脉诊与腹诊，倡导运用方剂应"抓主症"。我有幸跟师学习，收获颇丰。

刘师十分重视气机升降，认为气运动的基本形式是阴升阳降、阴出阳入；提出"人体气运动的基本模式是'枢轴－轮周－辐网'协调运转的圆运动"理论，并阐明肝、心、肺、肾为气运动的"轮周"；脾胃是全身动力所在，故为"枢轴"；三焦的位置在全身上下内外之间，功能类似于辐条，又具有网状特点，故称为"辐网"。基于此理论，师自拟"旋转乾坤汤"。此方由杏仁、前胡、浙贝、瓜蒌皮、紫菀、枇杷叶、桔梗、黄连、当归、柴胡、川椒、玄参、肉桂组成，意在通调三焦，使全身气机条畅，恢复"高下相召，升降相因"的健康状态，用于全身气机升降失调所导致的病症。观本方配伍，可知调畅气机升降之理蕴含其中。杏仁、前胡、浙贝、瓜蒌皮、紫菀、枇杷叶、桔梗，宣降肺气且以降为主；柴胡升发肝气而解郁结，取少量川椒辛散，以鼓舞肝气，并以升为主，共同推动外围"轮周"的运转。玄参滋养肾水，再经少量肉桂温煦蒸腾，使肾水上达以济心火；当归滋养心血，黄连引心火下降以温肾水，共助水火之既济。同时，肝之升发，有助于脾之升清；肺之肃降，有助于胃之降浊，如此外围"轮周"之运转，就带动了内中"枢轴"之运转。"枢轴－轮周"运转复常，"辐网"三焦亦可正常通达，全身气机条畅，郁结之疾自愈。

刘师讲授运用此方应以中焦气机不畅的临床症状为主症。由于肝气郁结时日已久，影响全身气机升降，最终患者会觉全身不适，叙述病症纷繁，但总以中焦气机不畅为其主要表现。

我跟师学有所得，并将之运用于临床，效如桴鼓。兹举验案 1 例，

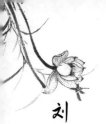

与同道分享。

李某，女，46岁，住邯郸市峰峰矿区。2013年7月18日初诊。

患者全腹胀满，腹硬且压痛已12年。服过"木香顺气丸"等多种疏肝行气药，疗效甚微。自诉12年前剖腹产下一女，产前常生闷气，产后次日如厕时觉有冷风从阴部灌入，当晚便发昏厥。此后即发腹胀，肚脐反复化脓，几经治疗，数年方瘥。近10年来矢气不畅，嗳气不断，嗅觉不灵敏，汗出甚少。于2013年3月初在当地医院查出患"左侧卵巢囊肿"，治疗后，囊肿稍减小，再治无效。刻诊：腹胀，纳食后加重，便溏，7～8次/日。颈项疼痛，腰疼拘紧，腰骶左侧明显凸出高于右侧。双下肢水肿、憋胀，怕风怕冷，夏日仍需穿厚裤，四肢关节屈伸不利。倦怠乏力，头昏，嗅觉减弱。月经已3月未行。寐尚可。舌暗苔厚，脉沉弦。

予以"旋转乾坤汤"加味：

杏仁、前胡、浙贝、紫菀、桔梗、枇杷叶、瓜蒌皮、当归、柴胡、玄参、桃仁、川牛膝各10g，黄连、川椒、肉桂各3g。

7剂，每日1剂，水煎服。

二诊：7月25日。

患者自诉服2剂药后擤出大量白黏鼻涕，鼻子顿舒，头脑见清。继服4剂涕无。6剂后行经，量多，排出大量血块，即时顿感小腹舒适。大便每日4次，矢气见畅，腹部变软。下肢水肿减轻一半。

上方加清半夏、厚朴各10g，以推动脾胃"枢轴"的运转；加赤芍10g，以增大活血力度。7剂。

三诊：8月1日。

月经未净，下肢水肿已消，已不怕冷，大便每日3次。近日腹部当脐处瘙痒，如蚁行感；左前臂与左下肢当三焦经、肝经、胆经、膀胱经循行之处出现密密麻麻的白色小疙瘩，亦瘙痒难耐。继予上方7剂。

四诊：8月8日。

8月3日经净，腹部柔软无不适，脐部蚁行感消失，手臂疙瘩已退。但两鬓、前额及耳前又出疙瘩。

上方加蝉蜕 5g，以增加透邪之力。10 剂。

五诊：8 月 18 日。

此前 8 月 9 日上午曾来电告之，服此药半剂后，出现头晕，颈项部有蚁行感，继服无不适。今诊面部疙瘩已消，颈部亦舒。现左大腿外侧及腰骶部又起疙瘩。复查子宫及附件 B 超提示正常，囊肿已消除。继服上方 10 剂。

8 月 28 日来诊，疙瘩消退，全身无不适，嘱停药。

自按：此患者就诊，倾诉纷繁复杂的症状几乎涉及全身各处，医者若不能抓住主症，便无从下手。患者肝郁既久，克犯脾土，使脾胃升降失常，进而影响到水火之既济，加之肺降无权，气机由是不畅而诸症乃现。故笔者当时想到刘师的旋转乾坤汤。本方证的主症即腹胀且周身憋胀拘紧。该患者产后气血亏虚，遂招致风邪侵袭直入腹内，扰乱气机，使阴阳气不相顺接而发昏厥。"枢轴"脾胃运转受阻，而出现腹胀、肚脐化脓、大便失调等症。"轮周"不运，肺气宣降失常而现矢气不畅、嗳气、头昏、嗅觉减弱等症；心火不降而致下肢水肿、怕凉；肾水不济则现疲倦、腰疼。肝主筋，气血周流不畅，筋脉失于濡养，故腰颈部疼痛拘紧、关节屈伸不利。"辐网"三焦气道不通，故汗出甚少。病机既明，故处以"旋转乾坤汤"加味治之。方中黄连、半夏、厚朴和胃降浊；浙贝、瓜蒌皮化痰肃肺；杏仁、前胡、紫菀、枇杷叶、桔梗宣降肺气兼助胃之降浊；柴胡、赤芍、川椒调肝；玄参、当归、肉桂、黄连交通心肾，使水火既济；蝉蜕畅达"辐网"三焦之气以透邪外达。病久延及血分，胞宫内已有癥瘕形成，故用桃仁通络化瘀，川牛膝活血并引血下行。如此用药使外围"轮周"肝升肺降、水火既济，内中"枢轴"脾胃升清降浊，"辐网"三焦气道通畅而诸疾得愈。《金匮要略》"大气一转，其气乃散"者，此之谓也。刘师将上方命名为"旋转乾坤汤"就是这个道理。

值得说明的是，在用药期间，患者先后出现流涕，月经排出大量血块，循肝经、胆经、三焦经、膀胱经相继出现疙瘩并逐渐消退等表现，遇此医者千万不可慌乱，此乃瘀浊排泄、邪气外透之兆，是疾病向愈的表现。邪气一出，全身气机得以复常，诸疾皆愈。

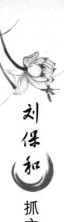

赵家有医案

1. 血府逐瘀汤案

阚某，女，30岁，住北京市。2017年12月10日初诊。

患者末次月经11月15～20日，诉经前小腹坠痛，右腿酸已1年余，月经血块多，经期第1～2天腹泻。纳寐可。患者曾于经期贪食凉物。舌暗红，脉涩。敲击右肢胁部位，感到剑突下疼痛。

予血府逐瘀汤：生地黄、桃仁、红花、枳壳、当归、赤芍、柴胡、桔梗、怀牛膝各10g，川芎、炙甘草各6g。

7剂，每日1剂，水煎服。

二诊：12月17日。

本次月经12月13日至今，现经已净，经前小腹未痛，右腿未酸。经期未腹泻。

自按：《素问·评热病论》指出："月事不来者，胞脉闭也。胞脉者，属心而络于胞中。今气上迫肺，心气不得下通，故月事不来也。"可见心肺之气布散下行，对于血液下行而成月事具有关键作用。《素问·经脉别论》记载，"食气入胃，浊气归心"；《素问·咳论》强调，"其寒饮食入胃，从肺脉上至于肺"，本案患者经期喜食凉物，阻滞心肺气机，血遇寒则凝，不能下行，故出现血块多，经前小腹坠痛。肺部于右，故出现经前右腿酸。其中辨证关键是：敲击右肢胁部位，患者感到剑突下疼痛。不论患有何种疾病，凡是有此主症，用血府逐瘀汤都能有效。

2. 小柴胡汤案

张某，女，25岁，住北京市。2018年2月20日初诊。

患者诉神阙穴流清脓3个月，略黏稠。无其他不适。舌淡苔少。

脉弦细。敲击右肤胁部位，患者感到右肋弓下疼痛。

予小柴胡汤：柴胡、黄芩、清半夏、党参、生姜各 10g，炙甘草 6g，大枣 3 枚。

7 剂，每日 1 剂，水煎服。

二诊：2 月 27 日。

患者诉服上方 4 剂后流脓即止。

自按：抓主症是刘师的一大辨证论治特色，抓主症不是脱离辨证论治，而是在辨证论治的前提下，理论升华，总结经验，便于推广运用。刘师常强调：若是患者具有某主症，不论患有何病，运用相应方剂均可有效，本案患者即是明证。

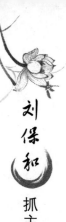

<h1 style="text-align:center">郝彦昭医案</h1>

1.《良方》温经汤及桂枝茯苓丸案

雷某，女，46 岁，石家庄市居民。2016 年 2 月 1 日初诊。

患者主因月经不调来诊。近 45 天经行 3 次，每次 5 天，末次月经 1 月 19 日，量多，有血块，小腹发凉。腰疼，早上活动后减轻。有时气短。知道饿，饿了感觉乏力不适。舌淡红，苔薄白。脉弦缓。腹诊：脐右下压痛。

予《良方》温经汤：

赤芍、当归、川芎、炙甘草各 6g，党参、牡丹皮各 5g，肉桂 4g，莪术 3g，怀牛膝 10g。

7 剂，每日 1 剂，水煎服。

二诊：2 月 19 日。

服上方 7 剂后自行停药至今。月经今晨已来，周期正常，量正常，无血块。腰疼也减轻三成。再予上方 7 剂。

三诊：2 月 26 日。

本次经行 5 天，仍腰疼。脐右下压痛消失，脐左下压痛。

予桂枝茯苓丸：

桂枝、茯苓、牡丹皮、桃仁、白芍各 3g。7 剂。

四诊：3 月 26 日。

患者电话告知，上方共服 14 剂，后自行停药至今。本月 20 日来月经，经行 5 天，一切正常。腰疼消失。嘱其停药。

自按：我随刘师学医 5 年，为其精湛的医术、神奇的疗效所折服。尤其是腹诊及抓主症，那就像是狙击手的瞄准镜，只要锁定目标百发百中，直中眉心。如本案脐右下及左下压痛，刘师即总结主方分别为

《良方》温经汤与桂枝茯苓丸。《良方》温经汤证主症并有小腹发凉，饿了难受。这两个腹症多与妇科疾患有关。但通过临床观察，不论什么疾病，出现什么症状，只要符合主症，就可以应用此方，疗效确切。

2.《千金》苇茎汤、苍耳子散合化瘀灵案

李某，男，44岁，石家庄市居民。2017年2月5日初诊。

患者因胸闷就诊（西医诊断为间质性肺炎）。诉1年前感冒后遗留胸闷至今，胸闷时喜欢用手捶打胸部。现吐黄黏痰，鼻塞，耳鸣，咽部堵闷感，闭眼与睁眼时上下睫毛粘。不知道饿。大便稀，不成形，日1行，解不净。小便有尿不净的感觉。浅睡眠，多乱梦。舌红，苔薄黄腻，中有深裂纹。右脉沉弦滑有力，左脉沉弦。腹诊：脐上压痛。

予《千金》苇茎汤、苍耳子散合化瘀灵加减：

芦根、冬瓜子、薏苡仁各10g，黄芩6g，桃仁、旋覆花（包煎）、茜草、泽兰、郁金、柏子仁、当归、辛夷、白芷、壳砂各3g，苍耳子、菖蒲、炙甘草各5g。

3剂，每日1剂，水煎服。

二诊：2月8日。

胸闷减轻，黄黏痰减少，耳鸣及咽部堵闷感减轻一半。闭眼睁眼时上下睫毛粘的感觉消失。大小便已正常。仍多梦，没有饥饿感。

原方7剂。

三诊：2月15日。

胸闷消失，但左胸有一过性抻拽之感。偶尔吐黄痰。耳鸣除，仍有鼻塞。咽堵续减。梦减少，有饥饿感了。

原方7剂。

四诊：2月22日。

胸部已无抻拽感，但有酸酸地累的感觉。黄痰、鼻塞及咽堵感均消失。饮食、睡眠正常。

原方7剂。

五诊：3月1日。

所有症状消失。停药。后于5月30日陪同其妻来看病，诉以上诸

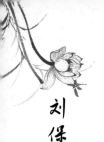

症均未再发。

自按：患者脐上压痛，刘师常用化瘀灵方。黄痰、黄涕，刘师喜用《千金》苇茎汤。如有鼻塞，刘师常伍以苍耳子散加减，开肺窍以调肺脏宣肃功能。今患者吐黄黏痰，鼻窍不畅，均属病位在肺，以其并见脐上压痛，故三方合方化裁，效果明显。

3. 膈下逐瘀汤案

（1）曹某，男，37岁，石家庄市居民。2016年10月12日初诊。

因腹泻1年余就诊。饮酒或进食生冷则腹泻更甚，日行3～4次，稀溏。近1周腹泻并伴腹胀疼。右胯及右腿膝关节疼痛。乏力。知饥，饿了心慌，但又不能饱食。多梦，乱梦。舌红，苔白腻，中有裂纹。脉沉弦有力。脐上压痛。

予膈下逐瘀汤：

桃仁、牡丹皮、赤芍、乌药、延胡索、当归、川芎、五灵脂、红花、枳壳、香附、炙甘草各3g。

7剂，每日1剂，水煎服。

二诊：10月28日。

服上方7剂后腹泻已止。乏力减轻八成。因为路途远，自行停药至今。现因吃山楂又发腹胀而来就诊。

原方继服，7剂。后患者打电话告知已痊愈。

自按：脐上压痛亦可用膈下逐瘀汤治疗。刘师指明其主症应兼见畏食冷物，腹部胀满。

（2）师某，男，42岁，石家庄市居民。2016年7月18日初诊。

患者主因慢性腹泻20年就诊。每日腹泻1～3次，呈稀水便。20年前在北京工作，水土不服，后出现腹泻至今。痰多，头蒙。知道饿，饿了心慌，但稍多吃即腹胀，畏食冷物。舌淡，苔白厚。脉沉缓滑。脐上压痛。

予膈下逐瘀汤合二陈汤：

陈皮、半夏、茯苓各6g，桃仁、牡丹皮、赤芍、乌药、延胡索、炙甘草、当归、川芎、五灵脂、红花、枳壳、香附各3g。

3 剂，每日 1 剂，水煎服。

二诊：7 月 21 日。

腹泻与腹胀均减轻，大便日 1～2 次，已成软便。继予原方 7 剂。

三诊：7 月 28 日。

大便正常。停药后未复发。

自按：关于脐上压痛，刘师给予两个治疗方剂：化瘀灵和膈下逐瘀汤。化瘀灵辛润通络，药味平和，无明显过于寒凉或者温热之偏性，应用更为广泛。膈下逐瘀汤含温性理气药物，若病证偏寒、气滞明显而腹部胀满、畏食冷物者可率先使用。本例患者久泄，除脐上压痛外，并具腹胀、畏冷之症，符合膈下逐瘀汤证特点，故用之。

4. 化瘀灵案

魏某，女，45 岁，石家庄市居民。2016 年 10 月 19 日初诊。

患者诉于 3 年前淋雨后出现说话多了就口咽咸水，然后咳嗽，并发胸闷，嗓子哑，等十几分钟以后可有好转。现后背有压迫感，引起心烦，身燥热，前额热。晚上睡觉每 10 分钟就要翻身。脚凉，腰紧，久坐不舒服，活动后可缓解。此病经多医治疗无效，痛苦至今。知道饿，饿了就像晕了一样，但进食后又会出现腹胀或疼，以致不能食饱。口干。舌暗红，苔薄。脉沉弦滑数。脐上压痛。

予化瘀灵：

旋覆花（包煎）、茜草、郁金、泽兰、柏子仁、当归、桃仁各 3g。

5 剂，每日 1 剂，水煎服。

二诊：10 月 24 日。

说话多了口咽咸水减轻三成，咳嗽、胸闷均除，饮食二便均正常。能正常睡眠，起床后身上感觉轻松。后背压迫感及由此引起的心烦、身燥热、前额热均未出现。

原方继服 7 剂。

患者服后自行停药。后陪伴他人来看病时告知所有症状消失。

自按：饿了不适，出现胃中空虚感、心慌、乏力、头晕、必欲速食等症，一般情况下是气虚的表现，但也有一部分病人是因为瘀血所致。刘师书中指出，这种病人饿了需要尽快进食，但进食后往往会出现脘腹部饱胀甚至疼痛，而且必然伴有脐上压痛。此时治疗以化瘀灵为主方，效果肯定。似此虚实之间，往往难辨，失之毫厘则谬之千里。医生临证，一定要小心对待。

5. 温胆汤案

訾某，男，27岁，石家庄市居民。2016年11月21日初诊。

咽干痒，刷牙时恶心，咽有异物感。心烦。晚上睡觉打呼噜，多梦，乱梦。吃饭稍多胃脘部即觉胀满不舒。舌红，苔薄。脉寸滑。坐位剑下压痛。

予温胆汤：

枳实、竹茹、陈皮、半夏、茯苓各9g，炙甘草6g。

4剂，每日1剂，水煎服。

二诊：11月25日。

咽干痒及异物感消失。刷牙恶心减轻二成。打呼噜减轻四成。心烦除。已不做乱梦。

原方继服7剂。

三诊：12月2日。

除有时仍打呼噜外，诸症消失。

自按：患者多梦、心烦，剑下压痛，具温胆汤证主症，故用之有效。

6. 温胆汤合苁蓉牛膝汤案

李某，女，45岁，石家庄市居民。2016年12月3日初诊。

便秘20年，无便意。2016年11月1日做痔疮和直肠前突手术。现仍没便意，靠使用开塞露才能大便。心烦，平时既爱生气又爱发愁。睡眠多乱梦。着凉胃胀，平时排气不畅。白带多、白、稀。舌尖红，苔薄白。脉左关沉无力，右脉弦略滑。腹诊：坐位剑下压痛，躺卧脐左压痛。

予温胆汤合苁蓉牛膝汤：

枳实、竹茹、陈皮、半夏、茯苓、炙甘草、肉苁蓉、怀牛膝、熟地黄、木瓜、白芍、当归、鹿角片（先煎）、乌梅各 6g，生姜 1 片，大枣 1 枚。

4 剂，每日 1 剂，水煎服。

二诊：12 月 7 日。

服药第 2 天即有便意且能自行解出大便，1 日 2 次，早上通畅，下午稍不通畅。矢气通畅。梦少了。白带少了。

原方继服 7 剂。

三诊：12 月 14 日。

大便每日 1 次，通畅。白带正常。原方继服 7 剂。

1 个月后病人来诉，一直服用此方，大便正常。嘱其 1 剂药吃 2 天，再服半月，如仍无何不适则停药。

自按： 剑下压痛根据兼症的不同，有多个方剂适用。其中温胆汤是最常用方剂。本汤证除了剑突下按之憋闷或疼痛外，常有梦多、心烦等症状，乃痰热内扰之证。刘师又总结温胆汤证患者"常爱生气也爱发愁"，此证介于肝气病和肝郁病之间的类型。临床问及患者，果然如此。对此例便秘达 20 年患者，上方合用陈无择苁蓉牛膝汤，乃补益肝的气血阴阳，以助肝气的疏泄。前贤谓"肝与大肠相通"，由此案看得一清二楚。

7. 苓桂术甘汤合小柴胡汤及合《良方》温经汤案

宋某，女，32 岁，石家庄市居民。2016 年 12 月 9 日初诊。

自觉胃咕噜响，拍击有振水音。喜热饮。多梦。时有恶心。头沉不清亮。大便 1 日 1 行，质稀。口干。舌胖大，边齿痕，苔薄白。脉沉弦。敲击右胠胁引右肋弓下疼，脐左下压痛。

予苓桂术甘汤合小柴胡汤：

茯苓 10g，白术 9g，桂枝、炙甘草、柴胡、黄芩、半夏各 5g，党参 3g，生姜 2 片，大枣 2 枚。

4 剂，每日 1 剂，水煎服。

二诊：12 月 13 日。

胃咕噜响减轻三成。头不沉了。未出现恶心。大便仍 1 日 1 行，

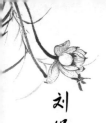

原来不成形，现在成形了。

原方继服 7 剂。

三诊：2 月 1 日。

服上方后诸症皆减轻，自行停药至今。胃脘仍有振水音。饿时心中觉空虚。手足凉。末次月经 12 月 30 日，经行 6 天，经期小腹冷痛，喜热敷。脐右下压痛。

予苓桂术甘汤合《良方》温经汤加味：

茯苓 10g，白术 9g，炙甘草、赤芍、当归、牛膝、泽泻、川芎各 6g，桂枝、牡丹皮各 5g，桃仁 4g，莪术、党参、肉桂各 3g。

7 剂。

四诊：2 月 8 日。

胃脘部振水音消失。手足转温。2 月 3 日来月经，今已经净，小腹已暖，未发腹痛。

原方继服 7 剂。

五诊：2 月 15 日。

自述周身舒服，所有症状消失。停药。

自按：刘师总结苓桂术甘汤证主症是胃脘部拍击有振水音；小柴胡汤证主症是敲击右胠胁引右肋弓下痛；《良方》温经汤证主症是脐右下压痛，并伴小腹怕冷，饿时心空。本案据此而处方，果然有效。

8. 桂枝茯苓丸案

苏某，女，34 岁，石家庄市居民。2016 年 12 月 14 日初诊。

诉末次月经 12 月 7 日，月经提前 3 ～ 5 天，经行 5 天，量正常，最后 2 天色深。小腹胀，腰疼。现白带多，黄稠。面部满布痤疮。按压风池穴疼。口唇干。舌淡，苔薄。脉沉弦。脐左下压痛。

予桂枝茯苓丸加味：

桂枝、茯苓、牡丹皮、桃仁、白芍、土鳖虫各 3g。

7 剂，每日 1 剂，水煎服。

二诊：12 月 21 日。

白带量及颜色已转正常。腰疼消失。痤疮减少一半。

原方继服 7 剂。

三诊：2017 年 1 月 15 日。

患者自服上方至今，诉 2017 年 1 月 4 日来经，行经 5 天已净，未发腹胀与腰疼。现白带正常。面部痤疮已消失。脐左下仅微有压痛。嘱其继服 7 剂停药。

自按：桂枝茯苓丸证主症，刘师总结为脐左下压痛。不论任何疾病，具备此症，均可以应用。笔者临床常用于妇科疾患及所伴发的肢体疼痛及腰痛。同时观察到使用桂枝茯苓丸有效的患者，常有唇干的特点，且上下唇均干。

9.《千金》苇茎汤案

冯某，女，30 岁，石家庄市居民。2016 年 12 月 15 日初诊。

半年来鼻流黄涕如脓，印堂穴处疼，如堵着东西一样，西医诊为"鼻窦炎"。偶尔咳吐黄痰。舌质淡，尖红，苔薄白。脉右寸滑数。

予千金苇茎汤：

芦根、冬瓜子、薏苡仁各 20g，桃仁 5g。

4 剂，每日 1 剂，水煎服。

二诊：12 月 19 日。

黄涕如脓消失。印堂穴处疼，如堵着东西一样的感觉消失。痰减少七八成。

原方继服 3 剂。

三诊：12 月 22 日。

诸症均愈，停药。

自按：凡涕痰黄黏者，刘师均以《千金》苇茎汤治疗，效果良好。临床西医诊为"鼻窦炎"或"气管炎""肺炎"，如见此症，以本方均能迅速取效。可见本方并非仅治肺痈。

10. 甘麦大枣汤合增食灵案

王某，男，27 岁，石家庄市居民。2016 年 10 月 11 日初诊。

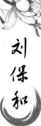

近1月以来没食欲，不想吃饭，不觉得饿，觉得吃饭是麻烦事，1日3餐合计也不过4两主食。爱喝酒。遇事沉不住气，必须马上去办。大便稀，日1行。多梦，口干。舌淡红，苔薄白。右脉反关，左脉沉弦细有力。触其腹直肌紧张。

予甘麦大枣汤合增食灵加味：

陈皮、白芍、半夏、茯苓、木瓜各9g，炙甘草、焦三仙各6g，壳砂3g，大枣3枚，小麦30g。

4剂，每日1剂，水煎服。嘱其不要再喝酒了。

二诊：10月15日。

服药后有精神，知道饿了。睡眠、大便已恢复正常。

原方继服7剂。

三诊：10月22日。

现在一顿饭能吃一只鸡，已换大碗吃饭，一天能吃1斤主食。

原方继服7剂后停药。

自按：没有食欲，不仅是胃的问题，而且常涉及肝胆。本例患者因为嗜酒且肝气甚急，表现为"没食欲，不想吃饭，不觉得饿，觉得吃饭是麻烦事"，治疗需要调肝，应予"缓肝"之法。所用方剂甘麦大枣汤加味，为《刘保和〈西溪书屋夜话录〉讲用与发挥》中缓肝方，刘师总结其适用主症为"紧张"。此类患者既不是急躁易怒，也不是悲观发愁，而是急脾气，遇事沉不住气，平时也总感觉要有什么事情会发生一样，心情紧张。此外触按其两腹直肌时，此处立刻有紧张抵触绷急坚硬感。增食灵是刘师总结的叶天士和胃柔肝方剂，方中木瓜合二陈汤、焦三仙，有"培土必当制木"之意，故能增进食欲。

11. 解郁消愁汤案

石某，女，46岁，石家庄市居民。2016年9月20日初诊。

入睡困难，浅睡眠，易醒，已20年。夜尿2～3次。乱梦。发愁。不知道饿，吃得少。月经量较以前少2/3，色黑。舌尖红，苔薄黄腻。脉浮弦无力。

予解郁消愁汤：

柴胡、当归、白芍、白术、茯苓、陈皮、半夏、香附、炒枣仁、远志、焦三仙各6g，龙骨、牡蛎各10g，炙甘草5g，薄荷3g。

5剂，每日1剂，水煎服。

二诊：9月25日。

知道困，能睡着，且睡得深了。知道饿，饭量恢复正常。感觉心情愉快了。

原方继服10剂。

三诊：10月5日。

饮食睡眠一切正常。停药。

自按：解郁消愁汤为刘师自创方，是在逍遥散的基础上加味而成。临床上应用此方的主症为悲愁、纳呆、少寐。本例患者主要治疗失眠，据临床体会，常有以其他疾病为主诉就诊者，只要符合这3主症，用之亦屡效不爽。

12. 奔豚汤案

司某，男，36岁，石家庄市居民。2016年9月22日初诊。

进食少，一吃就饱，1次只能吃2两主食，但一会儿就饿，又要再吃。不吃早饭。寐差，睡得晚，夜1～2点才睡，有声音就醒。上午10～11点起床，起床后全身不轻松。大便1天1～2次，质黏。口干，咽部不舒服，觉鼻子出热气。颈项紧酸。舌边尖红，苔薄，中有裂纹。脉沉弦细有力。腹诊：脐右压痛。

予奔豚汤：

葛根10g，当归、白芍、川芎、黄芩、炙甘草各6g，桑白皮、半夏各9g，生姜3片。

4剂，每日1剂，水煎服。嘱其要早起床，吃早饭。

二诊：9月26日。

进食已接近正常。夜11点可以入睡，不再醒，可以睡到凌晨5点。颈项紧酸感减轻三成。咽不舒及鼻子出热气感减轻五成。

原方继服7剂。

三诊：10月3日。

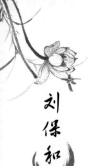

诸症继续明显减轻。嘱患者继服 14 剂。后知其诸症均愈而停药。

自按： 本例患者有食少、寐差之症状，但并非逍遥散证，根据腹诊脐右压痛，给予奔豚汤治疗而效。此因逍遥散证乃肝脾之不升，奔豚汤证乃肺胃之不降，此从患者其他症状亦可看出，故用方截然不同。

13. 小柴胡汤合桂枝茯苓丸案

孙某，女，53 岁，石家庄市居民。2017 年 3 月 4 日初诊。

唇干、痒、脱皮 4 个月。后背疼。有时头晕，心悸，西医诊为梅尼埃病。舌淡，苔薄。脉沉弦细。敲击右胠胁引右肋弓下疼，脐左下压痛。

予小柴胡汤合桂枝茯苓丸加味：

柴胡、黄芩、半夏、炙甘草各 6g，党参、桂枝、茯苓、牡丹皮、桃仁、白芍各 3g，麦冬 10g，生姜 2 片，大枣 2 枚。

7 剂，每日 1 剂，水煎服。

二诊：3 月 11 日。

唇干、痒、脱皮减轻八成。后背疼减轻七成。

原方继服 7 剂。

三诊：3 月 18 日。

上述症状消失。停药。

自按： 小柴胡汤和桂枝茯苓丸是刘师常用之对应方。所谓对应，是指两方腹诊阳性位置分别在右肋弓下和左下腹，呈现"对角线对应"关系。由于临床发现这两个主症常同时出现，故两方合用的机会较多。

14. 下瘀血汤案

王某，女，34 岁，石家庄市居民。2016 年 11 月 13 日初诊。

双下肢冷、后背冷。末次月经 10 月 27 日。经前胸闷胁胀，月经量较正常少 1/2，色深。大便不畅，2 日 1 行。走路时间长了会腰酸。脱发。小便黄。嗜睡，早上起床浑身困重疲累，活动后觉轻松。舌淡红，苔薄白。脉沉弦略滑。关元穴及其右一寸压痛。

予下瘀血汤：

大黄（后下）、土鳖虫、桃仁各 3g。

4 剂，每日 1 剂，水煎服。

二诊：11月17日。

下肢冷减轻一半，后背冷减轻四成。大便通畅。

原方继服7剂。

三诊：12月1日。

上方自服至今共14剂。诉11月25日来月经，经前未发胸闷胁胀，经行共5天，量较前增加1/2，颜色较红。现腰已不酸，晨醒后已不觉困累。双下肢已暖，后背已不冷。嘱其停药。后知其月经已正常，诸症均未再发。

自按：凡关元穴与石门穴及其左右一寸处压痛，提示乃瘀血在于冲脉，刘师给予下瘀血汤治疗。主症明确后，小剂量应用本方，就可起到非常好的治疗效果。

15. 栀子豉汤案

（1）武某，女，49岁，住石家庄市。2017年3月7日初诊。

失眠3个月。入睡困难，辗转反侧，梦多心烦。常患口腔溃疡，现左颊内仍有一块儿溃疡。大便不成形。舌尖红，苔白腻。脉弦，寸关间滑数。剑突下压痛。

予栀子豉汤加味：

焦栀子6g，淡豆豉9g，干姜2g。

7剂，每日1剂，水煎服。

二诊：3月14日。

睡眠已正常，大便成形了，口腔溃疡消失。停药。

自按：刘师认为，剑突下压痛，脉寸关间滑数是栀子豉汤证主症，体现热郁胸膈。本案入睡难、口腔溃疡，均由此而引起。以其常伴大便不成形，宗《伤寒论》栀子干姜汤法，加干姜而诸症均愈。

（2）吴某，女，40岁，石家庄市居民。2017年3月1日初诊。

耳堵，吐黄痰，黄涕，胸闷。入睡困难，辗转反侧而心烦。口干。大便干，日1行。不知饿，进食后脘闷难受。舌尖红。脉寸关间滑数。剑突下压痛。

予栀子豉汤加味：

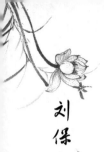

焦栀子 6g，淡豆豉、枇杷叶各 9g。

3 剂，每日 1 剂，水煎服。

二诊：3 月 15 日。

上方患者自服至 14 剂。现耳堵除。吐黄痰及黄鼻涕消失。胸闷余少许。睡眠、纳食、大便均转正常。

原方继服 7 剂。停药。

自按： 栀子豉汤是刘师常用方剂。其方证主症为剑突下按之闷痛，脉寸关间滑数。亦常伴有心烦难眠等症状。临床常用于治疗入睡难、疮疡、咳喘、心悸、胸闷、月经不调等符合以上主症之病证。

16. 血府逐瘀汤案

郭某，男，28 岁，石家庄市居民。2016 年 11 月 22 日初诊。

3～4 天前晚上梦见"鬼"附身，遂用力挣扎，鬼退，而惊醒。此后天天做此种噩梦，醒后身累。做梦前几天曾与别人生气。舌淡红，苔薄白。脉沉弦细涩。敲击右胠胁引剑下疼，脐上、脐左压痛。

予血府逐瘀汤：

桃仁、红花、炙甘草各 3g，当归、赤芍、川芎、生地黄、枳壳、柴胡、桔梗各 5g，怀牛膝 10g。

4 剂，每日 1 剂，水煎服。

二诊：11 月 26 日。

服药至 2 剂时夜睡即觉"鬼"从身上飘出，从此寐安。停药。

自按： 血府逐瘀汤能治愈多种疑难杂证及怪异病症。但不管病人症状多么怪异，只要符合主症特点均可予本方治疗，言其效如桴鼓绝不夸张。本案乃"梦魇"病，属精神疾患，予此亦愈。刘师著《刘保和〈西溪书屋夜话录〉讲用与发挥》书中对本方的腹诊特点、用药特点及方意做了详细介绍，并对如何总结其腹诊特点的经历做了详细的说明。这对于我们学习刘师经验，乃至学习刘师治学方法有很好的启示作用。

17. 四逆散案

杨某，女，42 岁，石家庄市居民。2015 年 8 月 6 日初诊。

面部及全身肿，早上醒后半小时即开始肿，两手肿胀不能握拳，一直到傍晚才开始慢慢减轻，断断续续已7年（7年前年底亲人去世后，第2年年初开始出现上述症状）。只要肿，颈后部左侧就不舒服，捏揉则觉全身舒服。身上肿得厉害时就浑身没劲。西医检查未发现异常。嗓子有异物感，咳不出咽不下。咽干，早晨口苦。爱生气。腿烦，想让人捏揉。大便1天1次，不成形，质黏，解不净。舌胖大，中有裂纹，苔薄白。脉沉弦细有力，左大于右。脐左及脐右下压痛。

予四逆散加味：

枳实、白芍、柴胡、炙甘草、香附各6g。

3剂，每日1剂，水煎服。

二诊：8月9日。

服药后前两天迷迷糊糊，浑身没劲，但是身上轻快。今天身上有力气。肿减轻，手可攥拳。说话声音转好。颈后左侧不舒服减轻。大便不黏了。

原方继服3剂。

三诊：8月12日。

肿消，停药。后知其病未再复发。

自按：脐左压痛是应用四逆散的必备主症，并且常兼有脐右下少腹部压痛。常见患者舌中有裂纹，苔薄白，脉沉弦偏细。在临床上应用四逆散的机会很多，肝气病为多发病和常见病，其表现千变万化，刘师所总结的这一腹诊特点可谓是肝气病的"天然标志物"，其敏感性和特异性可谓"存在而且唯一"。

18. 当归芍药散合桂枝茯苓丸案

付某，女，33岁，石家庄市居民。2016年11月25日初诊。

后背酸痛已3年，由产后着凉引起。左乳疼，左少腹天天疼。进食多则两胁肋牵及左少腹疼。多梦，乱梦。大便1天1行，偏稀，质黏。月经提前5～7天，经量较正常时少2/3，有血块如花生仁大小，色暗。平时白带多黄稠。经期大便更稀。舌淡红，苔薄，脉沉弦细。脐中、脐左下压痛。

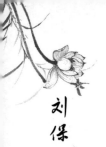
予当归芍药散合桂枝茯苓丸：

当归、川芎、白芍、白术、茯苓、泽泻各 6g，桂枝、牡丹皮、桃仁各 3g。

6 剂，每日 1 剂，水煎服。

二诊：12 月 1 日。

后背酸痛及左乳痛均减轻一半，左少腹疼消失。大便日 1 行，不稀不黏了。白带减轻八成。

原方继服 7 剂。

三诊：12 月 8 日。

3 天前月经来潮，量色已正常。所有症状基本消失。停药。

自按：脐中压痛是当归芍药散证主症，此证在育龄妇女并兼见经期腹泻，脐腹畏冷喜暖。脐左下压痛是桂枝茯苓丸证主症。本案患者同具此两项腹诊特点，故两方合用而有效。

19. 柴胡桂枝干姜汤案

宋某，女，29 岁，石家庄市居民。2016 年 11 月 23 日初诊。

半年以来手麻腿麻，心慌乏力，一般出现在饭后，且饭后必大便一次，质稀。饿了心慌，多吃又难受。多梦。不爱喝水。易紧张。舌红，苔白腻。脉弦。敲击右胠胁引柴桂姜处痛。

予柴胡桂枝干姜汤：

柴胡 6g，桂枝 4g，干姜 3g，花粉 10g，牡蛎 10g，黄芩 9g，炙甘草 6g。

3 剂，每日 1 剂，水煎服。

二诊：11 月 26 日。

各种症状均减轻一半。原方继服 7 剂。

三诊：12 月 3 日。

症状消失。应患者要求停药。

自按：柴胡桂枝干姜汤是一个颇有争议的方剂，与乌梅丸相似，方中药物寒热并用，决定了这个方子的不同寻常之处。刘师经过多年的探索，逐渐掌握了本方的腹诊特点是敲击右胠胁牵引右腹哀穴处痛，此穴正当乳中线与右胁肋下缘的交叉点处。为了叙述得简便，刘师称其为"柴桂姜处"。根据腹诊特点使用本方，笔者感到其疗效不凡。

20. 麦味地黄汤案

夏某，女，60岁，石家庄市藁城县农民。2017年2月10日初诊。

咳嗽则遗尿10年。大声说话亦遗尿，稍微用力或咳嗽时需用手捂住阴部能缓解。眼喜闭。口干，早上想喝水。饿了心慌。舌淡，苔薄白。脉沉弦细缓，右尺沉无力。脐下压痛。

予麦味地黄汤加味：

熟地黄、山药、山茱萸、麦冬各10g，牡丹皮、茯苓、泽泻、党参各6g，五味子5g，升麻1g。

7剂，每日1剂，水煎服。

二诊：2月17日。

遗尿减轻七成。口干减轻一半。饿了心慌减轻八成。服药的第1～2天矢气特别多，周身舒服。

原方继服7剂。后患者自觉症状消失而停药。

自按：脐下（气海穴）压痛是刘师临床判断病位在肾的标志，常用方剂是治疗肾虚的代表性方剂六味地黄丸、《金匮》肾气丸等。本例患者有明显的脐下压痛，也具有遗尿、尺脉无力等表现，选用六味地黄，同时给予党参、麦冬、五味子以补气养阴摄津，加小量升麻助其升提，疗效满意。

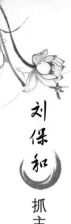

<h1 style="text-align:center">侯志会医案</h1>

1. 化瘀灵合当归芍药散、四逆散案

张某，男，68岁，住石家庄行唐县城北。2016年10月21日初诊。

患者因近日天气转凉，心绞痛发作频繁并逐渐加重。10月19日来我门诊部输注"丹参多酚酸盐""血栓通"等药物。第3天仍未见明显好转，遂向我求治。诉除心绞痛频发外，还有大便次数多，大便稀，腹部畏寒喜暖。血压155/85mmHg。唇紫。诊其脉弦滑，左脉稍细。舌暗、苔厚腻稍黄。腹诊：脐中及脐上压痛。

予当归芍药散加化瘀灵：

当归、川芎、白芍、白术、茯苓、泽泻各10g，旋覆花、郁金、茜草、泽兰、桃仁、柏子仁各3g。

7剂，每日1剂，水煎服。

二诊：10月28日。

病人诉诸症均好转六成。血压145/85mmHg。脐中、脐上、脐左均有轻微压痛。

上方合四逆散加味：

当归、川芎、白芍、白术、茯苓、泽泻各6g，旋覆花（包煎）、红花、郁金、茜草、泽兰、桃仁、柏子仁、柴胡、枳实、炙甘草各3g。

7剂。

三诊：11月4日。

诉心绞痛减轻八成。血压140/80mmHg。10月29日便不再输液。腹泻消失。又详细补述了其腹泻达54年之久，追忆其病是上初中时长期吃凉食所引起的。之后几十年间也常四处求医而未曾治愈。病人十分高兴，说想不到这次连多年腹泻一并治愈了。但仍稍有心悸感，走路快了或受冷、饱食后仍可诱发"心绞痛"。腹诊仅脐上压痛。

予化瘀灵：

当归、旋覆花（包煎）、茜草、泽兰、桃仁、柏子仁、郁金各3g。7剂。

四诊：11月11日。

心绞痛消失，血压135/80mmHg。大便正常，感觉非常舒服。身体有劲儿了，想活动。腹诊：脐上仍稍有压痛。

再予原方15剂。

2017年2月14日带他人来看病，诉以上症状均未复发。

自按： 在初诊时，依据刘师腹诊理论：脐中压痛，予以当归芍药散；脐上压痛，加上了化瘀灵诸药各3g。二诊时病人诉症状均好转六成。腹诊脐中、脐上、脐左均稍有压痛，故予当归芍药散、化瘀灵合四逆散，并加一味红花活血化瘀。三诊诉其达54年之久的腹泻一并治愈了。四诊时诸症即均已消失。3个月后诸症均未再发。可见刘师腹诊及"抓主症"理论的正确性和可重复性。

2. 化瘀灵合四逆散、温胆汤案

朱某，女，63岁，住石家庄市东开发区。2016年11月4日初诊。

患者为某厂医务室退休医生，11月1日夜间突发剧烈腹痛伴恶心、呕吐，去河北省医大二院急诊。检查结果为：胆汁返流性胃炎。输液"泮托拉唑"稍有减轻。现已输液第3天，找我治疗。病人述除上腹部疼痛外，并伴有咽干、口苦。舌质暗，舌红苔腻。脉弦。剑突下按之疼痛。脐上压痛甚于脐左。

予化瘀灵合四逆散、温胆汤化裁：

旋覆花、当归、郁金、茜草、泽兰、桃仁、柏子仁、竹茹、枳实各10g，柴胡、枳壳、白芍、炙甘草各6g。

5剂，每日1剂，水煎服。

二诊：11月9日。

病人十分高兴，诉服药2剂后上腹部便未再疼痛，无其他不适感。查舌质暗，舌尖稍红，有少量白腻苔。腹诊仅脐上稍有压痛，剑下按

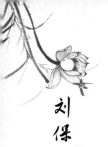

之疼痛。

予化瘀灵、温胆汤合方：

法半夏、陈皮、茯苓、竹茹、炙甘草、枳实、旋覆花、当归、郁金、茜草、泽兰、桃仁、柏子仁各6g。5剂。

2017年2月带他人来看病时说，上方服后，腹痛未再复发。

自按：患者初诊时除上腹部疼痛外，并伴有咽干、口苦，舌质暗、舌红苔腻，脉弦，剑突下压痛，脐上压痛甚于脐左。投方予化瘀灵合四逆散、温胆汤化裁，严格按照刘师腹诊理论治疗，疗效满意。

3. 下瘀血汤合牛膝木瓜汤案

陈某，男，86岁，住石家庄市槐底。2016年11月1日初诊。

左下肢内侧足踝以上至膝盖以下疼痛已1周，今越发加重。走路时左脚跟也疼痛。夜寐躺床上不疼，晨起刚下床活动时疼痛最甚，走几分钟后疼痛就能减轻。左小腿肚子发胀。诊脉弦紧有力，右脉弦硬。舌质暗，中后部舌苔薄黄腻。脐左及石门穴压痛。

予下瘀血汤合陈无泽牛膝木瓜汤加减：

怀牛膝、木瓜、芍药、杜仲、松节、红花、桃仁、土鳖虫各10g，菟丝子、枸杞子、伸筋草、透骨草、威灵仙、炙甘草各6g，大黄3g。

7剂，每日1剂，水煎服。

二诊：11月8日。

患者诉服第1剂药时左足心痛，服完第3剂药左下肢疼痛及不适感均已消失，只是足心有点痒。脐左及石门穴压痛明显减轻。

原方7剂，继服。

患者后又多次来找我看其他病，知上症未再复发。

自按：我在跟刘师学习后知道牛膝木瓜汤是陈无择的"运气方"，"肝虚，遇岁气……肩背连尻、阴、股、膝、髀、腨、胻皆痛"便是运用本方的主症。本病患者因年老肝肾虚衰，气血不足，风、寒、湿诸邪客于经脉，致隧道不利，气血运行不畅，肌肉筋脉失于濡养而表现为痹。脐左压痛，亦证明病位在肝。此外，石门穴压痛则证明乃冲脉血瘀，故合用下瘀血汤而效。

4. 解郁消愁汤合增食灵、化瘀灵案

刘某，女，52岁，住石家庄市东开发区。2016年10月14日初诊。

患焦虑、抑郁症8年之久。前2年在省级某医院精神卫生中心治疗，服用多种进口抗抑郁药"奥氮平""百忧解"等效果不佳。现仍服用西药"多塞平"，但有咽干、便秘副作用。本人现单身，十几年来同父母一起生活，有一男孩在美国上学已4年了。去年其父去世后病情加重，情绪低落、无食欲、寐差、心烦、发愁，有时出现幻视、幻听。既怕冷又怕热。患有慢性胃炎，医嘱服"摩罗丹""消化酶"，但引起烧心，饿时胃痛。诊其脉沉细，左关脉弦。舌质淡，舌下稍有瘀斑。腹诊从脐上、中、左压痛依次减轻。予刘师增食灵合解郁消愁汤、化瘀灵化裁：

旋覆花、当归、郁金、茜草、泽兰、桃仁、柏子仁、茯苓、白术、半夏、陈皮、木瓜、木香、砂仁、竹茹、枳壳、柴胡、白芍、远志、菖蒲、炒枣仁、百合、焦三仙各10g，炙甘草6g。

7剂，每日1剂，水煎服。

11月10日下午患者打电话，诉上方一直服用至今，现已易入睡，睡眠质量好，饮食正常，其他焦虑症状完全消失。西药"多塞平"等也停用2～3周了，由此引起的副作用也一并消失。

自按：此病例疗效很满意。当时我跟刘师学习才2个月，还不能灵活运用刘师的学术思想，病人又病程长，病情错杂，但因其腹诊脐上、中、左压痛，有慢性胃炎，反复出现幻视、幻听的症状，怕冷又怕热，便用了刘师增食灵、解郁消愁汤合化瘀灵化裁，处方虽不精炼，但基本思路紧扣刘师腹诊理论和"抓主症"的学术思想，故能达到非常好的效果。

5. 温胆汤合四逆散案

狄某，女，64岁，住石家庄市高新区。2016年5月27日初诊。

诉常头晕，躺下时加重。4年前因其弟突然脑溢血病故，后即出现失眠，常做噩梦，头晕，精神恍惚。四处求医，失眠稍有好转，但夜寐仍差，梦多，头晕加重。嗓子似有痰咯不出的感觉。心烦，稍有恶

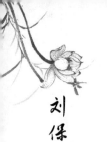

心感。诉患有高血压、糖尿病。现服西药，血压 145/95mmHg。舌质暗苔腻。脉沉弦。剑下压痛，脐左压痛。

予温胆汤合四逆散加味：

陈皮、竹茹各 15g，枳实 12g，丹参、茯苓各 20g，半夏 8g，炙甘草、柴胡、白芍、郁金、天麻、钩藤、蔓荆子各 10g。

6 剂，每日 1 剂，水煎服。

二诊：6 月 2 日。

血压 135/85mmHg。头晕减轻六成，梦减三成，左脉沉，右脉弦，尺脉沉。

再予原方 6 剂。嘱其停服西药降压药。

三诊：6 月 8 日。

诉服药后头晕消失，睡眠可，梦少，血压 135/85mmHg。诊脉滑数。舌边尖红苔稍黄。

上方加黄连 6g。6 剂。

患者 11 月 25 日带他人来看病，诉其未再发头晕，睡眠及血压正常。

自按： 此案治疗受刘师"抓主症"思维的启发。病人始发病源于精神刺激，随后出现"多梦，心烦，剑下压痛"等系列症状，均表现为温胆汤证的指征，另外脐左有压痛，故合方四逆散而疗效显著。病患虽已多年，仍能收此捷效，可见刘师"抓主症"理论的正确性。

6. 柴芩温胆汤案

樊某，女，33 岁，石家庄市桥西实验小学老师。2016 年 11 月 9 日初诊。

颈左侧颌下肿胀，伴"麻、痛、痒"不适感，此外并觉颈左侧跳动感已 1 月余。觉有股气从左侧前胸往颈部上窜。诉去年 8 月份因结婚的事生过大气。近 1 年来时发恶心，心烦、睡眠多梦。曾服"乌梅丸"等治疗效果不佳。近 3 天又出现咽部异物感，左侧头颈部躺下时一挨枕头就有"血管流动"感觉。查体有甲状腺结节 0.8cm×0.6cm 及胆结石。脉弦滑数。敲击右胠胁引右肋弓下痛，剑突下压痛。

予柴芩温胆汤加减：

柴胡、黄芩、远志、菖蒲、炙甘草各6g，陈皮、茯苓、半夏、枳实、竹茹、生龙牡（先煎）各10g。

5剂，免煎颗粒剂，每日1剂，早晚分2次冲服。

二诊：11月14日。

服上方后未再恶心。咽部异物感消失。左胸有气往上顶的感觉消失。"左颈血管跳"的感觉减八成，来诊时已感觉不到，诉仅今晨醒后起床前左耳后下方似有血管跳动感。敲击右胠胁已无牵引痛。

原方生龙牡各加至20g，加柴胡6g、川牛膝10g。

再予上方5剂。

11月20日，来电话，诉已无其他不适。嘱其停药。

自按：我对此案的治疗是在拜师2个月以后，当时辨证用药的能力就增长了很多，现在对许多沉疴杂病更能够解决了，深刻体会到刘师"抓主症"理论的重要性及"腹诊"经验的准确性。依此而运用相应的方剂，可以达到百发百中。

7. 小柴胡汤合化瘀灵案

韩某，女，52岁，住石家庄市赵县南柏社村。2017年2月10日初诊。

诉呃逆频作2月余。曾在市级某中医院服中药"柿蒂散""香苏饮"之类无效。于1月前出现手指关节和足底痛，按之即呃逆。活动足趾或用热水浴足亦呃逆。若身体累时敲打腰背和四肢也呃逆。平素易反酸。舌淡苔薄白但花剥似地图。脉沉，左寸关弦滑。敲击右胠胁引右肋弓下痛，脐上压痛。

予小柴胡汤加化瘀灵：

柴胡、黄芩、党参各10g，旋覆花、当归、郁金、茜草、泽兰、桃仁、柏子仁、半夏、炙甘草各6g，生姜3片，大枣4枚。

7剂，每日1剂，水煎服。

二诊：2月17日。

服上方后平时已无呃逆。足底痛已消失，按之已不呃逆。仅按压

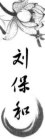
胃脘处时呃逆。手指关节痛消失，仅在用凉水洗衣物时稍显疼痛。反酸减七成。舌质淡稍有白苔，花剥苔已消失。脉沉。脐上稍有压痛。

再予上方7剂。

患者7月9日带其孙女来看病，诉服上方后呃逆消失，至今未再复发。

自按：此患者来诊前曾用一般治呃逆的方法治疗无效。我按照刘师腹诊理论，因其脐上压痛，故用"化瘀灵"；敲击右胠胁引右肋弓下痛，故用小柴胡汤。小柴胡汤调畅气机，为少阳枢机之剂，是和解表里之总方。刘师的经验对我们临床灵活运用小柴胡汤具有重要指导意义。

8. 四逆散、奔豚汤合下瘀血汤案

任某，女，54岁，住石家庄市鹿泉区。2016年2月10日初诊。

患者右肩胛和右臂外侧至右无名指及小指有多簇结痂脱落痕迹，诉有过电样窜疼及憋胀痛，疼痛难忍，言生不如死。发病第5天时在当地卫生院输液抗病毒药。输液10天后疱疹结痂脱落停药，但疼痛加重。现已是停药后的第5天。夜晚痛甚而影响睡眠，凌晨2点疼痛最重。夜间口干。白天嗜睡。大便干。舌红苔黄腻。脉弦，左脉弦长，右关弦细。脐左、脐右压痛，关元穴稍有压痛。

予四逆散、奔豚汤合下瘀血汤：

生大黄（后下）、桃仁、土鳖虫、柴胡、枳实、白芍、甘草各6g，川芎、当归、半夏、黄芩、葛根、甘李根白皮各10g，生姜3片。

7剂，每日1剂，水煎服。

2月17日来电话诉服完第3剂药疼痛即减轻一半，现在一点儿也不疼了。询问是否还要继续服药。我嘱其停药观察。中秋节后她来看腰病，诉此病未再复发。

自按：带状疱疹后遗的疼痛症状治疗较为困难。我严格遵循刘师腹诊理论：脐左压痛用四逆散；脐右压痛用奔豚汤；关元稍有压痛用小剂量下瘀血汤，三方合用而取得了良好效果。刘师在《刘保和〈西溪书屋夜话录〉讲用与发挥》一书中已明确提出"脐左压痛主肝病，

肝主疏泄，凡肝病疏泄失常均可出现此症，主方以四逆散治疗""脐右压痛主肺病，肺主宣发、肃降，尤以从右而降为主，肺气不降可引起肝气上逆、肝血瘀滞，《金匮》奔豚汤证即属此类症候，主方以奔豚汤治疗"。此外，刘师更发现对关元穴处压痛，可用下瘀血汤，使冲脉瘀血从下而出，这在对癌症的治疗中有极为重大的临床价值和指导意义。

9. 温胆汤案

夏某，男，39 岁，住桥西区玉城小区。2017 年 4 月 6 日初诊。

因 1 个月前父亲去世，心情悲观，又爱发脾气，其妻说就像吃了枪药一样，常找事吵架，一天吵 10 多次。夜寐差，做梦多。诉出气不顺畅，自觉堵心，不透气。咽喉部有痰、有黏滞感，头脑发胀。口干，口苦。厌食。舌淡红苔腻。脉寸关弦滑。按压剑下痛。

予温胆汤：

陈皮、半夏、茯苓、竹茹、枳实、炙甘草各 10g。

7 剂，免煎颗粒剂，每日 1 剂。

1 周后复诊，告知他的病已经痊愈。

自按：温胆汤证主症为按压剑突下憋闷或疼痛，并伴有心烦和多梦，属少阳痰热证。刘师并发现温胆汤证患者既爱生气又爱发愁，此证属于肝气病和肝郁病之间的类型。只要抓住以上要领，用之必收捷效。

10. 当归芍药散合化瘀灵及奔豚汤、化瘀灵合下瘀血汤案

葛某，女，44 岁，住石家庄市东开发区。2016 年 12 月 13 日初诊。

近 1 个月来，颈右侧甲状腺突起，有如花生仁大者 5、6 粒，伴疼痛，按之疼痛加剧。2014 年曾在河北省医大二院做"卵巢颗粒细胞瘤"切除术，术后 4 次化疗，出现脱发、恶心、出虚汗、乏力等反应。去年 11 月发现颈右侧一肿块逐渐增大。于今年 1 月到河北省医大二院检查，切除甲状腺瘤 17mm×9.5mm，做病理检查为良性。患者神情焦虑，眼神呆滞。舌淡苔白水滑。脉濡弱，尺脉无力。脐中压痛甚于脐上，脐右稍有压痛。

予当归芍药散合化瘀灵加味：

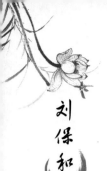

当归、川芎、白芍、白术、茯苓、泽泻各 10g，旋覆花、郁金、茜草、泽兰、桃仁、柏子仁、制乳香、制没药各 6g，蜈蚣 1 条。

7 剂，每日 1 剂，水煎服。

二诊：12 月 23 日。

患者上方服完后，停药 3 天再复诊。诉症状均好转。颈右侧甲状腺瘤的疼痛消失，触摸肿块缩小六七成。之前在 1 月份的手术疤痕处一直疼痛，现也不痛了。舌质暗，灰白苔水滑。脉沉，尺脉无力，寸脉滑，右脉沉细且滑。腹诊变为脐右压痛甚于脐上及关元穴。

予奔豚汤、化瘀灵合下瘀血汤加味：

桑白皮、葛根、当归、川芎、白芍、炙甘草、黄芩、半夏、旋覆花、郁金、茜草、泽兰、桃仁、柏子仁、生牡蛎、浙贝各 6g，生大黄（后下）、土鳖虫各 3g。

7 剂，免煎颗粒剂，每日 1 剂。

三诊：12 月 30 日。

颈左侧肿物消失。舌质淡苔白微黄。脉细沉。脐右已无压痛，脐上、关元穴稍有压痛。

予化瘀灵合下瘀血汤加味：

旋覆花、郁金、茜草、泽兰、桃仁、柏子仁、生牡蛎、浙贝各 6g，生大黄（后下）、土鳖虫各 3g。

10 剂，免煎颗粒剂，每日 1 剂。

2017 年春节前，其姐和其父特意从老家赶来向我致谢，诉患者的病已完全治好了。

自按： 此病例已经患过恶性肿瘤"卵巢颗粒性细胞瘤"，进行过手术切除及四次化疗。第二次又患甲状腺良性肿瘤，虽经切除，又再复发，病情错综复杂。我严格按照刘师腹诊理论：初诊时脐中压痛甚于脐上，主方当归芍药散佐以化瘀灵，加制乳没、蜈蚣治之，疗效显著。二诊时腹诊变为脐右压痛甚于脐上及关元穴，予对应方剂奔豚汤、化瘀灵合下瘀血汤加味，症状基本消失。三诊脐右压痛消失，仅脐上、关元穴稍有压痛，故仅予化瘀灵合下瘀血汤加味，终获全效。

11. 小柴胡汤案

狄某，女，65岁，住石家庄市高新区。2017年3月3日来诊。

患者在河北省医大二院查体发现：左侧甲状腺多发囊性结节，大者2.5cm×1.5cm，左叶结节伴胶质沉积0.3cm×0.5cm。诉近半月血压较低，躺卧时偶发头晕。查血压110/70mmHg，属正常。口干、口苦。舌质淡稍暗。脉弦细。敲击右胠胁引右肋弓下痛。

予小柴胡汤加味：

柴胡、黄芩、党参、王不留行、生牡蛎、夏枯草、浙贝各10g，炙甘草、半夏各6g，苏子20g，生姜2片，大枣2枚。

7剂，免煎颗粒剂，每日1剂。

二诊：3月10日。

已无口苦。头晕未发。舌质淡。脉稍弦细。

予上方14剂。

三诊：3月28日。

上方一直服用至今。触摸颈左侧甲状腺结节减小六成。已无口干。血压正常。

再予上方21剂。

9月1日其女来我处看病，诉患者于8月30日到省医大二院复查，知肿物已消失。

自按：此病人敲击右胠胁引右肋弓下痛，故用小柴胡汤，并酌情加用攻坚散结药。小柴胡汤调畅气机，为少阳枢机之剂，是和解表里之总方。刘师治疗良、恶性肿瘤，遵从《金匮要略》"大气一转，其气乃散"的指示，灵活运用小柴胡汤，取得了良好效果。我在刘师腹诊理论指导下，正确运用了小柴胡汤，故能收此捷效。

12. 桂枝茯苓丸、《良方》温经汤、六味地黄丸合下瘀血汤案

刘某，女，41岁，住石家庄市开发区。2016年10月3日初诊。

诉现行经第5天，小腹疼痛越发加重。痛苦面容，面色苍白。口中乏味。以前无痛经史。平时怕冷。饿时心慌难受。每月行经提前两

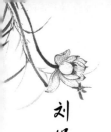

刘保和 抓主症用方传承录

三天，伴小腹怕冷。腰当命门处常酸痛，行经加重。多年足凉，足跟痛。舌淡苔白。脉沉弦细尺脉无力。关元穴及其两侧压痛最甚，脐左下、右下、脐下也有压痛。

予桂枝茯苓丸、《良方》温经汤、六味地黄丸合下瘀血汤：

赤芍、当归、川芎、牡丹皮、莪术、怀牛膝、桂枝、茯苓、桃仁、山药、山茱萸、泽泻各10g，熟地黄20g，土鳖虫、生大黄（后下）、人参、炙甘草、肉桂各6g。

3剂，每日1剂，水煎服。

二诊：10月6日。

诉服上方1剂后经净，现小腹已不痛，但仍怕冷。补述自生子后至今13年双足冰凉。右臂膀上段常怕凉，此处皮肤抚之亦凉。舌质淡。右寸脉无力，关尺滑，左脉滑而无力。脐右下压痛甚于脐下，关元穴已无压痛。

予《良方》温经汤合六味地黄丸：

赤芍、当归、川芎、莪术、怀牛膝、山药、山茱萸、茯苓、泽泻各10g，肉桂、牡丹皮、人参、炙甘草各6g，熟地黄20g。7剂。

三诊：10月13日。

诉小腹已不怕凉。双足凉和右臂膀凉均减半。足跟痛减七成。弯腰做家务时间稍长仍有腰酸腰痛。舌质淡红。尺脉无力。脐下稍有压痛。

予六味地黄丸合平补六味方：

熟地黄20g，山药、山茱萸、茯苓、泽泻、杜仲、续断、桑寄生、菟丝子、沙苑、枸杞子各10g，牡丹皮6g。14剂。

10月27日来诊，诉无其他不适。腰和足跟都不痛了。小腹、双足和右臂膀已不怕凉。腹诊无压痛。嘱其停药。2017年2月17日来告知其身体正常，诸症均未复发。

自按：脐右下及左下压痛，刘师总结主方分别为《良方》温经汤与桂枝茯苓丸。《良方》温经汤证并伴有小腹发凉，饿了心中空虚难受。这两个腹症多与妇科疾患有关。患者脐下压痛故用六味地黄及平补六味。关元、石门穴及其左右压痛，乃瘀血在于冲脉，刘师常给予下瘀血汤治疗，有此主症，小剂量应用本方，对任何疾病均可收到非常好的治疗效果。此案证明，不论什么疾病，出现什么样症状，只要符合主症，均可以应用腹诊所对应的方剂，疗效确切。

13. 当归芍药散案

刘某，男，48岁，住石家庄市高新区。2017年7月11日初诊。

头痛头晕反复发作已2年，加重1个月。有高血压病史，现血压170/115mmHg。头胀，头痛，心悸烦躁，夜寐不安，纳呆，腰腿酸软无力，双下肢踝部水肿，小便淡黄量少，大便溏排不净。舌质紫暗，苔薄白，舌下血管青紫粗大。脉弦细。脐中压痛明显。

予当归芍药散加味：

当归、川芎、白芍、白术、茯苓、泽泻各10g，代赭石15g。

5剂，每日1剂，水煎服。

二诊：7月16日。

头痛、头晕好转。血压158/110mmHg。原方3剂继服。

三诊：7月19日。

双下肢浮肿消退。血压145/100mmHg。原方5剂继服。

四诊：7月24日。

诸症均消失。血压130/85mmHg。脐下似稍有压痛。予杞菊地黄丸善后。

10月26日因患胃病来诊。顺便测其血压为125/85mmHg。知其前述诸症均未再发。

自按：本案属肝脾不调，血瘀水阻。瘀血阻滞经脉，水湿输布失常，血瘀水滞，阻遏脉络，脉道壅塞，气血上逆，故血压升高，诸恙蜂起。治当疏肝健脾，活血利水。查其具当归芍药散证腹诊主症，而本方恰具上述功用，故予此酌情加味。方以当归、芍药、川芎养血活血疏肝，白术、茯苓、泽泻健脾渗湿利水，共奏活血利水之功。且利尿而不耗阴血，补血而不滞津液，用治水血相结所致诸症极为契合。此外，加代赭石平肝降逆，以重坠之力挫气血之上逆。药后肝疏脾运，气血和平而不上逆，故诸症豁然而愈。由此亦可证明，按刘师腹诊理论，凡脐中压痛用当归芍药散可以治疗与此相关的一切疾病。

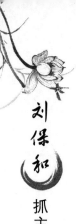

顾文飞医案

1. 呛咳饮案

冯某，男，31 岁，住甘肃省白银市。2016 年 3 月 14 日初诊。

患者为我大学同学一位亲戚，患病后向该同学询问中医的治疗方法。从该同学的转述中，了解患者近日晚上咳嗽严重，寐时能咳醒，影响睡眠。经同学了解，其亲戚无外感病史，纳便无不适，平日性情急躁易怒。询问此同学，其亲戚咳嗽是否为连续性干咳？是否伴有咽干？经其电话求证，患者每咳嗽则连续 7～8 声以上，无痰，夜间晨起咽干严重，常大量饮水。舌脉因距离遥远，未曾亲见。

辨证为肝风气火犯肺，肺胃阴伤。治法清金制木。方以刘师自拟呛咳饮原方：

桑叶、沙参、麦冬、玉竹、百合、杏仁、桔梗、前胡、川贝、枇杷叶、蝉衣、僵蚕、地龙、夏枯草、钩藤、白芍各 10g，炙甘草 6g。

3 剂，每日 1 剂，水煎服。后经该同学告知，患者药后咳嗽即愈。

自按：呛咳饮是刘师继承和发展王旭高清金制木法的成果，并且清楚地揭示了呛咳饮证的主症：呛咳（一阵咳声可达 7～8 声以上，急促而短，呈阵发性，咳几阵后可自然停止，过一段时间又重复发咳如前，痰少或无痰）；咽干，尤以夜间与晨起为甚；心烦。刘师对于呛咳饮证的病机在《刘保和〈西溪书屋夜话录〉讲用与发挥》清金制木一节中有详细阐述。刘师临证详于问诊，善于把握疾病的典型症状，如在首辨咳嗽是外感还是内伤以后，继查咳嗽时是否胸闷及胸闷的部位，是呛咳还是断咳，咳嗽有痰还是无痰，痰色是白还是黄，质地清稀还是浓稠，痰在的部位是深还是浅，痰是否易于咳出，如有痰鸣是如笛声还是有如吹气过糨糊声，咳嗽时有无咽痒和咽干，咳嗽是否一躺下或一欲入睡即发生，咳嗽是白天还是晚上加重。这些能够反映咳嗽疾病本质的典型症状就是主症。主症是疾病病因、病位、病性的体现。每一种不同的咳嗽都有与之相对应的方剂。抓住主症，即使在未见病人的情况下，也可以使方剂取得肯定并可以重复的疗效。

2. 小柴胡汤合补中益气汤案

张某，男，23 岁。住河北省石家庄市。2013 年 10 月 10 日初诊。

患者是我大学时师兄，在校园内去澡堂的路上相遇，闲谈之余，了解到该同学最近数月自觉发热，自测体温或有升高或正常。胃脘部有下坠感。曾自服归脾丸、补中益气丸效果不佳。诊其脉左右关脉均无力，右侧为甚。舌红苔薄白。敲击右肱胁引右肋弓下疼痛。嘱其以小柴胡汤颗粒加倍剂量冲服，并合服补中益气丸。

2014 年年初，告曰服后发热即除，且未再复发。

自按：患者自觉发热，并伴有胃脘部下坠感，关脉无力，很容易联想到是李东垣的补中益气汤证，但患者自服补中益气丸效果不佳，即应考虑是否有其他原因。经叩诊，敲击右肱胁引右肋弓下疼痛，故予小柴胡汤合补中益气丸。刘师临床重视叩诊和腹诊，通过叩诊和腹诊发现了许多方剂的主症，具体可参见《刘保和〈西溪书屋夜话录〉讲用与发挥》中肝气病疏肝理气一节的心得发挥。跟师学习中，刘师常说抓住主症，运用所对应的方剂，是提高临床疗效的诀窍。此案单用补中益气丸效果不佳，联合应用小柴胡汤始效，可见抓主症的正确性和重要性。

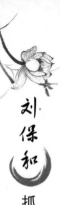

曹丽静医案

1. 化瘀灵及加味胃苓汤案

张某，男，21 岁，住石家庄市滨湖新村。2015 年 7 月 18 日初诊。

胃痛阵发已 2 年，时发时止。多在受风着凉或吃不易消化及刺激性食物后诱发。此次因半月前感冒发烧服布洛芬后而发。当时半小时痛 1 次，持续了 2 天。现不能吃饭，饭后胃胀痛（当剑突下 1 寸）必发，痛甚于胀。饿了不吃虽觉难受，但不想吃，不怕食冷。稍吃点油腻食物就恶心，已半年余，近半月加重。咽滞有痰不易咯出。睡眠及二便正常。脉沉弦细涩。舌质暗红，苔中根白腻。腹诊：脐上压痛。

予化瘀灵诸药各 6g，合增食灵诸药各 10g，加茵陈、生麦芽各 10g。

7 剂，每日 1 剂，水煎服。

二诊：8 月 15 日。

服上方 7 剂后胃痛除，故未再来诊。现仅有胃胀感，厌油腻恶心感已减五成。吃完饭中脘部有憋痛感，胀甚于痛，觉得饭停滞在剑突下及中脘处，不往下走。中脘压痛甚于剑下。脐上已无压痛。

予加味胃苓汤：

苍术、白术、陈皮、厚朴、半夏、猪苓、茯苓、泽泻、桂枝、川芎、枳实、莱菔子、焦三仙、焦榔片、茵陈、生麦芽各 10g，木香 8g，砂仁、白蔻仁、炙甘草各 6g。7 剂。

三诊：8 月 22 日。

诸症大减，仅余少许胃胀不适。续服上方 7 剂。后知其诸症均愈，未再复发。

自按： 引起胃脘痛的原因很多，举凡外感寒湿，内伤饮食或情志失调，大病、久病脾胃虚弱，均可出现脘腹胀满疼痛、呕恶、嗳气等症。如情志不遂，肝气犯胃，则中焦气机不畅以至气滞、气逆，出现上腹胃脘胀满不适、按之疼痛，呕吐，嗳气，呃逆等症。肝气郁滞日久，病则由气及血，即叶天士所谓"久痛入络"，疼痛日久难愈。对此类患者的治疗，应疏肝理气与辛润通络并用，令肝气疏泄，瘀血消散，肝胃气降，则诸症消失。

刘师认为，瘀血阻滞、络脉不通的胃痛，除具日久不愈，时发时止，并有舌暗、脉涩等瘀血证的一般见症外，以其瘀血阻滞，血不载气，有似于脾气虚，患者并饿时难受（心慌、乏力等），稍食即可缓解。但瘀血阻滞，胃气不降，又不能多吃，稍多吃又觉胃胀或痛。此时最易误诊。辨证要点在于具有瘀血证的典型腹诊特点：脐上1寸水分穴处压痛。

治疗方法：若患者怕吃凉的，吃了凉的食物胃痛加重，属寒瘀，予膈下逐瘀汤或再加木香、肉桂，活血化瘀，理气散寒，温胃止痛，可使脐上寒瘀得化，胃气顺利下行，胃痛自愈。若吃了凉的食物无不适者，予自拟化瘀灵（旋覆花、当归、茜草、泽兰、郁金、桃仁、柏子仁），"辛润通络"。其中茜草、郁金药性偏凉，故全方具有微凉的特点，对于久瘀血而有郁热者，尤为适宜。

本案患者胃痛即为日久不愈，久病入络者。血不载气，故似脾虚样饿时难受，但又非真正脾虚，反而因进食加重瘀血阻滞而胃胀不适。脐上压痛，不怕吃凉，为化瘀灵证主症。咽滞有痰，厌食油腻，舌苔白腻，为痰热湿阻之象。故予化瘀灵合增食灵加茵陈、生麦芽。二诊胃痛已除，脐上压痛亦除，痰热湿阻已减大半，但胃胀较明显，食后觉得饭停在剑下及中脘处而难以下行，为湿阻中焦之证，故再予刘师常用的加味胃苓汤。此方为平胃散、二陈汤合五苓散加味而成，主症为患者食后中脘处有停滞感。二诊抓住这一主症，应用此方终获佳效。

2.《良方》温经汤案

贾某，女，32岁，河北医大一院医生。2016年3月2日初诊。

胃胀2月余。河北医大附属第三医院电子胃镜示：慢性非萎缩性

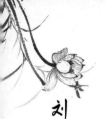

胃炎伴糜烂。不论吃饭与否，均自觉剑下心口窝处发胀并有气向上顶到咽部，吃了不易消化食物后更严重。胀甚时吐出一些食物来会舒服一些。饿时胃痛（亦在心口窝处），稍吃点食物可缓解。月经周期正常，末次月经 2 月 25 日，现经期第 6 天，第 1 天痛经伴小腹凉。舌体胖质暗，苔中根薄白腻。脉弦细沉取涩。腹诊脐右下压痛甚，剑下轻压痛。

予《良方》温经汤合杏蔻橘桔：

赤芍、当归、川芎、党参、牡丹皮、莪术、怀牛膝、杏仁、桔梗、陈皮、白蔻仁各 6g，肉桂 2g，炙甘草 4g。

7 剂，每日 1 剂，水煎服。

二诊：3 月 19 日。

上方自服至今日，胃胀胃痛消失。自剑下向咽部气顶之感已减大半。现最想解决的是胸骨柄后有气向上逆，伴反酸烧心。

上方加浙贝、枇杷叶各 6g，煅瓦楞、生牡蛎各 15g（先煎）。7 剂。

三诊：3 月 26 日。

气上顶及上逆感均除。偶尔食多会反酸、烧心，天突处有堵的感觉。上方继服 7 剂。

四诊：4 月 2 日。

上方服后气顶、逆返及反酸、烧心、天突处堵感均除。3 月 27 日月经来潮。未发痛经，小腹也不凉了。继服 7 剂停药。

自按：患者虽自觉胃病症状均在剑下心口窝处（胀，气向上顶至咽，饿时痛），但腹诊此处压痛并不严重，却脐右下压痛最甚，值得探讨。

对于腹诊脐右下压痛，即右少腹（脐的右下方相当足阳明胃经的右外陵穴，在天枢穴下 1 寸，任脉阴交穴向右旁开 2 寸取穴）按之疼痛，刘师常用两个方剂，即《良方》温经汤及少腹逐瘀汤。

《良方》温经汤出自宋代医家陈自明所著《妇人大全良方》，治"妇人月经来腹痛""经道不通，绕脐寒疝痛彻，其脉沉紧"。因病由"劳伤气血，致令体虚，风冷之气客于胞络，损于冲任之脉"，故方中除赤芍、当归、川芎、牡丹皮、莪术、怀牛膝活血化瘀以通冲任，肉桂温暖下元外，更加党参、炙甘草补气健脾，以治体虚。所以本方证除具脐右下压痛、痛经伴小腹凉外，还应有脾虚的典型症状：饿时难受。

王清任的少腹逐瘀汤主治小腹寒凝血瘀，方中当归、川芎、赤芍、蒲黄、五灵脂、延胡索、没药活血化瘀，调经止痛，祛瘀散结；小茴香、肉桂、干姜温经散寒止痛，温暖胞宫，并无补气健脾之品，乃用于无典型脾虚之证候者。

以上两方不仅用于妇女的痛经，其他病证亦可治疗。如本案患者以胃痛来就诊，因具有脐右下压痛，痛经伴小腹凉，饿时难受的主症，即用之效佳。此外，凡男性具有上述典型腹诊症状者亦可应用。

《难经·二十七难》："冲脉者，起于气冲，并足阳明之经，夹脐上行，至胸中而散。"瘀血阻滞于下的患者，多会出现阳明胃经的病症。本案患者冲任瘀阻，冲气夹胃气上逆而胃胀、气向上顶至咽部，应用《良方》温经汤化瘀温冲降逆，不仅痛经治愈，胃病亦除。

至于加入杏、蔻、橘、桔，乃源于叶天士的《温热论》："在人之体，脘在腹上，按之痛，或自痛，或痞胀，当用苦泄，必验之于舌……其中有外邪未解，里先结者，或邪郁未深，或素属中冷者，虽有脘中痞闷，宜从开泄，宣通气滞，以达归于肺，如近俗之杏、蔻、橘、桔者，是轻苦微辛，具流动之品可耳。"本案患者剑下轻压痛，苔中根薄腻，故以此四味，轻苦微辛，宣通气滞，以达归于肺，取效迅捷。

3. 当归芍药散合《良方》温经汤案

韩某，男，18岁，石家庄市平山县人，2016年3月19日初诊。

患者2016年2月无诱因突发左上肢三角肌疼痛，与冷热无关，仅是抬胳膊时疼痛。未经治疗半个月后自愈，但此后左上肢抬举沉重无力。伴睡眠多梦，咽滞有痰，咯出痰色白，时易出时不易出。平素小腹脐周怕凉。喝凉水则腹泻。饿时稍觉无力。舌胖大水滑，边有齿痕。脉沉弦细涩。腹诊：脐中、脐右下压痛。

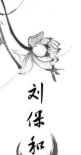
予当归芍药散诸药各6g、《良方》温经汤诸药（去当归）各6g（党参10g）加桂枝6g。

7剂，每日1剂，水煎服。

4月9日其姐（中医学院学生）来诉，患者3月19日曾去河北医大二院做肌电图，医生说正常，给开了一些营养神经的药，就没吃中药。服一周西药后症状仍无改善，才开始服用3月19日开的汤药，共服7剂，现诸症均除。

自按：本案完全按腹诊治疗。据《难经》腹诊理论"假令得脾脉……其内证当脐有动气，按之牢若痛……有是者脾也，无是者非也"，脐中压痛病位在脾，是刘师应用当归芍药散之主症。当归芍药散乃《金匮要略》治"妇人怀妊，腹中疞痛""妇人腹中诸疾痛"之方。其病机为脾虚、血虚、血瘀、湿阻。刘师多年临床体会，此证不论男女均可出现，并非仅限于妊娠期妇女。无论男女，凡具有上述病机者均可应用。其主症即为脐中压痛。不论患者是否自觉腹痛，皆可用之。育龄期妇女，并可兼见经行脐腹喜暖畏冷及经行腹泻。

本案患者平素即小腹脐周怕凉，喝凉水则腹泻，是脾虚有湿的体质。瘀血阻滞，不通则痛，左上肢三角肌不明原因突发疼痛，乃因脾主肌肉，故肌肉疼而非关节疼。病发于左不发于右，乃因"左主血，右主气"。急性期后遗留肌肉无力是血虚不荣、湿邪困阻。病机符合脾虚、血虚、湿阻、血瘀，且脐中压痛，故以当归芍药散为主方。又因脐右下压痛、饿时难受，具《良方》温经汤证主症，故合用之，再加桂枝以温通上肢经络，7剂而愈。

刘师在临床上应用"抓主症"的方法治疗疾病时，若患者具有两个或两个以上方证的主症，往往将两个或两个以上方剂联合应用，此案即然。

4.当归芍药散案

马某，女，50岁，河北工院职工。2015年12月19日初诊。

患者鼻头皮肤颜色黑暗已半年余，且颜色越来越深。晨起眼睑稍发红，有时晨起眼睛发干。仍未绝经，周期规律。腹诊：脐中压痛。

予当归芍药散诸药各 10g。

7 剂，每日 1 剂，水煎服。

二诊：12 月 26 日。

自觉鼻头发亮，颜色发黑也减轻，本周未出现晨起眼睑红及眼睛干。脐中压痛消失。继服 7 剂，诸症消失。

自按：面部五行分区鼻头部位属脾土。本患者鼻头皮肤发黑，且具脐中压痛之当归芍药散证主症，故用之有效。

5. 温胆汤案

张某，男，33 岁，住石家庄市滨河小区。2016 年 6 月 11 日初诊。

患者睡眠质量不好，时好时坏已 6 年，近 1 年加重。入睡尚易，但睡着后多梦、乱梦，每天晚上 10 点入睡，晨 5～6 点醒后头懵不清，好像一夜都没有睡似的，虽想再睡，但已睡不着了。觉得一天都没有精神，周身沉重，不想动。白天时发耳鸣，耳朵嗡嗡响，像有东西堵着的感觉。夜咽干，晨起口干。大便日 1 次，稍黏，有解不净感。咽滞有痰，黏不易咯出。自述情绪不稳定，考虑问题较多，心烦，既爱发愁，又爱生气。舌面满布白苔稍腻。脉沉滑数。腹诊：按其剑下觉憋闷，有深压痛。

予温胆汤加味：

陈皮、清半夏、枳实、竹茹、茯苓、炒枣仁、远志、麦冬各 10g，胆南星、天竺黄各 15g，炙甘草 6g。

7 剂，每日 1 剂，水煎服。

二诊：7 月 2 日。

上方共服 21 剂，多梦、乱梦减六成以上，睡眠质量明显改善。早晨起来精神也好了。大便正常，口干、心烦、头懵、乏力沉重感及耳鸣均除。

上方续服 7 剂。

后因他病来诊，述上方又服 21 剂，睡眠完全正常。

自按：此患者具有刘师应用温胆汤的全部主症：①患者睡眠不好，多梦、心烦；②平素既爱生气，又爱发愁（既悲伤又愤怒）；③剑下压

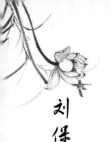

痛。故用之加味效果明显。

关于剑下压痛，刘师讲过，胸为阳，腹为阴，剑突下心口窝处为阴阳交界之所在。胆与三焦同属少阳，少阳居于人体阴阳之间而主半表半里，为阴阳转化之枢机。外感病由肺至胃传变、由气分至营分传变，每多体现三焦证候，在剑下心口窝处均可出现压痛，或按之憋闷不舒。

温胆汤出自《备急千金要方》："治大病后虚烦不得眠，此胆寒故也。"方中"生姜四两，半夏二两洗，橘皮三两，竹茹二两，枳实二枚炙，甘草三两炙"。生姜四两用量最大，再加橘皮、半夏之温燥，全方以温热为主，故名温胆。而后世减生姜量，加茯苓、大枣，仍名温胆，实为清胆之剂。叶天士谓其具"走泄"之性，能"分消上下之势"，故治"气分有不传血分，而邪留三焦"者。盖痰热内扰，三焦气机不畅，病位在少阳，所以应具剑下压痛这一主症。因痰热内扰，心神不宁，故心烦多梦，且乱梦纷纭。由于胆与三焦同属少阳，少阳位于半表半里，发病每多虚实相兼，虚则悲愁，实则易怒，故温胆汤证患者常诉"既爱生气，又爱发愁"。

刘师常以本方去姜枣，治疗少阳痰热证。若患者以睡眠多梦乱梦为主，痰热上扰心神明显者，加胆南星、天竺黄、夜交藤、珍珠母，以增清热化痰安神之力，名为加味温胆汤；若心烦明显，热扰心神更甚者，加黄连，成黄连温胆汤；若右肋弓下压痛明显，兼柴胡证者，加柴胡、黄芩，成柴芩温胆汤；若腰膝酸软，心悸恐惧，兼心肾两虚者，加党参、五味子、熟地黄、枣仁、远志，成加味十味温胆汤。但无论如何加减，前提一定要具有温胆汤证的 3 个主症。

本案患者痰热扰心明显，故以睡眠多梦乱梦为主要症状就诊。此外虽因痰浊上蒙清窍而头懵、耳鸣、耳堵；痰邪流于周身四肢而困重乏力；痰浊阻滞，三焦气机不畅而大便黏滞不爽；津液不能正常输布而咽干口渴，但皆因具温胆汤证主症，用温胆汤加味均效。

6. 加味温胆汤合安神定志丸案

韩某，女，8 岁，石家庄市友谊大街小学学生。2015 年 4 月 18 日初诊。

自幼睡眠就不好，多梦乱梦，常因噩梦而惊醒（一周至少出现 4 次），有时梦游（一周出现 2～3 次）。心烦，晨起觉得没精神。纳多，总觉饿得难受，急着吃东西。大便日 1 次，头干。脉浮滑数，沉取无力。舌胖质红，中根苔稍黄腻。剑下有轻压痛。

予加味温胆汤合安神定志丸化裁：

陈皮、半夏、茯苓、枳实、竹茹、胆南星、天竺黄、党参、石菖蒲、远志各 6g，生龙齿 15g（先煎），茯神 10g，炙甘草 4g。

7 剂，每 2 日服 1 剂，水煎分早晚 4 次服。

二诊：5 月 2 日。

上方 7 剂共 14 天服完。多梦乱梦减轻，服药期间未发生梦游，觉得睡醒后有精神了。仍时有心烦，入睡较困难。大便正常。上方加黄连 2g。继服 7 剂，服法同前。

三诊：5 月 16 日。

已经不觉得做梦了。心烦除，入睡不困难了。服药期间没有惊醒。仍总觉得饿，饿了发空，需要多吃东西才能缓解。上方改党参 10g，加炒白术 10g。7 剂，服法同前。

四诊：5 月 30 日。

总是饿的感觉减轻了。继服 7 剂，服法同前。

五诊：6 月 13 日。

总是饿的感觉已消失。剑下已无压痛。嘱其继服 7 剂停药。

自按： 此处所用安神定志丸出自《医学心悟·第四卷·不得卧》："有惊恐不安卧者，其人梦中惊跳怵惕是也，安神定志丸主之。"予"茯苓、茯神、人参、远志各一两，石菖蒲、龙齿各五钱，炼蜜为丸，如桐子大，辰砂为衣。每服二钱，开水下"。本方所主病机为心胆气虚。心主神志，胆主决断，心神不安则失眠，胆气不足则惊恐不安，故临床多用此方治疗惊恐而致的失眠。刘师应用此方主症为：患者常做噩梦，常因噩梦而惊醒。方中人参、茯苓、茯神除养心安神外，又具补气健脾之功，故适用此方的患者亦常兼有饿时乏力心慌、心里空

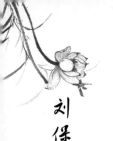

虚等脾气虚的症状。

此案患儿多梦、乱梦、心烦为痰热上扰，心神不安；常因噩梦而惊醒，时有梦游，为心胆气虚，心神不宁；纳多，饿时难受，急欲进食，为脾虚引食自救。因其具温胆汤及安神定志丸证主症，故首诊以加味温胆合安神定志丸化裁。二诊诸症明显减轻，而心烦不减，故加黄连为黄连温胆汤，清心安神。三诊加大党参量并加炒白术，增强补气健脾之功，以治其饿时心空。最终诸症均愈。

7. 当归芍药散合化瘀灵案

张某，女，45岁，住石家庄市君晓家园。2016年6月4日初诊。

自2014年开始月经错后，3～6个月经行一次，量少，色暗有块。末次月经4个月前。自2015年4月开始自己艾灸关元、足三里穴。艾灸前经期小腹凉，吃凉的脘腹痛。艾灸后不怕吃凉的食物，经期小腹不凉，但最近两次经期小腹灼痛。白带量偏多，呈黄绿色。2006年因子宫肌瘤、卵巢囊肿在河北医科大学附属第四医院行剥离术。2013年底因子宫息肉在和平医院行手术剥离术。多食胃胀，大便日2次，第1次不净。脉弦细涩。舌质口唇紫暗。腹诊：脐上、脐中压痛。

予当归芍药散诸药各10g、化瘀灵诸药（去当归）各3g。

7剂，每日1剂，水煎服。

二诊：6月11日。

服上方1剂即来月经，前3天量多色红，小腹坠痛，但未出现少腹灼痛，现经已净。无明显不适。嘱其停药，半月后再来诊。

三诊：6月25日。

无明显不适，舌脉腹诊同前。继服6月4日方7剂。

10月8日因他病来诊，诉月经30～40天来潮一次，经行无不适。

自按：患者脐中、脐上压痛，具当归芍药散、化瘀灵证腹诊主症。有子宫肌瘤、卵巢囊肿及子宫息肉病史，且具瘀血的典型舌脉，可见瘀血阻滞较重。闭经乃由瘀阻胞络不通所致。原本素体偏寒，但长期艾灸又致小腹灼痛，乃化生郁热，故选用当归芍药散并合化瘀灵化瘀清热。

8. 当归芍药散及合温胆汤案

李某，女，66岁，住石家庄市新石中路紫阁小区。2016年8月8日初诊。

患者近1周皮肤长湿疹，开始两大腿外侧及前侧出现，继则漫延至后腰骶及小腹部，局部痒，不热。大便干，2日1次。小便时尿道稍有热感。有糖尿病史10余年，注射胰岛素已近4年，现血糖控制良好。52岁时因子宫肌瘤大出血而摘除子宫。舌胖大苔中根稍白腻。脉弦数。腹诊：脐中压痛甚于脐上。

予当归芍药散加味：

当归、川芎、白芍、炒白术、茯苓、泽泻、地肤子、蛇床子、白鲜皮、白蒺藜各10g，荆芥、防风、羌活、独活、蝉衣各6g。

7剂，每日1剂，水煎服。

二诊：8月15日。

下肢及腰腹湿疹减少一半。又诉头皮出痒疹已1个月，上次忘记说了，服药后亦减轻五六成。头晕在后脑部位，劳累则发，已有30年了，呈一过性，2～3秒即止，近1月加重，此因上次湿疹太痒了，也忘记说了。睡眠多乱梦，伴心烦。前额时觉发懵。嗓子里总觉得有痰，能咯出白色痰。脐中压痛较上次减轻，但有剑下压痛。

上方合温胆汤，加陈皮、半夏、枳实、竹茹各10g。7剂。

三诊：11月21日。

今因感冒来诊，诉服8月15日方后湿疹已痊愈。头晕未再发，睡眠正常。

自按：本案患者具当归芍药散证主症：脐中压痛。脾虚湿阻，湿邪泛滥于肌肤，故大腿前侧、外侧及腰骶、小腹脾经胃经及其经筋处罹患湿疹瘙痒。患者有子宫肌瘤大出血病史，血瘀且兼血虚，故予当归芍药散养血、活血、健脾、化湿并加散风止痒药而效。

二诊患者脐中压痛已明显减轻，但又兼剑下压痛、多梦心烦，具刘师应用温胆汤的主症，故加用温胆汤而效。

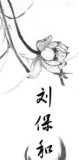
9. 当归芍药散合参苓白术散案

杨某，男，13岁，石家庄市第二中学学生。2016年10月15日初诊。

大便不成形已1年，日2～3次。近1月饭后即便，呈不成形稀便。平素小腹脐周怕凉，稍受凉或吃了偏凉的食物亦会腹泻。后背被风吹，或晚上睡觉没盖好被子均会腹痛。舌胖大有齿痕。脉浮弦无力。腹诊：脐中压痛甚于脐上。

予当归芍药散合参苓白术散：

当归、川芎、白芍、炒白术、茯苓、泽泻、桔梗、砂仁、炙甘草各6g，党参、白扁豆、陈皮、莲子肉、生山药、薏苡仁各10g，大枣4枚。

7剂，每日1剂，水煎服。

二诊：10月22日。

大便已正常，日1次，已成形，无其他不适。脐中压痛除，仅脐上有轻压痛。停药。

后电话随访，知其大便一直正常。

自按：本案患者大便不成形，受凉后腹泻，以其脐中压痛具当归芍药散证主症，饭后即便乃参苓白术散证主症，故以当归芍药散合参苓白术散加强健脾化湿止泻之功，疗效显著。

10. 四逆散、补肝气血阴阳方案

王某，女，49岁，住石家庄市西三教村。2014年12月27日初诊。

半月前蹲着做家务持续4个小时，之后开始出现左侧腰腿酸困不适，左侧肾俞一带酸痛。现左侧小腹胀，矢气后可减。大便不净。中脘偏左侧胀。不觉饿，吃多了不舒服，食冷亦不适。唇干。因家庭琐事，总处于精神紧张状态，易激惹而生气。月经周期仍正常，经前乳房胀痛，经后除。脉弦细，右脉稍大。舌稍胖，中有细裂纹。腹诊：脐左压痛，脐下轻压痛。

予四逆散加味：

柴胡、枳实、白芍、川楝子、小茴香、炒杜仲各10g，炙甘草6g。

7 剂，每日 1 剂，水煎服。

二诊：2015 年 4 月 18 日。

服上方 7 剂后诸症除，未再继续服药。最近因工作较忙，又因孩子工作的事操心生气，胃脘当上脘处憋闷疼痛时发。总觉得特别累，心里也觉得累，不愿活动。纳、眠、二便均正常，只是睡眠时觉得很累，要侧身蜷卧才能入睡。舌淡红，苔薄白滑润。左脉弦细无力。脐左压痛。

予王旭高补肝气血阴阳方：

熟地黄、白芍、乌梅、肉苁蓉、当归、川芎、怀牛膝、川断、天麻、炒白术、菊花、杜仲、生姜各 10g，肉桂、川椒各 3g，细辛 2g。7 剂。

三诊：4 月 25 日。

累感减七成。上脘处仍觉憋闷。咽滞有痰，不易咯出。因为女儿工作的事心中郁闷。上方合半夏厚朴汤，加半夏、厚朴、苏叶、茯苓各 6g，炙甘草 4g。7 剂。

四诊：5 月 2 日。

累感消失，胃脘憋闷及咽滞感均减八成。继服 7 剂。

后再诊诸症均愈。

自按：本案特殊之处在于，同一人间隔半年两次就诊：用了两个完全相反的方剂，一个是治肝气病（肝实）的四逆散，一个是治肝虚的王旭高补肝气血阴阳方。两次就诊具有相同的腹诊：脐左压痛。

关于脐左压痛，依据《难经·十六难》所说腹诊理论，"假令得肝脉……其内证脐左有动气，按之牢若痛……有是者肝也，无是者非也"，脐左按之有坚硬或疼痛感，说明病位在肝。刘师经过临床反复实践，确定此"脐左"准确位置相当于左肓俞穴。对具有典型"肝气病"的患者（①急躁易怒；②胸胁胀满或痛；③脉弦），若按压此处疼痛明显，舌中有裂纹（因方中有白芍、甘草，说明四逆散证为肝气病较久，阴液已伤），苔薄白，脉沉弦偏细者，即为四逆散证。刘师所著《刘保和〈西溪书屋夜话录〉讲用与发挥》对此腹诊及四逆散均有详细论述，

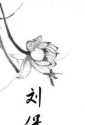

兹不赘述。近年又发现，脐左压痛不仅肝实可见，肝虚患者亦可出现，因为病位均在于肝。只是除有此腹诊特点外尚应兼有其他肝虚症状，如左脉尤其是左关脉沉弦细无力，可选用王旭高补肝气血阴阳方、陈无择牛膝木瓜汤及苁蓉牛膝汤等治疗。本案二诊所用王旭高补肝气血阴阳方即为刘师常用的补肝虚方。其主症为：①累。患者自述"疲累不堪"，倦怠嗜卧，常诉四肢关节伸展无力，喜蜷缩而卧。②左脉尤其是左关脉沉弦细无力。

本案患者初诊以肝实为主，烦躁易怒，经前乳胀，脉弦细，此三症为典型的肝气病。肝气疏泄太过，冲激于脾则左侧小腹胀；冲激于胃则当中脘左侧胀；矢气后肝气得舒故胀减；冲激于本经则疏泄失常而大便不净。病症均发生在左侧，体现了"肝气升于左"，证明原发病位在肝。以其具有脐左压痛主症，兼见舌中裂纹，脉弦细，故以四逆散加味而效。

二诊为2015年4月，为阴历三月，正逢肝木春升之时，因肝气血阴阳不足，升发不及，肝的"罢极之本"失职，故累，四肢喜蜷缩，左脉亦沉弦细无力，与应用补肝气血阴阳方的主症相符，故用之即效。

三诊肝虚得补，气滞不畅又显突出，生气时肝气冲激于胃则胃胀，痰气阻于咽则咽滞不爽，故合半夏厚朴汤解郁下气化痰而收全效。

11. 当归芍药散合膈下逐瘀汤及合四逆散案

常某，女，40岁，石家庄铁道大学教师。2016年2月20日初诊。

患者于2012年底，因着凉诱发急性神经炎、腰椎间盘突出，致右下肢痛不能动，肌肉萎缩，卧床休息3个月才缓解。但自此觉身体虚弱，乏力，不耐疲劳。怕冷，夏天怕空调吹。一着凉右侧下肢外侧至足踝则冷痛不适，以足踝最为严重。今年1月下旬，感冒愈后继发胃脘不适，当下脘处时发隐痛。食冷即胃痛，稍吃多了也胃痛。大便3天1次，不干，但不通畅，解不净。只有经期大便通畅。平素脐周及小腹凉，经期加重。每天晨起腰骶部僵硬板滞，活动后减轻。下肢易出紫斑，如用保健锤敲打或用手捏揉，即可起大片紫斑。睡眠一直多梦。舌淡红，体胖大，苔薄润。脉右关沉涩。脐中、脐上压痛。

予当归芍药散合膈下逐瘀汤：

当归、川芎、白芍、炒白术、茯苓、泽泻各10g，桃仁、牡丹皮、红花、赤芍、乌药、延胡索、五灵脂、枳壳、香附、炙甘草各3g。

14剂，每日1剂，水煎服。

二诊：3月5日。

胃痛明显减轻，平时已经不疼，仅在吃水果后偶发。大便2日1次，不成形，质黏，仍不净。末次月经2月26日，晨起腰骶板滞僵硬感较前稍减轻。脐中、脐上压痛明显减轻，脐左压痛甚于脐中、脐上。上方加柴胡、枳实各6g。14剂。

三诊：3月19日。

胃痛除，进食也比之前多，觉得比以前胖了，也不像以前那么怕冷了，每次吃药后觉得周身热乎乎的，感觉很舒服。自觉脸上的斑也淡了。大便不黏，可解干净。睡眠仍多梦，乱梦，咽滞有痰。剑突下压痛。上方加竹茹6g。14剂。

四诊：4月2日。

胃痛未发，即使吃水果和冰淇淋也没有不舒服。腰阳关及两侧板滞僵硬感大减。大便日1次，不净感亦除。余症均除。续服上方7剂停药。

自按： 患者具当归芍药散及膈下逐瘀汤证主症，一诊两方合用诸症明显减轻。二诊脐左压痛为四逆散证主症，故合用之。三诊加竹茹，具温胆汤意。数方合用而诸病均愈。

12. 培土泄木方及合四逆散、平胃散案

韩某，男，45岁，石家庄市平山县人。2016年4月25日初诊。

患者饿时胃空痛，稍吃点儿东西痛可减，吃多又会不舒服（中脘处胀），已10余年。现更增每天凌晨4～5点中脘处隐痛，因疼而醒，已4～5月。用手按压可缓解。自服各种治疗胃病中成药无效。平山县医院胃镜示：慢性浅表性胃炎。每年冬天病情加重，夏天减轻。平素怕凉，也不能吃凉的、硬的、刺激性的食物。大便偏稀，日1～2次，偶有不净。舌胖大水滑，苔中根稍腻。左脉弦，右关脉浮弦无力。

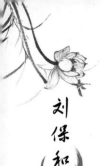

脐左、脐中压痛。

予王旭高培土泄木方：

党参、茯苓、炒白术、陈皮、半夏、白芍、木香各 10g，炙甘草 6g，吴茱萸 3g。

7 剂，每日 1 剂。水煎服。

二诊：5 月 15 日。

上方共服 20 剂。凌晨中脘痛醒次数由 1 周 7 次减为 2～3 次，疼的程度减轻五成。吃饱了仍胀，有食物停在胃脘部不向下走之感。脐左压痛甚于脐中。上方合四逆散、平胃散，加柴胡、枳实、白芍、苍术、陈皮、厚朴各 6g，黄芪 10g。7 剂。

其女为我校中西医临床医学 2013 级学生，2016 年 6 月 11 日来微信诉，其父共服 5 月 15 日方 21 剂，胃已不痛，吃完饭胃也无停滞感。嘱其停药观察。后知其未再复发。

自按：本案所用培土泄木方，为王旭高治肝三十法之第 5 法方剂。原文为"一法曰：培土泄木。肝气乘脾，脘腹胀痛，六君子汤加吴茱萸、白芍药、木香。即培土泄木之法也"。方由六君子汤加吴茱萸、白芍、木香而成。其病机为脾土虚弱而肝气乘脾。因脾虚不运而寒湿内阻，故以六君子汤健脾燥湿，木香温中行气以止痛，吴茱萸温肝，白芍柔肝，辛散酸敛刚柔相济，顺应了肝的体阴而用阳，使其恢复正常疏泄，不再克制脾土，脾气、肝气从左而升，则胃气从右而降，脘腹胀痛之症自除。刘师通过临床实践发现其应用主症为：饿时心中（即胃）空虚难受，欲速食，但又不能多食，少食即饱，过一会儿又觉饿，饭量很小，饮食喜热恶凉。见此主症，不论任何疾病，均可予此方治疗（见《刘保和〈西溪书屋夜话录〉讲用与发挥》）。

本案患者饿时胃里空痛，稍食可减，再多吃则脘胀，舌胖苔腻，右关脉无力，均属脾虚之象。每凌晨脘痛为肝木克脾土所致。痛时按压可减亦属脾气虚。食后脘滞，食物不向下走，为寒湿困脾之象。脾气虚不能温煦肌肉，寒湿困阻亦使阳气受损，故平素怕冷。冬日天寒，阳气不足，加重脾虚湿阻，夏日天阳相助，脾虚湿困稍缓，故冬天症重，夏天症减。脐中、脐左压痛亦体现了病位在脾、在肝。证属脾虚肝乘兼寒湿困脾。故首诊应用王旭高培土泄木方而效。二诊患者诸症均减，但吃饱了胀，食物停在胃脘不向下走之感明显，脐左压痛较甚，故合平胃散、四逆散以增强温化中焦寒湿、疏泄肝气之力，另加黄芪乃增强补气健脾之功。

13. 培土泄木方合膈下逐瘀汤案

谢某，女，46 岁，住石家庄市卓达太阳城。2016 年 9 月 6 日初诊。

患者末次月经 2016 年 6 月 8 日，现已 3 个月未来潮。以前月经周期正常，痛经，伴小腹凉，经期有时两侧太阳穴痛，血量正常，色暗，有少量血块。患胃病已 3 年，饿了则烧心难受，必须多吃食物才能缓解，但又会觉胃里有气向上及两胁肋冲顶。平素嗳气频发，与吃饭无关。食冷必发恶心、呕吐、两侧太阳穴处痛。诸症近 1 年逐渐加重，因影响进食，瘦了 10 余斤。觉乏力，活动一会儿会觉得减轻一些，但活动时间长了又觉乏力加重。白天嗜睡，晚上睡眠质量差，多乱梦，早晨醒后头沉，不清楚，起来活动后会好一些。正常生产 2 次，人流 2 次。走久了腰酸、腿软。舌质暗红，体胖大，边有齿痕，苔中根稍白腻。脉沉弦细涩无力。脐上压痛明显。

予培土泄木方合膈下逐瘀汤：

桃仁、牡丹皮、赤芍、乌药、延胡索、炙甘草、当归、川芎、红花、五灵脂、枳壳、香附、木香各 3g，党参 10g，茯苓、炒白术、白芍、陈皮、清半夏各 6g，吴茱萸 2g。

7 剂，每日 1 剂，水煎服。

二诊：9 月 13 日。

月经仍未来潮。饿了胃里烧心难受及吃完东西后有气向上顶的感觉减轻六成，以前每天随时都会出现，现仅在下午五六点钟时出现。自觉嗳气及矢气后舒服。本周未出现头痛。晨起乏力、头沉如前。腹诊：脐上及脐中压痛。上方加黄芪、煅瓦楞、生牡蛎各 10g，泽泻、浙贝、枇杷叶各 6g，黄连 1g。14 剂。

三诊：10 月 17 日。

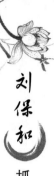

上方服后，除嗳气外，诸症均除。9 月 27 日月经来潮，故未再服药。经期未出现腹痛及头痛症状。经量偏少，有少量血块，色正常，5 天净。昨天因生气，胃病又发，恶心反酸。右侧太阳穴处痛。上方续服 14 剂。

四诊：11 月 14 日。

10 月 31 日月经来潮，故未再来诊服药。诉经行 6 天，量正常，腹稍痛，未头痛，现除嗳气外他症均愈。上方加苏梗 6g，续服 14 剂。

后随访知月经正常，嗳气未发。

自按：本例患者乃瘀血阻滞，脾虚肝乘，为虚实相兼之候。

寒瘀阻滞，胞络不通，故经行小腹冷痛，色暗有块。瘀血阻滞，气逆于上，则经行头痛。饿时难受，多食才能缓解，为脾气虚馁，引食自救。但因肝气乘脾，又兼瘀血阻滞，又会出现胃胀气，向两胁肋攻冲之象。身乏力，活动后减轻，继续活动又加重，乃虚实相兼之象。患者既具脐上压痛、食凉不适之膈下逐瘀汤证主症，又有饿时空虚难受、多食饱胀、吃凉不适之培土泄木方证主症，故首诊两方合用。二诊诸症均减，但仍有嗳气、烧心，故加黄芪增强补气健脾之力，浙贝、枇杷叶降肺气以助胃气下行，黄连与原方中白芍、吴茱萸为戊己丸，辛开、苦降、酸敛以调肝胃，并加生牡蛎、煅瓦楞制酸。因其脐中压痛，加泽泻同原方中当归、川芎、白芍、炒白术、茯苓共为当归芍药散。三诊月经来潮，寒瘀已下，继服至下次经至。四诊知月经已正常，仍有嗳气，为肝气不疏，故稍加苏梗而愈。

14. 培土泄木方合火神中焦方案

谢某，女，66 岁，石家庄市东开发区农民。2016 年 6 月 28 日初诊。

患者自述周身怕冷已 2～3 年，逐渐加重，夏天也喜欢太阳晒。有胃病 2～3 年。饿了胃里空，急欲食，稍吃点可缓解，饭后胃脘发胀且有停滞的感觉。如果热敷就会感觉食物下去得快，但还是发胀。吃凉或不好消化的食物胃不舒服，反酸、烧心，引脊背痛。自服奥美拉唑、果胶铋等药可缓解。舌胖大边有齿痕，中有小裂纹，苔中根稍白腻。脉浮弦，沉取无力。

予王旭高培土泄木方合火神中焦方：

党参 10g，白术、茯苓、陈皮、半夏、木香、白芍、苍术、厚朴、砂仁、石菖蒲、白豆蔻各 6g，吴茱萸 3g，炙甘草 4g。

7 剂，每日 1 剂，水煎服。

二诊：8 月 9 日。

怕冷感减五成。吃完饭后胃脘部停滞感已消失。饿时胃觉空虚减六成。反酸、烧心减八成，1 周仅出现了 2 次，已不引脊背痛。未再服用奥美拉唑等西药。自己继服原方 7 剂。因去山西探亲，近半月未服药。近 1 周因下雨着凉，下肢肌肉不定处窜痛。上方改党参 15g，加小茴香 6g，羌活、独活各 6g。7 剂。

三诊：8 月 16 日。

怕冷感仅余二成。饿了胃空感已消失。下肢痛已除。偶有烧心感。上方去羌活、独活。7 剂。

四诊：8 月 23 日。

已无明显不适。上方续服 7 剂。

自按：本例患者饿了胃里感觉空虚，属脾气虚；食后脘胀，时发反酸、烧心引脊背痛，为肝木克脾土之象。食后脘滞，热敷则食物下去得快，为寒湿困脾。脾气虚不能温煦肌肉，寒湿困脾亦使阳气不能达于外，故周身怕冷。证属脾虚肝乘兼寒湿困脾，故首诊应用王旭高培土泄木合火神中焦方而效。二诊诸症均减，因外感寒湿之邪而下肢疼痛，故加大党参量并加小茴香增强补气温中之功，加羌活、独活祛寒除湿。三诊下肢风湿已除，故去羌活、独活，诸症均愈。

火神中焦方为刘师阅读火神派代表人物卢崇汉所著《扶阳讲记》后总结而来。方由平胃散、二陈汤加砂仁、白蔻仁、石菖蒲而成（苍术、白术、陈皮、厚朴、炙甘草、清半夏、茯苓、砂仁、白蔻仁、石菖蒲）。在《扶阳讲记》中卢崇汉谓其对 90% 的患者均用四逆汤，每个方子均用附子，但刘师发现其书所附同一日诊治的全部医案，用四逆汤者仅占 40%，其他 60% 的处方多有中焦方中所列药物。说明意在

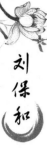

先打通中焦，待中焦通畅后才可用四逆汤。于是将这些药物归纳而成本方。因来源于火神派著作，有通调中焦之效，故名"火神中焦方"。本方适用于脘胀、喜温基础上出现的各种疾病。本患者除具培土泄木方证主症外，并见脘胀，怕凉喜温，故合用本方而效。

15. 桂枝茯苓丸合《良方》温经汤案

张某，女，42岁，石家庄市灵寿县人。2015年7月18日初诊。

末次月经从6月30日至今未净。前5天量多，之后量少，淋沥不净。7月15日开始量又增多，色暗有块，现如正常月经量多时的感觉。下肢尤其双足凉。以前也曾出现过类似情况，经服云南白药而血止。大便日1次，头干。舌质暗，脉弦细涩。脐左下、右下压痛。

予桂枝茯苓丸合《良方》温经汤：

桂枝、茯苓、桃仁、赤芍、白芍、牡丹皮、当归、川芎、莪术、怀牛膝、炙甘草各3g，肉桂2g，党参6g。

7剂，每日1剂，水煎服。

二诊：7月25日。

服上方2剂血即止。嘱其停药观察，后未再发。

自按：桂枝茯苓丸见于《金匮要略·妇人妊娠病脉证并治》："妇人宿有癥病，经断未及三月，而得漏下不止，胎动在脐上者，为癥痼害。妊娠六月动者，前三月经水利时，胎也。下血者，后断三月衃也。所以下血不止者，其癥不去故也，当下其癥，桂枝茯苓丸主之。"本方是治疗瘀阻胞宫，胎动不安，漏下不止的常用方剂。刘师应用其主症为：脐左下（脐的左下方相当足阳明胃经的左外陵穴，在天枢穴下1寸、任脉阴交穴向左旁开2寸取穴）按之悸动而痛；脉右寸浮而涩，左关弦细涩。不仅妇女痛经、月经不调、胎动不安、崩漏下血等妇科疾病，其他各科疾病，无论男女老幼，具此主症者亦均可应用此方，疗效确切。

本案患者瘀血阻滞，血不归经，故漏下不止。患者脐左下、右下（左、右外陵穴）均压痛明显，下肢尤其双足凉，具《良方》温经汤及桂枝茯苓丸证主症，故两方合用，疗效明显。

16. 桂枝茯苓丸、四逆散或合当归芍药散或合化瘀灵案

王某，女，40岁，住石家庄市春江花月小区。2015年6月13日初诊。

乏力，汗出，手心热，经前加重，已3月余。之前月经一直正常，经前经期无任何不适。末次月经6月9日，现已净。经血色暗有块。经期小腹酸胀，两小腿肚子不舒服，揉捏可缓。平素大便正常，经期1～2天大便次数增多，质偏稀。舌边尖暗红，中有裂纹，苔薄白。脉弦细涩。脐左下、脐中压痛明显，脐左轻压痛。

予桂枝茯苓丸诸药（去白芍、茯苓）各6g，合当归芍药散诸药各10g、四逆散诸药（去白芍）各10g。

7剂，每日1剂，水煎服。

二诊：6月20日。

服上方后手心热减轻了，不总热了。乏力减五成。出汗亦减少。脐左下压痛减轻，脐中压痛已除，脐上压痛明显。

予化瘀灵诸药各6g，合四逆散诸药各10g、桂枝茯苓丸诸药（去桃仁、白芍）各6g。14剂。

三诊：7月4日。

以前一般经前1周诸症加重，现手心热仅余二成，乏力感及汗出已除。继服7剂。

四诊：7月11日。

7月8日月经来潮，颜色较以前红。7月9日右侧小腹突发酸胀，站起身来排出一个大血块，之后酸胀除。现经仍未净。继服7剂。后知其诸症均愈。

自按：患者瘀血阻滞，营卫气血不和故乏力、汗出、手心热，经前经期瘀阻更甚，故诸症加重。首诊具桂枝茯苓丸、当归芍药散、四逆散证主症，故三方合用。二诊脐中压痛除，脐上压痛明显，故去当归芍药散加化瘀灵。三诊除手心热外他症均除，继服原方。四诊排出大血块后，瘀血尽祛而痊愈。

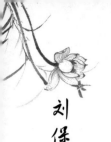

17. 桂枝茯苓丸合六味地黄丸案

李某，女，45 岁，住石家庄市尹泰花园。2015 年 6 月 13 日初诊。

自 2014 年 2 月开始月经不规律，半年行经 1 次，末次月经 2015 年 4 月。阵发性烘热汗出，白天出现 6 次左右，晚上 1 次，半夜因盗汗多而醒，伴心烦易怒。平素易心情紧张，一紧张就出汗。口干欲饮，较一般人饮水量多。饿了不及时吃饭即心慌，食凉则胃胀。大便干，需要吃香蕉才能解出来。脉细尺弱。舌胖苔中根稍腻。脐左下、脐下压痛甚于脐左。

予桂枝茯苓丸诸药（去茯苓、牡丹皮）各 6g，合六味地黄丸诸药各 10g，加麻黄根 10g、浮小麦 20g。

7 剂，每日 1 剂，水煎服。

二诊：7 月 4 日。

服 7 剂后，又自服上方至今。现基本不出汗，也不烦，觉得浑身有劲。因未盗汗，觉得睡眠特别好。偶有睡前左侧小腿肚不舒服，揉按可缓。诉坐时间长了觉得腰痛，腿足痛僵，活动后可缓解，已 3 ～ 4 月，最近加重。脐左、脐左下压痛甚于脐下。上方去麻黄根、浮小麦加柴胡、枳实各 10g。7 剂。

三诊：7 月 11 日。

诸症除。嘱其继服 7 剂后停药。

自按：关于腹诊脐下压痛，刘师根据《难经·十六难》"假令得肾脉……其内证脐下有动气，按之牢若痛……有是者肾也，无是者非也"，确定脐下压痛是判断病位在肾的重要依据。又据《难经·六十六难》"脐下肾间动气者，人之生命也，十二经之根本也，故名曰原"，为肾原之气的发生地，故确定此脐下应在任脉"气海"穴处（脐下 1寸半）。气海穴压痛是应用肾气丸、六味地黄丸的主症。关于六味地黄丸、肾气丸的加减应用详见《刘保和〈西溪书屋夜话录〉讲用与发挥》。

潮热汗出是女性绝经前后最常见的一个症状，常伴有心烦不寐，腰膝酸软。多因肝肾阴虚，心肝气火亢旺于上所致。本患者烘热汗出，烦躁易怒，紧张则汗出，首诊以其脐左下、脐下压痛明显，具六味地黄丸、桂枝茯苓丸证主症，故两方合用，并加麻黄根、浮小麦标本兼治。二诊诸症明显改善，但脐左压痛突出，肝气病所致诸症（睡前左侧小腿肚不舒服，揉按可缓。坐时间长了觉得腰痛，腿足痛僵，活动后可缓解）又加重，故去麻黄根、浮小麦合四逆散而效。

18. 桂枝茯苓丸合六味地黄丸、四逆散案

田某，男，20岁，住石家庄市新石北路。2016年3月12日初诊。

两少腹胀痛已2～3个月，时轻时重，胀甚于痛。饭后脐下小腹胀，腰当两侧肾俞处酸痛已半年余，晨起即然，活动后可稍减轻，多活动又加重，再躺卧又觉舒服些，痛处喜捶打。吃凉的有时会小腹痛。偶现心烦，入睡困难，近几天梦稍多。左尺脉动数浮大。腹诊：脐左压痛甚于脐左下。按压脐下气海穴有向两少腹窜痛之感。

予四逆散加味：

柴胡、枳实、白芍、乌药各10g，炙甘草、川楝子、小茴香、延胡索各6g。

7剂，每日1剂，水煎服。

二诊：3月19日。

诸症无明显改善。脐左压痛减轻。按压脐左下、脐下、脐中均向脐左牵引疼痛。患者为双胞胎早产儿，自幼较同胞兄弟体弱多病。

予桂枝茯苓丸合四逆散、六味地黄汤加味：

柴胡、枳实、白芍、竹茹、乌药、香附各10g，熟地黄、山药、山茱萸各15g，泽泻、枸杞子、菟丝子、沙苑子、杜仲、川断、桑寄生、桂枝、茯苓、桃仁、牡丹皮、炙甘草各6g，干姜3g。7剂。

三诊：3月26日。

服药后两少腹胀减五六成，饭后脐下胀减六成，晨起腰酸无力减五成。自述白天干活有劲儿。患者是做烤羊肉串工作的，晚上站很长时间之后仍会腰酸疲累。心烦失眠未再出现，多梦除。上方续服7剂。

四诊：4月2日。

两少腹胀及饭后脐下胀已不明显。腰觉得有劲儿，能耐疲劳。以

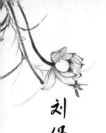

前怕冷，现在不怕。续服 7 剂。后诸症均愈而停药。

自按： 一诊仅用四逆散加味治疗，效果不明显，后认识到患者脐左、脐左下压痛，按压脐下气海穴向两少腹窜痛，同具四逆散、桂枝茯苓丸、六味地黄丸证主症，故三方合用而效。

19. 六味地黄丸合当归芍药散、温胆汤案

陆某，女，26 岁，石家庄市好榜样俱乐部职工。2016 年 5 月 24 日初诊。

于 4 月 28 日怀孕第 40 天自然流产，未清宫，7 天血净。之后命门处腰酸，当走路多，劳累时及弯腰干活时出现。多梦，乱梦，心烦，已 10 年以上，近 1 月加重，醒后仍疲乏并觉头痛。饥不欲食，吃饭不香，但不吃饭又心慌，多吃饭后胃胀。吃凉的大便黏，不净。口干、口渴。舌胖大有齿痕。脉弦细数，尺无力。脐中、脐下压痛甚，剑下轻压痛。

予六味地黄、当归芍药散、温胆汤合方加减：

熟地黄、生山药、山茱萸各 10g，茯苓、泽泻、牡丹皮、当归、川芎、白芍、白术、陈皮、半夏、枳实、竹茹、干姜、炒枣仁、五味子各 6g。

7 剂，每日 1 剂，水煎服。

二诊：5 月 31 日。

觉得做梦减少，睡醒不疲乏，头也不疼。进食已正常。仍口干、口渴。5 月 29 日月经来潮，血块较以前多，腰酸明显。以前经前乳房胀，腹痛，此次未出现。上方加天花粉 6g。7 剂。

三诊：6 月 7 日。

睡眠正常，口干、口渴及腰酸均减大半。继服上方 14 剂，诸症痊愈。

自按： 患者素体脾肾亏虚，胎不得养，故孕 40 天自然流产。肾虚则腰酸，饥不欲食；脾虚则饿时心慌；痰热内扰则多梦、心烦。以其具六味地黄丸、当归芍药散、温胆汤证主症，故三方合用效佳。

20. 解郁消愁汤案

杜某，女，31岁，住石家庄市滨湖小区。2014年11月29日初诊。

患者怀孕5个月，因前置胎盘靠近4年前剖宫产刀口处，于本月6日引产。引产后出血量较多，历半月余血才止。现乏力，无饥饿感。入睡难，睡不实。双目干涩。老想事儿，常发愁，为一件事心中纠结很长时间。尿频，小腹憋胀，总想小便，但每一次尿量很少。大便正常。以往经期大便稀，次数增多。腰当命门、肾俞处发空。舌质淡。脉浮弦尺细无力。腹诊：脐左、脐中压痛，脐下轻压痛。

予解郁消愁汤加平补肝肾药：

柴胡、当归、白芍、茯苓、白术、陈皮、半夏、焦三仙、远志、香附、杜仲、川断、桑寄生、枸杞子、菟丝子、沙苑子各10g，炒枣仁15g，生龙骨、生牡蛎各30g，炙甘草6g。

7剂，每日1剂，水煎服。

二诊：1月13日。

共服上方14剂。吃饭香，知道饿了。睡眠改善，睡踏实了，虽入睡稍难，但比以前好多了。情绪改善，不再总想不开心的事。乏力、腰空、目干涩均减三四成。弯腰干活仍腰酸明显。脐下压痛明显。上方合六味地黄丸：加熟地黄、生山药、山茱萸各15g，泽泻、牡丹皮各10g。14剂。

三诊：1月27日。

腰酸、乏力续减，目干涩已除。上方改做丸剂，继服2月。

自按： 本案所用解郁消愁汤为刘师临床常用的一首自拟方。本方由逍遥散加减而成：柴胡、当归、白芍、白术、茯苓、薄荷、陈皮、半夏、香附、酸枣仁、远志、焦三仙、生龙骨、生牡蛎、炙甘草。其中柴胡、薄荷舒肝解郁；当归、白芍养血柔肝；白术、茯苓、炙甘草补气健脾；陈皮、半夏、焦三仙健脾消食和胃；酸枣仁、远志、龙骨、牡蛎安神定志；香附疏肝理气。诸药相配，治疗血虚肝郁、木不疏土所致的各种疾病，比逍遥散疗效更佳。

刘师总结该方证主症有二：①悲愁、纳呆、少寐并见；②脉浮弦

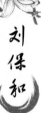
无力。肝郁病乃素体血虚之人，受不良情志刺激，肝气疏泄无力所致。肝主疏泄，疏泄无力，故情绪低落而委屈、难过；肝不疏泄，木不疏土则脾胃运化无力，食欲减退，甚则毫无食欲。纳谷减少，气血生化无源则血虚更甚，血不养心、心神不安而出现各种失眠症状。肝脉为弦，气血不足故脉浮弦无力。无论病人主诉何病、何症，只要见其具此主症，即可使用本方治疗，均能取得确切疗效。

另外，本方证病机有血虚、肝郁，且木不疏土脾亦虚，病位涉及肝、脾，方中含有当归芍药散及四逆散大部分药物，所以相对应腹诊亦可能出现脐左、脐中压痛。

本案患者因引产出血量大，血虚肝郁而悲愁、纳呆、眠差并见，脉浮弦无力，脐左、脐中压痛，具解郁消愁汤证主症。而脐下轻压痛，命门及肾俞处发空，双目干涩，尺脉细而无力，乃肝肾不足。故首诊以解郁消愁汤加杜仲、川断、桑寄生、枸杞子、菟丝子、沙苑子诸平补肾药（此六味为刘师临床常用的平补肝肾药，合称为"平补六味"）。二诊症减，见脐下压痛明显，故合六味地黄丸以增补肾之力。三诊大部分症状已除，做丸剂继服以巩固疗效。

21. 当归芍药散合牛膝木瓜汤及合解郁消愁汤案

杨某，男，34 岁，住石家庄市裕兴路。2016 年 11 月 14 日初诊。

患者于 2015 年 9 月因视物模糊被河北省人民医院确诊为"视神经炎"。服用泼尼松治疗 4 个月后，虽然视物正常，但服药 2 个月后整个下肢觉得发沉，服用补钙药后虽逐渐缓解，至今仍没有完全消失。近 3 个月下肢沉的症状又逐渐加重，自觉双胯、膝盖酸困，活动不自如，又沉又软。诉平素悲观、内向、心眼儿小，敏感多疑，总有一种抑郁、焦虑的情绪。平素睡眠尚可，但一有事儿就入睡困难，或早醒，不能再睡。舌胖苔中根稍腻。左脉浮弦，沉取细软无力，右脉沉弦。脐中压痛甚于脐左及脐下。

予当归芍药散合陈无择牛膝木瓜汤：

当归、川芎、白芍、炒白术、茯苓、泽泻、木瓜、怀牛膝、菟丝子、枸杞子、天麻、松节、杜仲，炙甘草 4g，生姜 2 片，大枣 4 枚。

7剂，每日1剂，水煎服。

二诊：12月5日。

上方共服21剂。自觉双胯、膝盖走路比以前自如，腿发沉的感觉减轻四五成，腿软减三成。抑郁焦虑的感觉减轻五成。仍然一想事儿就睡不着觉，早醒。虽饭量尚可，但吃饭不香。脐中压痛明显减轻，脐左压痛甚于脐中及脐下。

予上方合解郁消愁汤：

当归、白芍、柴胡、茯苓、炒白术、陈皮、半夏、炒枣仁、远志、焦三仙各10g，生龙骨、生牡蛎各30g，薄荷3g，香附、川芎、泽泻、木瓜、怀牛膝、菟丝子、枸杞子、天麻、松节各6g，生姜2片，大枣4枚。14剂。

三诊：12月19日。

双胯及膝盖走路活动自如，腿沉感觉减轻九成，腿软减六成。睡眠正常，抑郁、焦虑感明显减轻。继服上方7剂。

12月31日发来短信，诉症状完全消失，情绪、心情也好了。嘱其停药。

自按：胯部实指髀枢周围，为足阳明胃经经筋所在之处，它是联系人体上下肢体的枢纽，如同脾胃在五脏中起的中轴作用一样。刘师发现，因脾与胃相表里，在很多情况下胯部不适，可通过治脾解决。脾主肌肉，脾主四肢，本患者脾虚有湿，故下肢双胯、膝盖酸软沉重，活动不能自如。素体血虚肝郁，故脉浮弦无力，悲愁、眠差。脐中压痛具当归芍药散证主症；脐左压痛，病位在肝，证属肝虚，故首诊予当归芍药散合牛膝木瓜汤。二诊症减，患者又述"虽饭量正常，但吃饭不香"，具解郁消愁汤证之悲愁、纳呆、少寐主症，故合用之。三诊诸症明显减轻，继服原方，最终痊愈。

牛膝木瓜汤系宋代医家陈无择《三因方》中的"运气方"，临床可用于肝之气血亏虚所致经络筋脉失养诸症。本案患者胯、膝酸困即与此有关，故合用之有效。

刘师认为，对陈无择"运气方"应当活看，不应固执于某年某月

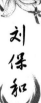

必用某方。整个地球各个地区气候都不一样，人们怎么可能在同一时间全都患同样的疾病。而且每个人的体质也不相同。固执地应用运气方，不符合因人、因时、因地制宜的辨证论治原则。其实《内经》的五运六气学说不过是一种说理方法，是在用自然界气候变化说明人体生理、病理变化，即人体内部脏腑之间所体现的五行之气生克制化的关系。其基本原则还是脏腑辨证。正是基于这种认识，刘师经常在同一时间对不同病人选用全部"运气方"中的任何1首不同的方剂，甚至2～3首"运气方"联合应用，都能取得明显疗效。

22. 膈下逐瘀汤合四逆散、大建中汤、当归芍药散案与《金匮》温经汤案

薄某，女，44岁，住石家庄市滨河小区。2014年8月19日初诊。

口唇干燥起皮已两年，近半年加重。饿了稍觉不适，稍吃点可缓，多吃了胃胀，阴天或天凉时也觉胀。受凉及进食生冷食物脐周也胀痛。左侧太阳穴、眉棱骨、颈项疼痛，多在着急、紧张或睡眠少时发生。睡眠不实，易醒。大便稀，日1次。月经周期正常，经期小腹凉。舌质暗。脉沉细涩。腹诊：脐上、脐左压痛。

予膈下逐瘀汤诸药（去枳壳、甘草）、四逆散诸药各6g，加大建中汤（党参10g，干姜2g，川椒2g）。

14剂，每日1剂，水煎服。

二诊：9月2日。

唇干起皮减五成。稍多吃及阴天天凉胃已不胀。睡眠明显改善，可睡踏实，不易醒。另诉每天凌晨5点左右小腹凉、胀，起来活动或用手捂可减轻并解除。腹诊：脐中压痛甚于脐上、脐左。上方合当归芍药散（即加白术、茯苓、泽泻各10g），加吴茱萸3g，小茴香、木香、川楝子各6g。7剂。

三诊：11月15日。

服上方后未再复诊。今来就诊，诉虽他症均除，但唇干起皮无进一步改善。近半月腰部当肾俞处总觉凉，偶发疼痛，左侧甚于右侧。左侧臀部亦觉凉痛，喜热敷。平素手足凉，经期小腹凉。脉仍沉细涩。

脐上、脐左、脐下压痛。

予《金匮》温经汤：

桂枝、川芎、当归、白芍、牡丹皮、半夏、党参、阿胶各 10g，麦冬 30g，吴茱萸 3g，炙甘草、生姜各 6g。7 剂。

四诊：11 月 27 日。

上方共服 12 剂。腰臀凉痛除。唇干减六成。咽稍干。上方去半夏 4g，加麦冬 10g。7 剂。

2015 年 6 月 22 日因他病来就诊，诉服上方后唇干起皮即愈。

自按：本案三诊所用温经汤见于《金匮要略·妇人杂病脉证并治》，本方具暖宫祛瘀、养血温通之效，多用于冲任虚寒兼瘀血内停、气亏血少引起的月经不调、痛经、崩漏、带下、不孕等妇科病。刘师总结运用主症为：①小腹凉甚（妇女经期小腹尤凉），冬日手足凉，唇口干燥；②脉细。凡属冲任虚寒、瘀血久滞的任何疾病，只要见到以上主症，无论男女老幼皆可应用，并非仅限于妇科病。

本案患者初诊脐上、脐左压痛，具四逆散、膈下逐瘀汤证主症，又因怕冷较甚，属脾胃虚寒，故合大建中汤。二诊症减，以其脐中压痛，故合当归芍药散。三诊诸症已除，仍然唇干，且腰凉，手足凉，经期小腹凉，脉沉细涩，具《金匮》温经汤证主症，故改用温经汤原方。四诊唇干明显减轻，但咽干明显，遂减少半夏用量，加大麦冬用量，以加强滋阴润燥之力，终获痊愈。

23. 奔豚汤合四逆散案

陈某，男，17 岁，石家庄市十七中学生。2015 年 10 月 17 日初诊。

在 7 月暑假期间，面部及前胸、后背长痤疮，时轻时重。现前额及双颊较多，前胸、后背满布如米粒大小红疙瘩，局部不痒不热。晨起口干、口苦。舌质稍红，薄白苔。脉弦。腹诊：脐左右压痛明显。

予奔豚汤合四逆散：

当归、川芎、白芍、桑白皮、半夏、黄芩、柴胡、枳实各 10g，葛根 15g，生姜 3 片，炙甘草 6g。

7 剂，每日 1 剂，水煎服。

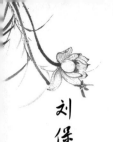

二诊：10 月 24 日。

痤疮减轻，渐见消退，没有新出的。前额处痒。晨起口干、口苦除。

上方加白鲜皮、白蒺藜各 10g。7 剂。

三诊：10 月 31 日。

其母来述，痤疮消失大半，未出新的。继服 14 剂。

后未再诊。其母 12 月来看病，诉患者痤疮已愈。

自按： 奔豚汤见于《金匮要略·奔豚气脉证并治》："奔豚，气上冲胸，腹痛，往来寒热，奔豚汤主之。"刘师使用其主症为：脐右肓俞穴压痛。

世人皆认为本方所治病机为肝气上逆，而刘师认为其病本在肺。方中黄芩、桑白皮清肺热、降肺气，葛根清胃热、降胃逆，黄芩、白芍清胆热、降胆气。全方通过清肺、胃、胆热，使肺、胃、胆气从右而降，从而抑制肝气从左之过升，佐金制木，则肝气上逆之奔豚自愈。《难经·十六难》曰："假令得肺脉……其内证脐右有动气，按之牢若痛。"故脐右有动气，按之有疼痛感，是判断病位在肺的重要依据。刘师经大量临床验证确定，此脐右即脐右肓俞穴，故奔豚汤证的主症就是脐右肓俞穴压痛。只要具此主症，临床无论何病，应用此方均有良效。

本患者脐左右均有压痛，同具奔豚汤、四逆散证主症，乃肝肺同病，故两方合用疗效显著。

24. 养血息风方合牛膝木瓜汤及合《良方》温经汤、四逆散案

王某，女，50 岁，住石家庄市石铁南环宿舍。2016 年 9 月 27 日初诊。

患者近 1 周来阵发心慌，伴心里自觉一抽一抽地哆嗦，时发头晕腿软，手抖不能控制。心烦，手心热。阵发性烘热汗出，白天 1 小时发作 1 次，夜间发作 5 ～ 6 次。2014 年底曾突发崩漏，经服 30 余剂汤药调理（具体不详）血才止。自 2015 年 9 月开始，3 个月 1 次月经，

量基本正常。2016 年 9 月 13 日月经来潮,第 2～4 天量极大,7～8 天净。月经干净以后即出现以上症状。有甲亢病史,经西医治疗又出现甲减,现服用优甲乐。平素怕食冷,食冷则胃痛,觉得像压住凉气似的。偶尔出现饿了心慌。大便日 1 次,质黏有解不净的感觉。冬天手足凉。脉细沉取弦劲有力。舌淡胖大,有齿痕。腹诊:脐左压痛甚于脐下。

予王氏养血息风方合牛膝木瓜汤加味:

当归、枸杞子、怀牛膝、制何首乌、生地黄、茺蔚子、天麻、木瓜、白芍、菟丝子、松节、杜仲、地骨皮、牡丹皮各 6g,党参、黄芪、山茱萸各 15g,炙甘草 4g,生姜 2 片,大枣 4 枚。

7 剂,每日 1 剂,水煎服。

二诊:10 月 4 日。

心慌、心里哆嗦、头晕、腿软均减七八成。烘热汗出次数白天减半,晚上 2～3 次。以前发作时伴心里难受,现已消失,只是觉得有血向头上涌并发热的感觉,但持续的时间变短。手抖减九成。心烦减五成。现活动后头晕、心慌、腿软较明显。腰当两侧肾俞处痛,以前极劳累时才发,现在稍累就痛。经期小腹稍痛,凉坠感明显。腹诊:脐右下压痛甚于脐左。

上方加黄芪量至 20g,合《良方》温经汤(加赤芍、川芎、莪术各 3g,肉桂 2g)。14 剂。

三诊:10 月 18 日。

头晕、心里哆嗦、手抖、心烦均除。烘热汗出一周仅出现 2～3 次,时间极短,也不难受,血向上涌的感觉消失。现在走路多则头懵,当两耳以上部位及前额较明显,不想睁眼。走路多仍腿软,服药以前整个下肢均软,现在仅双膝以下软。近 2 日小腿沉,觉得小腿皮肤发紧,似有东西裹住,有时又像有小虫在骨头里爬,敲敲打打觉得舒服。腹诊:脐左、脐右下压痛。

上方加柴胡、枳实各 6g。7 剂。

四诊:10 月 25 日。

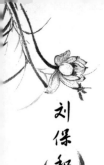
头懵减轻八成，其他诸症均除，自觉周身舒畅。继服上方7剂。

2017年4月带同事来诊病，诉周身舒畅，无明显不适。一直未来月经，已绝经。

自按：本患者乃经期失血过多，血虚风动，引发心慌、头晕、手抖。治宜养血息风，正合王氏养血息风方法。

本法药物含当归、枸杞子、怀牛膝、制何首乌、生地黄、芫蔚子、天麻。主治由于肝血虚而致"肝风走于四肢，经络牵掣或麻者"。其中"经络牵掣"四字最应注意。刘师非常擅用本方，除用治一般血虚肝风所致肢体麻痹拘挛外，对于心肝血虚、心神失养导致的心律失常亦能取得满意效果。

血虚心悸一般多从心脾论治，常用方剂是归脾汤。因归脾汤所治病位在心脾，除了心血虚外还应有脾气虚，故归脾汤所治心悸应具有饿时心慌出现或加重的特点，脉右关浮弦无力或沉细无力。而养血息风方所治心悸病位在心、肝，重点在肝，肝为风脏，肝血虚，血不养心，其心律失常、早搏亦血虚生风的肝风之象，故心悸呈阵发，或呈现脉结，体现"风善行而数变"的特点。此外，病人常自觉心口窝有向里抽的感觉，身体其他部位亦可出现拘挛或麻痹等血虚肝筋失养症状，如四肢肌肉的紧张、拘急、挛缩、麻、颤及腹直肌的紧张、挛急，脉左关弦细。具有以上主症者，应用养血息风方治疗，往往在3～4剂内就有显著疗效。此方较目前一般治心律失常中成药有明显优势。刘师用此方治愈大量的肝风心悸患者。证明治疗心律失常必须遵循中医思维辨证论治。笔者按此主症治疗多例患者亦均有效。

关于肝风的脉象，在《刘保和〈西溪书屋夜话录〉讲用与发挥》"论脉沉取之有力并非辨实证的依据"中提到，肝风脉可见"沉弦紧有力"，亦属血虚而筋脉失养的拘急状态，本案患者即属此脉。

25. 养血息风方合清暑益气汤案

崔某，男，34岁，唐山市人。2015年7月28日初诊。

患者是工程承包商。今年6月去工地指导工作，因天气炎热而中暑。当时大汗淋漓，头晕，乏力。自那时起出现多汗，口干多饮，昼夜皆然。往年夏天也多汗，但今年更加严重。诉半月前游泳后出现心跳间歇，发作时胸闷憋气，自觉心跳或停一下，或急跳两下，心里（其实是胃脘部）觉得向里抽，随之咽部憋闷难受。一旦发作则在20～60分钟内反复出现，多在半夜、晨起及下午劳累时发生。两上肢麻，亦多在下午或劳累时出现。自从心悸发作后就食欲不振。怕热，在空调室待着，心悸及多汗会觉得好一些。脉沉细数而无力，左寸脉尤沉细无力，时有结象。

予王旭高养血息风方合东垣清暑益气汤：

当归、枸杞子、怀牛膝、制首乌、生地黄、茺蔚子、天麻、党参、黄芪、麦冬、五味子、泽泻、神曲、苍术、白术各10g、青皮、陈皮各8g、黄柏、升麻、炙甘草各6g、葛根15g、生姜3片、大枣6枚。

7剂，每日1剂，水煎服。

二诊：8月11日。

上方共服14剂，心悸、肢麻除，口干多饮减半，出汗减二成，纳增。续服7剂。

三诊：9月14日。

服药期间汗止，诸症除。但停药1周后，因工作劳累，心悸又发，睡不好觉时发作较频繁，诉"心里揪得慌（意即胃脘部有向里抽的感觉）"。予养血息风方各10g。7剂。

一月后电话告知，服上方后心悸即除，未再出现心跳间歇（即早搏）。随访至今未再复发。

自按： 患者仲夏季节，感受暑热之邪，气阴两伤，遂汗出不止。汗血同源，故血亦虚，血虚风动，致肢麻心悸，具王氏养血息风方证主症，故予此方效佳。

清暑益气汤为李东垣《内外伤辨惑论·暑伤胃气论》所载之方。东垣用之治疗心之脾胃虚证。书中指出"此病皆因饮食失节，劳倦以伤，日渐因循，损其脾胃，乘天暑而作病也"，症见"四肢困倦，精神短少，懒于动作，胸满气促，肢节沉痛。或气高而喘，身热而烦，心下膨痞，小便黄而少，大便溏而频，或痢出黄糜，或如泔色，或渴或

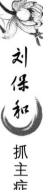

不渴，不思饮食，自汗体重，或汗少者，血先病而气不病也。其脉中得洪缓，若湿气相搏，必加之以迟"。所列症状虽杂，但皆如《素问·刺志论》所云："气虚身热，得之伤暑。"刘师总结其应用主症有二：①不论所发何病，最初发病均在 3～9 月，此后此病可持续存在，如暂愈，则以后每年暑季 6～9 月重复发病。②右关脉虚缓无力，两寸尤以左寸沉细无力。

26. 血府逐瘀汤案

焦某，男，19 岁，住石家庄市春江花月小区。2015 年 8 月 5 日初诊。

脱发，眼睛干涩，见风流泪已 1 年。自己认为是上大学改变了生活环境引起（现在是大学 1 年级）。无其他明显不适。淡红舌，薄白苔。脉弦细涩。敲击右肢胁引剑下痛，脐上、脐左轻压痛。

予血府逐瘀汤加味：

当归、生地黄、桃仁、红花、赤芍、柴胡、川芎、怀牛膝、菊花、侧柏叶各 10g，枳壳、桔梗、炙甘草各 6g。

7 剂，每日 1 剂，水煎服。

二诊：8 月 12 日。

目涩流泪明显减轻。继服 7 剂。

三诊：8 月 19 日。

目涩流泪症状已除。以上方 7 剂量做蜜丸服。2 月后其母来述，患者脱发已愈，原脱发处已长出新发。

自按： 本案所用血府逐瘀汤为王清任诸逐瘀汤方中应用最为广泛的一首，治疗"胸中血府血瘀之症"。刘师应用其主症为：敲击右肢胁牵引剑突下疼痛。凡见此主症者，皆可用之，疗效确切（有关血府逐瘀汤详细论述请阅《刘保和〈西溪书屋夜话录〉讲用与发挥》）。

另，因本方由四逆散合桃红四物加味而成，腹诊还可并见脐左、脐上压痛。

本案患者具血府逐瘀汤证主症，证明诸症乃瘀血所致。发为血之余，血瘀于内则头发不得滋养而脱落，眼目失养则干涩流泪。以血府逐瘀汤使瘀血祛，新血生，故用之有效。

27. 当归芍药散合痛泻要方及合血府逐瘀汤案

刘某，男，35 岁，住石家庄市东开发区。2016 年 5 月 31 日初诊。

患者夜间盗汗已 5 年以上，白天出汗也多。一年四季均如此，春夏季天热时更为严重。现在一晚上盗汗 2～3 次。白天天热时汗如雨下。平时大便尚正常，只要饭后被风吹或遇冷，就便意急迫，必须马上如厕，排出不成形稀便，近半年更为加重。饿了不吃则胃脘隐痛，稍进食即可缓解，食冷则肠鸣腹泻。2015 年冬天，在后背腰肌处拔火罐时被风吹，后即当两肾俞处疼痛，上楼或劳累时腰部肌肉更加酸疼。舌胖大质润边有齿痕。脉弦细，沉取无力。腹诊：脐中压痛，脐上、脐左次之。

予当归芍药散合痛泻要方加味：

当归、川芎、白芍、炒白术、茯苓、泽泻各 10g，陈皮、防风各 8g，麻黄根 6g，浮小麦 15g。

7 剂，每日 1 剂，水煎服。

二诊：6 月 14 日。

上方共服 14 剂。现夜仅盗汗 1 次，白天出汗减三四成。诉以前一受风吹必马上大便，服药至今，3 次被风吹只有 1 次便意急迫。饿了不吃仍胃隐痛。近半月剑下稍有灼热感。腹诊：脐中压痛甚于脐上、脐左，但较上次均明显减轻。上方继服 14 剂。

三诊：6 月 28 日。

大便已正常，虽然被风吹或有温差亦不腹泻。饿了不食胃痛感已消失。晚上未盗汗。白天出汗同上次一样，没有继续减轻。敲击右肢胁牵引剑突下痛。

予当归芍药散诸药各 10g 合血府逐瘀汤诸药（去当归、川芎）各 5g。14 剂。

8 月 9 日陪其母来看病，诉服上方后白天出汗已转正常，其余诸症均除，一直未发。

自按：患者脾虚、湿阻、血虚、血瘀，具当归芍药散证主症，故

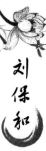

首诊以当归芍药散加味。二诊症减继服。三诊脾虚、湿阻、血虚减轻，但血瘀明显，具血府逐瘀汤证主症，故两方合用，终愈。由本案可知，凡血虚、血瘀均可导致汗症。一诊、二诊以当归芍药散既养血又活血，三诊合血府逐瘀汤，重在活血化瘀，汗症终愈。

28. 血府逐瘀汤合当归芍药散及合六味地黄丸案

孙某，女，44岁，住石家庄市新石北路。2016年3月5日初诊。

患者双手及膝以下尤其双足踝以下憋胀。全身不定处跳痛，尤其沿脊柱两侧明显，深吸气时痛，着凉或食冷时马上疼。受凉后易腹泻。2010年行子宫肌瘤剥离术。近2年月经周期不正常，现已2个多月未来潮，此前20天一次，末次月经去年12月30日。晨起口苦、口干。舌胖，边尖暗红，中有裂纹，苔薄白润滑。脉沉弦细涩。敲击右胠胁引剑下痛。腹诊：脐左、脐上、脐中压痛，脐下压痛较轻。

予当归芍药散合血府逐瘀汤：

当归、川芎、白芍、白术、茯苓、泽泻、生地黄、桃仁、红花、赤芍、柴胡、桔梗、怀牛膝各6g，枳壳、炙甘草各4g。

7剂，每日1剂，水煎服。

二诊：3月12日。

憋胀感、周身跳痛次数及程度、沿脊柱两侧不定处跳痛、气短乏力感均减五成，着凉或吃凉后背疼减六成，晨起口干、口苦除。原方续服7剂。

三诊：3月19日。

诸症续减。背部脊柱两侧已不跳痛。但觉得腰部两侧跳痛较前明显，劳累及走久腰酸腿软明显。腹诊：脐左、脐上、脐中压痛减轻，脐下压痛反而明显。上方加熟地黄、生山药、山茱萸各10g，牡丹皮、枸杞子、菟丝子、沙苑子、杜仲、川断、桑寄生各6g。7剂。

四诊：3月26日。

诸症均大减。月经于昨日来潮，经量正常，有轻微腹痛。续服上方7剂。

五诊：4月2日。

3 月 31 日经净。觉得周身轻快像正常人，憋胀已除，跳痛未发。劳累及走久了仍腰酸、腿软。但较以前耐疲劳。原方续服 7 剂。

自按：患者气滞、血瘀、脾肾不足，具当归芍药散、血府逐瘀汤、六味地黄丸证主症，故最终三方合用而效。

29. 小柴胡汤合七味祛痰汤、利咽灵案

孙某，女，38 岁，住石家庄市春江花月小区。2016 年 9 月 17 日初诊。

咳嗽 10 余天，晚上 8 ～ 10 点躺下睡觉时最严重。白天时咳 1 ～ 2 声，天突处憋闷有异物感，有痰不易咯出，使劲可咯出少量白黏痰。晨起口咽发干微苦。近 1 月头晕乏力。淡红舌，薄白苔。脉弦细。敲击右胠胁引右肋弓下痛。

予小柴胡汤合七味祛痰汤加味：

柴胡、半夏、黄芩、党参、杏仁、桔梗、前胡、浙贝、紫菀、枳壳、陈皮各 6g，炙甘草 5g，生姜 2 片，大枣 3 枚。

7 剂，每日 1 剂，水煎服。

二诊：9 月 24 日。

咳嗽除，晨起口干苦除，天突憋闷减六成，仍咽部有明显异物感。上方加牛蒡子、射干各 6g。7 剂。

三诊：10 月 1 日。

咽部有异物感仅余一成，余无明显不适。继服上方 7 剂。后知诸症均愈。

自按：七味祛痰汤是刘师自拟方，由杏仁、桔梗、前胡、紫菀、枳壳、陈皮、炙甘草组成，治疗外感咳嗽经久不愈，症见天突穴向下至胸骨 10cm 处觉胸闷，痰咳不爽者。服此方后，如能咳出 1 ～ 2 口较稠痰，则胸上部立即爽快，咳嗽随之而愈。另外，刘师拟一"利咽灵"方，由牛蒡子、浙贝、射干组成，专门用于咽中痰滞不爽，咯之不出，咽之不下者。此证与半夏厚朴汤证不同之处在于，此证必兼咽干，而后者则咽必不干。

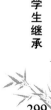

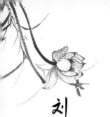

30. 小柴胡汤案

陶某，女，21 岁，河北中医学院药学院学生。2016 年 10 月 20 日初诊。

1 周前感冒，发热，咳嗽，头身痛。自服感冒胶囊 2 天，发热身痛除，咳嗽至今未愈。现白天咳嗽轻，晚上咳嗽较重，多发生在躺卧入睡前，有时半夜也咳，因咳嗽而醒。咽稍痒，痰不易出，可咯出少量白色黏痰。晨起口干微苦。脉两关弦。舌正常。敲击右肤胁引右肋弓下痛。

予小柴胡汤加味：

柴胡、黄芩、党参、清半夏、杏仁、桔梗、前胡、浙贝各 10g，炙甘草 6g，生姜 3 片，大枣 6 枚。

3 剂，每日 1 剂，水煎服。

二诊：10 月 23 日。

患者服药后咳嗽基本痊愈，仅晨起咳两声，排出痰后咳止。嘱其续服上方 2 剂。后咳愈而停药。

自按：《素问·咳论》曰："五脏六腑皆能令人咳，非独肺也。"以上两位患者少阳胆气不利，胆气夹肺气上逆而咳。以其具刘师应用小柴胡汤主症：敲击病人右肤胁引右肋弓下疼痛，故用小柴胡汤加味有效。

刘师并云：此类咳嗽多于夜间睡前为甚，且睡眠时常因咳而醒。

31. 备化汤合苁蓉牛膝汤案与柴胡桂枝干姜汤案

时某，女，77 岁，住石家庄市春江花月小区。2015 年 10 月 10 日初诊。

每天凌晨 1 点醒后不能再入睡，一晚上只能睡 4～5 小时，已 10 年以上。周身怕冷，关节疼，觉皮肉怕冷得厉害。风湿性心脏病史 40 余年。1970 年右肾因结核切除。头晕、眼花。脉虚浮弦宽，重按无力。脐中、脐左压痛。

予陈无择备化汤合苁蓉牛膝汤加减：

制附片（先煎）、干姜、怀牛膝、木瓜、覆盆子、防风、肉苁蓉、当归、白芍、熟地黄、木瓜、乌梅各 3g，生姜 1 片，炙甘草 2g，鹿角片（先煎）、茯苓各 5g。

7 剂，每日 1 剂，水煎服。

二诊：10 月 17 日。

药后睡眠好转，基本不醒了，只是心里有事儿时 3 点醒。头晕、眼花减轻，周身关节痛减轻。现每天上午 10 点及下午 3 点觉身热，周身汗出。其他时间周身仍怕冷，多穿衣服可缓解。敲击右胠肋引右胁肋下缘与乳中线交叉点处痛。

予柴胡桂枝干姜汤：

柴胡、桂枝、干姜、天花粉各 10g，生牡蛎 30g，黄芩、炙甘草各 6g。

7 剂。

三诊：10 月 31 日。

上方自服 14 剂，诉睡眠已正常，中间已不再醒，一夜可睡 7 小时。头晕眼花、关节痛及怕冷消失。嘱其继服 7 剂停药。

自按：《素问·生气通天论》曰："阳气者，精则养神，柔则养筋。"此患者属阳虚不眠，首诊予陈无择"运气方"备化汤合苁蓉牛膝汤，实为四逆汤、四物汤加减，有效。二诊具刘师应用柴胡桂枝干姜汤主症：敲击右胠肋引右胁肋下缘与乳中线交叉点处痛（为书写方便，刘师常简称其为"柴桂姜处"），用之终获全效。

32. 当归芍药散、桂枝茯苓丸合柴胡桂枝干姜汤案

耿某，女，52 岁，住石家庄市尹泰花园。2017 年 3 月 6 日初诊。

因食管癌于 2004 年 6 月 2 日在河北医科大学附属第四医院做食管上段切除术。术后口服化疗药（六甲嘧胺）6 个疗程，之后 3 年每年服 2 个月中药，一般情况尚可。术后吃凉的食物，或多吃一点饭、吃饭的同时喝稀粥或汤水均会出现腹泻，现每周可发生 6 ～ 8 次。自 2014 年底觉得结喉右侧时发不适，服泮托拉唑 2 天可愈，最近又发，服了几天药，觉结喉右侧仍然不舒，但 CT 检查正常。多汗，阵发性烘热汗出已 2 年，每天早晨一醒就会出一身汗。现仍未绝经，但已不规律。末次月经 2 月 20 日。经期大便稍稀。一直脐周觉凉，经期更凉。纳可，饿了不吃觉天突穴深处（自己觉得是手术刀口处）不舒服，吃点儿东

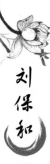

西或喝口水可除。睡眠早醒，在凌晨 3～4 点醒后再难入睡。腹诊：脐左下、脐中压痛明显。敲击右胠胁引柴桂姜处痛。

予当归芍药散、桂枝茯苓丸合柴胡桂枝干姜汤，每味药各 6g，加炒枣仁 15g。

7 剂，每日 1 剂，水煎服。

二诊：3 月 13 日。

多汗、晨起出汗减九成，1 周来仅今晨醒后微出汗。早醒好转，能睡到 5 点左右，醒后还能再入睡。本周仅出现 2 次腹泻。结喉右侧不适感减五成。诉半年来咳嗽会引起遗尿，近 5 日又发。上方加浙贝、枇杷叶、益智仁各 6g。7 剂。

三诊：3 月 20 日。

晨起未再出现烘热汗出，其他时间出汗也不多。未发腹泻。咳嗽及遗尿除。结喉右侧不适感消失。续服 7 剂。

四诊：3 月 27 日。

患者来述，没有任何不舒服。嘱其续服 7 剂。

自按：患者具当归芍药散、桂枝茯苓丸、柴胡桂枝干姜汤证主症，故三方合用效佳。

33. 柴胡桂枝干姜汤合延年半夏汤案

孙某，女，30 岁，河北省晋州市人。2016 年 5 月 9 日初诊。

左少腹痛 4～5 年。走路久腰部当命门处酸困，腿酸软无力，休息可减轻。饿了不食则心慌乏力，稍进食即止，多食又胃痛，食冷则胃及小腹痛，尤以左胁下腹部胀疼为甚。夜尿 3～4 次，已 5 年。产 3 子，人流 2 次。西医检查有胆囊息肉。不能吃油腻及不易消化食物。半夜及晨起口干，但不敢喝水，喝了水就尿。多汗，喝水、吃饭均出汗，半夜也出汗。敲击右胠胁引柴桂姜处痛。左肋弓下压痛。脐中、脐左压痛。

予柴胡桂枝干姜汤：

柴胡、桂枝、干姜、天花粉、黄芩各 6g，生牡蛎 10g，炙甘草 4g。

7 剂，每日 1 剂，水煎服。

二诊：5 月 16 日。

夜尿 2 次，口干及出汗大减，喝水后也不立刻小便了。但近日左侧上腹痛明显。大便黏，不净，便前腹痛。脐中、脐左压痛减轻，但左肋弓下压痛明显。

上方合延年半夏汤，加半夏、枳实、桔梗、前胡、焦榔片各 6g，吴茱萸 3g，党参、制鳖甲（先煎）各 10g，生姜 3 片。7 剂。

三诊：5 月 23 日。

夜尿 1 次。口干、汗出、饮后即尿均愈，进食已正常。左上腹痛减轻八九成。大便正常。腰酸腿软明显减轻。

续服上方 14 剂。诸症消失，停药。

自按： 本案二诊所用延年半夏汤出自《古今录验方》，原书已佚。《外台秘要》收录此方。方由半夏、吴茱萸、槟榔、党参、枳实、桔梗、前胡、鳖甲、生姜九味药组成。其中半夏、生姜温中散寒，和胃降逆，吴茱萸并能温肝下气，槟榔理气降逆，鳖甲平肝解郁，桔梗、枳实宣降气机，调和肝肺，党参补益中气。全方共能调和肝胃、益气解郁、散寒缓急。应用主症为：患者畏食冷物，左肋弓下压痛明显。刘师虽常用其治疗肝胃不和、寒凝气滞所致胃脘疼痛尤以偏左上腹为甚者，但对任何疾病见此主症者亦均有效。

34. 下瘀血汤合六味地黄丸、当归芍药散、四逆散案

任某，女，29 岁，住石家庄市欧景园。2016 年 3 月 28 日初诊。

患者于今年 1 月初，当怀孕第 37 天腹痛、阴道出血，自然流产，于石家庄市某医院清宫。末次月经 3 月 6 日。自流产后即发视物疲劳，多泪，不欲睁眼，周身疲累，右侧肩胛部位酸困疼痛，按之也疼。干活或走久或弯腰则两胯及双侧肾俞处酸疼。早晨醒后觉双侧肾俞处累得难受，起床活动一会儿会舒服一些。平素怕冷，手脚冰凉。饿了不食则心慌，出虚汗，稍进食可缓解，但多食又胃胀。吃辛辣的食物易上火，引起大便干，小便热，甚则尿道疼。近 1 周大便干，2～3 天一次，解不净。经前及经期第 1～2 天腹痛，乳房胀，喝点热水腹痛可缓解。平素白带量多，色白质稠，偶有阴道痒。腹诊：脐下气海、石门穴压痛甚于脐中、脐左下、脐左。

予下瘀血汤（桃仁、土鳖虫各 3g，生大黄 2g）合六味地黄丸、平

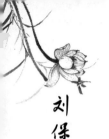

补六味、当归芍药散、四逆散，每味药各 6g（炙甘草 4g）。

7剂，每日1剂，水煎服。

二诊：4月4日。

今日月经来潮。经前乳房胀减七八成，现小腹稍觉不适。自服药2剂后两胯酸疼未再出现。两侧肾俞酸疼减五成以上。视物疲劳，不欲睁眼之感减八成，已不流泪了。周身累感减四成。晨起肾俞处疲累无改善。近2日大便已正常。续服7剂。

三诊：4月18日。

上方共服14剂。述本次经期未出现明显腹痛。眼睛累、睁不开之感仅余一成。腰酸续减，仅在剧烈运动时出现。晨起肾俞处累感减五成。周身累感仅余少许。近几日大便稍有不净感。上方加杏仁、桔梗、前胡、浙贝、枇杷叶各6g。7剂。

四诊：5月10日。

上方连续服至5月3日月经来潮。本次行经共5天，经期稍有腹痛，较以前明显减轻。饮食及二便均正常。眼睛累睁不开之感近半月仅出现一次。周身及腰胯酸累感未再出现。续服14剂。

自按：本患者流产后肾虚血瘀，气血亏虚，腹诊具下瘀血汤、六味地黄丸、当归芍药散、四逆散证主症，故多方合用而病愈。

下瘀血汤是刘师治疗下焦瘀血重证的方剂，应用主症：关元穴、石门穴及其两侧旁开一寸处压痛，尤以石门穴及其两侧旁开一寸处压痛最为常见。刘师认为，诸压痛点乃冲脉循行所过之处。冲为血海，血海瘀阻，不通则痛。下瘀血汤是入冲化瘀之要方。临床常用于癌症具上述主症者。

35. 七味祛痰汤及合利咽灵案

王某，女，7岁，住石家庄市春江花月小区。2017年4月9日初诊。

2周前感冒，发热2天。热退后咳嗽，至今未愈。自述天突处似有个小塞子堵着似的，前胸部憋闷，一觉堵就想咳嗽，有痰不易出，可咯出少量白黏痰。服阿奇霉素已4天，无效。淡红舌，薄白苔。脉滑稍数。

予刘师自拟七味祛痰汤：

陈皮、杏仁、桔梗、前胡、枳壳、紫菀、炙甘草各3g。

3剂，每日1剂，水煎服。

二诊：4月12日。

服上方后咳嗽及胸部憋闷感均减大半，咳痰已易出。但仍觉咽滞有痰。上方合利咽灵，加牛蒡子、浙贝、射干各3g。3剂。

4月15日其母来述，患儿咳嗽、胸闷及咽滞感均除。

自按： 本案所用七味祛痰汤为刘师自拟治疗外感咳嗽的经验方。由杏仁、桔梗、前胡、紫菀、陈皮、枳壳、炙甘草组成。功能宣肺利气，祛痰止咳。主治外感咳嗽，经久不愈，或宿有咳嗽旧疾，遇感冒而诱发，迁延不愈者。

其应用主症为：咳嗽频发，咳吐白色稀黏痰，但痰出不爽，胸部憋闷，尤以胸上部即天突穴至以下10cm胸骨处憋闷明显。

刘师认为外感咳嗽经久不愈，见胸上部憋闷而痰出不爽者，多因过用寒凉、滋腻或收涩之品，而致邪郁不解，肺气不宣。治疗应宣通肺气，祛痰止咳。方中紫菀、桔梗宣肺祛痰；杏仁、陈皮、前胡、枳壳宣通肺气，升降气机；炙甘草和中。不论病程长短，只要具上述主症，服后即痰出顺畅而胸闷、咳嗽消失。

本案患儿即为外感后咳嗽久而不愈具上述主症者，疗效明显。

36.七味祛痰汤及增食灵案

赵某，女，3岁半，住石家庄市兰庭小区。2016年10月17日初诊。

断乳后即挑食，吃得少，身体瘦弱。今年2月上幼儿园后就更不爱吃饭，并且反复发热、咳嗽，平均每2周1次。2天前又发热。现咳嗽，有痰不易咯出，咳声不扬。脉浮滑。舌胖质红，苔中根稍厚腻。

予七味祛痰汤诸药各2g。

7剂，每日1剂，水煎服。

二诊：10月24日。

上方服3剂后咳嗽即愈。仍纳呆，食少。予刘师自拟增食灵：陈皮、半夏、茯苓、焦三仙、木瓜、炙甘草各2g。7剂。

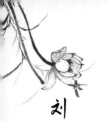

三诊：3 月 27 日。

上方服后食欲大增，且之后 3 个月未感冒。但年后又开始纳减，平均 2 周 1 次发热、咳嗽。前天又发烧达 38.5℃。现虽烧退，但仍咳嗽，有痰，不易出，可咳出少量白黏痰，咳声不扬。予七味祛痰汤诸药各 2g。7 剂。

四诊：4 月 3 日。

咳嗽愈。继以增食灵调理。

自按：患者一诊、三诊均为外感咳嗽，具七味祛痰汤证主症，疗效明显。二诊增食灵为刘师自拟方，由陈皮、半夏、茯苓、焦三仙、木瓜、炙甘草组成。主症为：厌食、食少，但无明显虚象者。

刘师在阅读《未刻本叶氏医案》时发现，叶天士治疗厌食症常用二陈汤加木瓜、麦芽、谷芽等药，在书中有多达十余案记载。于是仿其例，以二陈汤加木瓜、焦三仙，命名曰"增食灵"或又称"吃饭方"。刘师认为，小儿厌食症因脾虚者很少，多为喂养不当，而致食积痰湿停于中焦。方中以二陈汤运脾胃化痰湿，打开中焦，焦三仙开胃消食、木瓜抑木柔肝。若肝胃之热较明显者，可加少量黄连，清热健胃。本方促进脾胃消化，增进食欲，效果极佳。曾在河北中医学院门诊部制成丸药，施予病人，对小儿厌食症有效率可达 80% 以上。近年也常用于治疗成人食少、厌食者，疗效亦佳。

37. 增食灵合四逆散案

杨某，男，7 岁，住石家庄市东兴小区。2016 年 12 月 3 日初诊。

患儿被西医诊为自闭症。自幼饮食正常，极爱吃肉，从今年 8 月始却纳呆，食少。自 10 月开始去培训中心做康复训练。早晨一起床就干呕、恶心欲吐，早饭后还会吐食物，近日中午饭后也会吐。平时只要一紧张，一提到去培训中心的事就想吐。大便日 1 次，不成形，质黏，不净。入睡困难。脉弦。舌淡红，苔白中根稍厚腻。脐左压痛。

予增食灵诸药（去甘草）各 4g，合四逆散诸药各 3g。

7 剂，每日 1 剂，水煎服。

二诊：12 月 10 日。

现已不吐，食欲也有改善。入睡比以前容易。

上方加生麦芽、炒鸡内金各4g。7剂。

三诊：12月17日。

吃饭已正常，未再出现呕吐。继服7剂。后知诸症未再复发。

自按：患儿恶心、呕吐，并见脐左压痛，证明乃肝气亢盛，肝气犯胃，故予四逆散疏肝理气；以其厌食，故合用增食灵，诸症均愈。

38. 升降散合四逆散案

陈某，男，9岁，石家庄市桥西实验小学学生。2015年6月13日初诊。

自幼常患鼻出血，原来春天及冬天发作较频繁，现虽已入夏，1周仍鼻出血3～4次，量多色红，沿鼻孔滴注下流。脾气急，被老师或被父母批评后立刻鼻出血。大便1～2天1次，质干，不通畅，解不净。入睡困难。两关脉沉滑数。舌红苔白。腹诊：脐左压痛甚于脐上。

予升降散合四逆散：

蝉衣、僵蚕、姜黄、柴胡、枳实、白芍各6g，炙甘草4g，生大黄2g（后下）。

7剂，每日1剂，水煎服。

二诊：6月20日。

本周出血2次，都是由自己挖鼻孔引起，出血量极少。大便日1次，已通畅。继服上方7剂。

7月4日其母来诉，患儿未再出现鼻出血，睡眠也正常，脾气也不像以前那么暴躁。后随访，知其至今未复发。

自按：关于升降散，刘师在其所著《刘保和〈西溪书屋夜话录〉讲用与发挥》一书中有详细论述。刘师查阅古代文献，发现本方见于明代医家龚廷贤所著《万病回春》一书，原名为"内府仙方"。后清代医家杨栗山将其改名为"升降散"。现代医家赵绍琴教授最喜用本方，称其为"'火郁发之'楷模之剂"，能"宣通三焦，条达气血，使周身气血流畅，则火郁之邪可得宣泄疏发矣"。刘师亦用其治疗各种郁热证，发现其主症①有心烦、失眠等郁热症状；②脐上压痛；③关脉沉数，可兼或滑或弦。无论外感病三焦郁热或内伤病肝热，只要具以上主症均可应用。

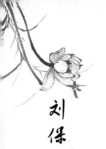

本案患儿乃肝热动血，以其具升降散、四逆散证主症，故以两方合用，升清降浊，解郁清热，疏肝理气，调和气血而愈。

39.《千金》苇茎汤案

李某，女，4岁，住石家庄市春江花月小区。2016年6月7日初诊。

1周前感冒，发热2天，热退后鼻塞，流黄稠涕至今未愈。现两鼻孔周围、鼻翼、鼻唇沟皮肤干红，有出血点，鼻孔里亦红，自觉鼻出热气，有黄浓鼻涕不易擤出。晚上因鼻塞而难以入眠。口渴多饮，大便干。舌红，苔薄黄。脉右寸关滑数有力。

予《千金》苇茎汤加味：

桃仁、桑白皮、地骨皮、炙甘草各4g，薏苡仁、冬瓜仁、芦根各15g。

3剂，每日1剂，水煎服。

二诊：6月10日。

服上方2剂后即能擤出大量黄稠涕，今日黄涕已减少。鼻周皮肤干红明显减轻。大便不干。口渴多饮除。继服上方3剂。

三诊：6月13日。

诸症除，停药。

自按：本患儿诸症均为外感后肺中湿热壅盛所致，故予《千金》苇茎汤加桑白皮、地骨皮、炙甘草清肺泄热、化浊排痰而效。

《千金》苇茎汤是刘师临床常用的方剂，使用主症为：鼻流黄浓涕，黏稠不易擤出，或咳吐大量黄稠浓痰。各种急慢性鼻炎、鼻窦炎，急慢性气管炎、肺炎具上述主症者，以本方治疗均有良效。本案患儿鼻孔周围、鼻翼、鼻唇沟皮肤干红，有出血点，鼻孔里亦红，自觉鼻出热气，脉右寸关滑数有力，亦示肺热尤为壅盛，故合用泻白散中桑白皮、地骨皮、炙甘草三味药，以增强清肺泄热之力。

40. 足跟化瘀汤案

（1）李某，男，72岁，住石家庄市振头三街。2014年10月25日初诊。

足后跟痛，左侧甚于右侧已20余天。一走就疼，跺跺脚可减轻，再走下去就逐渐不痛了。上午轻，下午较重。按压足跟有疼痛感。舌质暗。脉沉弦有力。

予足跟化瘀汤：

丹参 30g、怀牛膝 10g。

7 剂，每日 1 剂，水煎服。

后患者来述，服上方 3 剂后疼痛即明显减轻，7 剂后痛除。

（2）康某，男，26 岁，住石家庄市清水居小区。2015 年 7 月 11 日初诊。

足后跟痛半年，晨起及坐久、躺久后一站立就痛，走一走，活动活动就减轻，再继续走就不疼了。按压足跟有疼痛感。纳眠二便均正常，无其他明显不适。

予足跟化瘀汤：

丹参 30g，怀牛膝 10g。

7 剂，每日 1 剂，水煎服。

二诊：7 月 18 日。疼痛感减 5 成。继服 7 剂。

后去电话询问，诉疼痛已除。

自按：足跟化瘀汤为刘师从其研究生导师印会河教授所学。本方由丹参 30g、怀牛膝 10g 组成，功能活血化瘀，通下止痛，专治瘀血阻滞而致足跟疼痛，故名足跟化瘀汤。其应用主症为：两足跟初触地行走时痛甚，越走疼痛越减轻，按压两足跟疼痛。

一般足跟痛，伴腰膝酸软者，多从肾虚论治，予六味地黄丸加味。若患者因瘀血阻络，则足跟痛有定处而按之疼痛加重，初触地行走时瘀阻不通，故痛甚，行走一段时间后，局部气血运行渐畅，则疼痛减轻。这与肾虚足跟痛，劳累或走久疼痛加重，休息后减轻者，有明显的虚实不同。

以上两位患者均为瘀血阻滞而致足跟痛，具足跟化瘀汤证主症，故应用此方疗效显著。

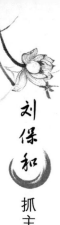

曹慧娟医案

1. 化瘀灵合膈下逐瘀汤案

王某，女，41岁，住唐山市路北区凤城国际。2015年12月22日初诊。

自述近几日左胸前区及胸骨下段刺痛，伴随左侧肩胛骨内侧呈针刺样疼痛，凌晨2～3点会疼醒，胸闷，服用麝香保心丸后可好转。入睡困难，多梦。小便颜色淡黄。大便不干，每日1次。舌暗红苔薄白腻，舌尖有瘀点瘀斑，舌边有齿痕及青紫瘀线，尤以右侧舌边严重，舌下络脉颜色正常。左寸脉偏沉，两尺脉沉细。脐上水分穴压痛明显。

予化瘀灵合膈下逐瘀汤加减：

旋覆花、当归、郁金、桃仁、茜草、泽兰、柏子仁、牡丹皮、赤芍、乌药、延胡索、红花、五灵脂、枳壳、香附、焦神曲各10g，川芎、炙甘草各6g，炒酸枣仁15g。

8剂，每日1剂，水煎服。

二诊：12月30日。

患者诉左侧胸前区及对应后方肩胛骨处疼痛减轻，但仍有胀感，有时串着痛，后背发沉。凌晨2～3点已经疼得不那么明显，仍多梦。大便稀不成形，小便微黄。上方加苏梗、青皮、橘叶、制半夏各10g，秫米15g（包煎）。8剂。

三诊：2016年1月7日。

患者左侧胸前区及对应后方肩胛骨处已经不疼，寐可。嘱勿生气，停药。

自按：患者舌尖及舌边的瘀点瘀斑及舌两侧有青紫色瘀线表明其肝气郁滞日久，导致血瘀。刘师的经验方"化瘀灵"由旋覆花、当归、郁金、桃仁、茜草、泽兰、柏子仁组成，具有辛润通络的作用。使用此方的主症之一即是脐上水分穴压痛明显。根据刘师的经验，应用化瘀灵合膈下逐瘀汤加减治疗，收到了较好的疗效。患者此后又来诊，均因生气后出现胸前区及对应后背处的疼痛，应用上述方剂后均减轻及消失，故告诫患者控制情绪，避免不良刺激的影响。

2. 血府逐瘀汤案

王某，女，36岁，住河北省唐山市丰南区。2016年9月13日初诊。

患者自述头晕多年，伴疲乏无力，纳呆，腹胀，有时胀得像孕妇。急躁易怒。口中多口水（清涎），有时感觉嘴里发甜。经前十余日乳胀，怕冷，倦怠纳少，经后头晕、没精神更明显。平时白带多。夜寐梦多，容易夜半醒。舌淡红，舌体胖大有齿痕，舌中间见白腻苔。由于是通过QQ了解病人信息，脉象未触及。

予半夏白术天麻汤加减：

姜半夏、炒白术、天麻、陈皮、菊花各10g，茯苓、藿香、佩兰、白蒺藜各15g，炒麦芽30g。

9剂，每日1剂，水煎服。

二诊：9月22日。

服药后自述感觉良好，头晕减轻。白带减少，纳增。夜寐仍睡不踏实。喜太息。腰酸，易疲乏。

上方加泽泻12g，煅龙骨、煅牡蛎各30g（先煎），香附12g，炒白术、炒杜仲、炒川断各15g，干姜3g。10剂。

三诊：10月2日。

服药后自述精神好了很多，但仍疲乏，说话多即觉累，连吃东西也觉累。夜寐好转。腰酸减轻。本次月经应10月9日来潮，现在仍无不适感觉。

上方加茯神10g，太子参10g。8剂。

四诊：10月10日。

自述本次月经10月6日来潮，反应很小，经前2天觉得冷，无血

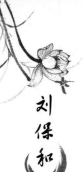

块，经量少，第 3 天即无。腰微酸，寐安。头晕减轻。

上方加白蒺藜 20g，菊花 15g，黄连 3g。7 剂。

五诊：11 月 6 日。

期间因有事未能就诊，今日患者来面诊，诉之前凌晨 2～3 点易醒，现在 3～4 点醒。从 15 岁时即吐口水，现已减轻。纳增。最近十余日乳头硬不欲近衣。小腹正中胀，晨起轻，下午明显。大便 3～7 天 1 行，不干，发黏。小便频。舌淡红，偏胖，苔少，舌下络脉色青紫。脉两关浮弦，右关按之无力，左尺细。敲击右肤胁引剑突下疼痛。脐左压痛，牵引左侧肋缘下不适。

予血府逐瘀汤加减：

桃仁、川芎各 10g，柴胡、枳壳、炒白芍、泽兰、醋香附、旋覆花各 12g，茜草、当归、怀牛膝、炒杜仲、炒川断、白蒺藜各 15g，焦三仙各 20g，煅龙骨、煅牡蛎各 30g（先煎），生甘草 9g，红花 6g。14 剂。

六诊：11 月 20 日。

11 月 7 日月经至，经行 5 天，量较前增多 1 倍，经行无不适。经期仍服用中药。腹胀已除。饮食、睡眠已正常。

原方继服 7 剂。

七诊：12 月 22 日。

患者上次就诊后，恰逢感冒，之后又赶上经期，12 月 13 日才开始服药。诉服药后各方面感觉都挺好。嘱其停药，调节心情。

自按：该患者由朋友介绍来诊，诉吃过很多中西药，疗效均不满意。初诊要求网上应诊，通过手机拍照看过病人舌象及问诊后，初步判断病人头晕由于痰湿困阻清阳所致，故应用半夏白术天麻汤治疗。二诊及四诊也是通过网上应诊，处方也是在本方的基础上加减治疗，初见成效。五诊患者来面诊，摸到了脉象，并进行了腹诊，根据刘师的经验运用血府逐瘀汤加减治疗。至七诊时患者诉身体各方面都挺好，证明本方有效。

刘师在《刘保和〈西溪书屋夜话录〉讲用与发挥》一书中提出了

抓主症的概念，即抓住体现疾病本质的症状。疾病本质体现在病因、病位、病性中，主症最好是一个，最多不超过 3 个。主症并非一定是患者感觉最为痛苦的症状，而且更多的却是患者并不自觉，只是由医生才能察觉出来的症状。抓主症在临床上的应用主要体现在对方剂的运用上。以上两个医案方剂的运用就是抓主症的体现，第 1 例医案，脐上水分穴按压疼痛，应用化瘀灵合膈下逐瘀汤加减，第 2 例医案，脐左侧压痛及敲击右肢胁引剑突下疼痛，方用血府逐瘀汤加减。脐左侧 0.5 寸处压痛是刘师应用四逆散的指征，而血府逐瘀汤的组成中就有四逆散，所以血府逐瘀汤证亦有脐左压痛。两个医案患者均诉凌晨 2～3 点左右会醒，此正值肝经当令时间，肝主藏血，肝经气血瘀滞，血不藏魂，故此时容易醒。以上两个病例应用抓主症方法获得较好疗效，说明了此法的可重复性，由此也可看出继承前辈宝贵临床经验的必要性。

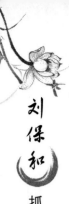

管媛媛医案

1. 四逆散案

钱某，男，53岁，河北省沧州市东光县人，室外安装工。2017年2月20日初诊。

近5、6年来嗜睡明显，除工作外，均困倦欲睡，身体疲乏。晨起饭后必须睡一觉才能去工作。但只要一工作就特别精神，目光灼灼。每夜睡眠中均大声说梦话，内容均为与他人激烈争吵或者破口大骂，情绪激动。晨起不解乏，头蒙沉。平素少言内向，但经常为一点小事而暴躁发怒，且大怒时伴左胸胁胀痛。饮食可，二便调。舌淡红，舌中浅裂纹，苔薄黄。诊其脉沉细弦。腹诊：脐左、脐右下压痛。

予四逆散：

柴胡、白芍、炒枳实、炙甘草各6g。

7剂，每日1剂，水煎分2次服。

二诊：2月27日。

其妻反映患者夜间梦话减少三成，大声叫骂次数减少。

上方加生地黄、沙参、麦冬、川楝子各6g。14剂。

3月15日患者来电诉，总体症状减轻七八成。自觉比服药前有精神，白天亦不嗜睡，能正常活动。脾气较之前柔和，未出现大怒急躁情况，夜间梦话消失，只有工作劳累时才会说梦话，但已不似原来激烈、急躁。

上方去川楝子。继服7剂后停药。嘱调摄情绪，勿饮酒及食辛辣刺激食物。

自按：综合所有症状，既有"暴躁易怒"，又有"嗜睡、精神不振"，很容易被医生考虑为虚实夹杂之证。然细思之，此为典型的肝气病，以其具备肝气病的三大主症：①急躁易怒；②胸胁胀痛；③脉弦。根据腹诊，"脐左压痛"主肝病，肝主疏泄，疏泄失常则可见此症。肝气最主要表现为"力量"，这种力量冲激于胸胁则胸胁胀痛；冲激于心则乱梦多、高声吵骂。肝主疏泄，疏泄失职则肝气偏倚聚集为一股力量冲激于某处，而他处却失去了肝气的正常疏泄。就像浴室的喷头出现障碍，集中在1个空隙出水而其他空隙不能均匀出水一样，身体中既然有"冲激"的实证表现，就必然有肝气疏泄不至或不足的表现，二者并不矛盾。患者既然在工作时精神兴奋、思维敏捷、动作轻快，则闲暇时嗜睡不起、疲乏困倦必非虚证。我将此种情况称之为"提线木偶"，有丝线支配则灵活可动，无丝线支配则萎废怠惰。

此种实证，乃由肝气疏泄失常而来。肝血相对充足是肝气病的体质基础，但愤怒的情志因素是发病的直接原因。肝气病体现为"气"之力量的冲逆，导致某一处如胸胁、乳房、前阴的胀满疼痛。肝气病久可见舌有裂纹、脉细等伤阴表现。

四逆散是治疗肝气病的主方，适用于影响全身的肝气病，病程较久，范围广泛者。芍药、甘草酸甘化阴；柴胡、枳实疏泄肝气、宽胸理气。此方重在疏泄凝结或偏倚之肝气，使之疏泄有常。刘师认为除肝气病的一般症状以外，脐左压痛是四逆散的必备主症，并常兼脐右下少腹部压痛。右少腹压痛点相当于足阳明胃经右外陵穴，这就涉及木土关系，此处不做详解。此腹诊脐左压痛，不受患者心理因素和医生诱导影响，客观且容易掌握。另外，舌有裂纹、脉细则为肝气化热伤阴表现，可做辅助参考。

二诊时，肝气得到有效疏泄，冲激、暴躁之势随减，夜间梦话减少，高声叫骂亦减少，继则从本施治，在四逆散基础上加一贯煎部分药物，采取生地黄、沙参、麦冬，养肝阴；川楝子清泄肝热。三诊症状已减大半，肝气冲激之势大减，遂去川楝子，以免过分耗伤肝气。

对于肝气病的治疗，重在合理疏导，而不是迎头破击。抓住肝气病主症和运用四逆散证主症，可显著提高临床疗效。

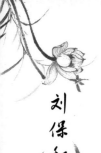

2. 当归芍药散合化瘀灵案

薛某，女，32岁，住天津市滨海新区。2017年3月2日初诊。

已婚4年，未生育。2016年9月在体检时发现5个子宫肌瘤，其中最大为1.5 cm×2.5cm，最小的为1.0 cm×0.9cm。今年患者欲怀孕，但恐子宫肌瘤破裂出血，又不愿接受手术切除，恐形成瘢痕子宫，影响妊娠，遂求中医治疗。现症：头晕，寐差，梦多，睡后不解乏。纳差，稍多食则胃胀、胃痛。平素腰酸痛，不任劳，喜卧懒动。心情烦躁，精神压力大。末次月经2月5日。每次月经延期5～7天，色暗，平时即小腹隐隐作痛，经期明显加重。大便2～3日一行，黏而不爽。舌淡苔白。脉沉细涩，沉取无力。腹诊：脐中、脐上压痛。

予当归芍药散：

当归、白芍、川芎、炒白术、茯苓各10g，泽泻6g。

7剂，每日1剂，水煎分2次服。

二诊：3月9日。

自觉头晕、乱梦均减轻三成。醒后身体较之前轻松，乏力感减轻三四成。食欲转好。矢气增多，大便1～2日一行，仍质黏不爽。昨日月经来潮。

原方继服7剂。

三诊：3月16日。

仅觉腰部酸胀。痛经较前减轻五成，经色暗红，夹有血块。舌淡红，苔薄白。脉涩，沉取有力。腹诊：脐中压痛减轻七八成，脐上压痛减轻二成。予当归芍药散诸药各6g加化瘀灵诸药（去当归）各3g。14剂。

4月20日来电，诉服用上方14剂，身体不适感均消除。再次进行超声检查，子宫肌瘤仅余2个，大小分别为0.5cm×0.9cm和0.6cm×0.8cm。患者十分高兴，询问是否继续服药。嘱其继服原方14剂。后再予健脾补气之品收功。

自按：此患者脾虚、血虚而且血瘀。脾主运化，以灌四旁，为后天之本，气血生化之源。腹诊脐中压痛属脾病，为运用当归芍药散的主症。脐上压痛主心病，心主血脉，血脉运行不畅则表现为瘀血症状，此为化瘀灵的应用指征。首诊和二诊仅用当归芍药散，因其气血亏虚为主，身体较弱，恐不耐活血化瘀药的攻伐。三诊脐中压痛和气血亏虚症状大减，脉沉取有力，说明正气来复，宜兼用攻邪之法，遂当归芍药散和化瘀灵合方，当归芍药散诸药改为中量6g，化瘀灵诸药取最小量3g，缓图其效。此种遣方用药一来可防过早应用活血化瘀药耗伐正气，使身体更加虚弱，二来待正气恢复，后驱邪外出，事半功倍。

刘师总结化瘀灵的应用主症有三：①脐上1寸水分穴压痛明显；②脉沉涩；③患者诸症休息时加重，活动后减轻，尤以周身沉重、手足憋胀表现为主。此患者具备化瘀灵主症的前两项。细思第3项，意在说明血瘀证为实证，活动可使瘀滞之血流通更顺畅，症状亦随之减轻。此患者以虚为主，兼以瘀血，故喜卧懒动，而非喜活动或者捶打。似此，当待气血补足后再灵活运用化瘀灵，取化瘀灵诸药3g最小量，既化瘀又不造成出血。

"抓主症"使方药具有可重复性、高效性，应当进一步总结推广，以提高中医的辨证论治水平。

3. 血瘀逐瘀汤案

管某，男，62岁，河北省沧州市东光县农民。2017年1月8日初诊。

患者自2016年3、4月份与同村村民因土地问题发生纠纷，之后自觉目干，时而流泪多，需要用人工泪液方可减轻。肛门干。足跟干，甚则出现深裂缝，疼痛难忍。双手干裂，需要经常戴一次性手套方可缓解。北京某西医院诊断为干燥症。治疗近半年，效差，转投中医治疗。患者有5年脊椎病史，晨起周身沉重，腰部板滞不舒，活动后疼痛减轻。大便稀，一日2次，解不净。尿频，喝水后明显。诊其脉沉弦细涩。舌暗红，舌根苔白腻。敲击右肢胁引剑下痛甚。

予血府逐瘀汤：

生地黄、桃仁、当归、赤芍、桔梗、枳壳、柴胡、怀牛膝各10g，川芎、红花、炙甘草各6g。

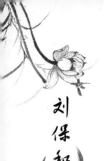

7剂，每日1剂，水煎分2次服。

二诊：1月15日。

患者诉晨起周身沉重、腰部板滞症状减轻三成。目流泪症状减轻二成，已经减少使用人工泪液的次数。大便质稀，日1次，便量增多，能解净，矢气增多。服药期间自觉周身似有塑料膜包裹，闷重不适。余症同前。

上方加葛根15g，蝉蜕6g。7剂。

三诊：1月22日。

患者自述肛门、双手已经不觉干燥，手指干裂缝已渐愈合，无须带透明手套。晨起全身轻松。活动量大或者房间温度较高时已能微微汗出，全身暖和，皮肤润泽，自觉全身"通透"。心情舒畅。二便正常。上方继服7剂。

自按：患者是笔者大伯，知我春节回家，抱着试一试的想法来求治。其病发于3～4月份，之前曾与同村村民因土地问题发生纠纷。此时正值春气生发、万物复苏之际，人体肝气亦开始生发、舒展。正如《素问·四气调神大论》言："春三月，此为发陈，天地俱生，万物以荣……逆之则伤肝。"此时因与村民发生矛盾，肝气内郁，当发而不发，顿挫了肝气喜生发调达的生理特性。肝气忿郁于胸胁，气不得散，久之则由气滞而致血瘀。瘀血阻滞津液输布的通道，在上部则泪液不能濡润目珠而干涩难忍；在腰部则板滞不舒；在四肢部则手足干裂。予血府逐瘀汤，活血化瘀，引血下行，气机通畅，故一诊后诸症均减且便量增多而能解净，矢气增多。

二诊时出现一个特殊症状，即周身似有塑料膜包裹，闷重不适。《灵枢·本脏》言："卫气者，所以温分肉，充皮肤，肥腠理，司开阖者也。"《素问·痹论》言："卫者，水谷之悍气也，其气慓疾滑利，不能入于脉也，故循皮肤之中，分肉之间。"卫气是沟通外环境和机体内环境的介质，卫气运行正常，可使皮肤润泽，腠理开阖有常。可见，上症乃卫气输布不利所致，故加用葛根解肌生津，升举清阳之气，使在内之津液有外达之机；蝉蜕取"以皮达皮"之意。二者配伍使卫气输布正常，肌肤滋润，而周身轻松。

三诊诸症大减，嘱继服上方 7 剂巩固治疗。随访至今，未再复发。

刘师通过临床反复观察和总结，发现敲击右胠胁引剑下痛是运用血府逐瘀汤的主症。当患者出现某些难以解释的"怪病"而又无其他兼症或者瘀血症状不明显时，此主症就是辨证的关键。另外，"抓主症"是对诸多相似方剂区别应用的诀窍，是提高临床疗效的捷径。

4. 解郁消愁汤案

宫某，女，65 岁，河北省沧州市东光县农民。2016 年 1 月 10 日初诊。

目痒，目不清，觉用手"擦一下"则明。白天尿频。晨起口渴，欲饮却不敢多饮，恐加重尿频症状。疲乏。纳呆，饭后两小时吐酸水。深吸气觉左胁痛。入睡难，寐差，夜寐仅 3 ～ 4 小时，乱梦多。舌淡红，苔薄白。脉弦细，沉取无力。脐左及脐中压痛。

予解郁消愁汤：

柴胡、当归、白芍、炒白术、茯苓、陈皮、清半夏、香附、炒枣仁、远志、焦三仙各 10g，生龙骨、生牡蛎各 30g（先煎），薄荷、炙甘草各 6g。

7 剂，每日 1 剂，水煎服。

二诊：1 月 17 日。

目不清的症状减轻二成。口渴消失。身体力气增加。纳已正常，饭后已不吐酸。深吸气已不觉左胁痛。入睡已不难，乱梦减少。舌淡红，苔薄白。脉弦，沉取已较有力。

上方加菊花 6g。7 剂。

2 月 10 日其亲戚来诊，告知患者诸症消失，已停药。

自按：此为肝郁病，肝血不足，故脉弦细，沉取无力。肝气郁结，不能疏泄脾胃，故出现纳呆、吐酸等脾胃症状。血虚不足以摄魂养神，故入睡难，梦多，睡眠质量差。深吸气左胁痛则为血虚不荣之症。肝开窍于目，肝血不足则目失濡养。足厥阴肝经循行"绕阴器"，肝气疏泄不利故尿频。由于肝与情绪关系最为密切，故询问其最近心情如

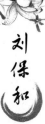

何？患者愁眉不展，哽咽落泪。诉家中一儿子在农村已属大龄青年，但由于经济困难，尚未娶妻，为此终日忧心烦恼。如此则解郁消愁汤三大主症均已具备：①悲愁；②纳呆；③少寐。故用之疗效显著。

该病例另一诊断要点是腹诊脐左及脐中压痛。脐左压痛主肝病，肝主疏泄，凡肝病疏泄失常均可见此表现。脐中压痛主脾病。本病肝郁脾虚，木不疏土，肝脾同病，故在脐左与脐中同时出现压痛。此腹诊源于《难经·十六难》，经刘师临床试验果然如此，并与适当方剂相对应，取得了肯定并可以重复的疗效。

解郁消愁汤是在逍遥散和二陈汤的基础上变化而来，肝脾同调，舒肝健脾，其腹诊特点即为脐左与脐中同时出现压痛。脾为气血生化之源，亦为生痰之源。肝失疏泄影响脾胃运化而生痰，又成为新的致病因素引起他症而加重病情，解郁消愁汤内含二陈汤，恰补逍遥散之不足，健脾化痰、和胃安神，临床疗效更优。